50のしくじり事例に学ぶ 診療所開業ガイドブック

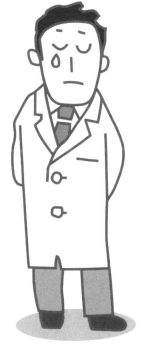

日経ヘルスケア 編
日本医業総研
名南経営 ほか執筆

日経BP

発刊に当たって

　診療所は、2012年に10万施設を超え、その後も増加を続けています。厚生労働省の医療施設動態調査によると、2019年4月末概数で、一般診療所の数は10万2298施設。年によって差はありますが、新規開設数は毎年数百施設に上ります。

　一方、通院困難な高齢者の増加、若年層の人口減少などで、外来医療需要は間もなくピークを迎えるという指摘もあります。診療所のこれからの経営環境を決して楽観視はできません。

　本書は、こうした時代に開業を志し、地域医療を支えようとする先生方が、「予習のために最初に手に取る1冊」として企画しました。先輩方が実際に経験した失敗のエピソードをふんだんに盛り込みながら、開業を成功に導くために絶対に押さえておくべきポイントを分かりやすく、かつコンパクトにまとめてあります。

　また、人事・労務管理につきましては、多くの先生方が苦手とする分野であることを踏まえ、開業時の募集・採用だけでなく、開業後の実務まで広くカバーする構成としました。さらに、2019年4月から始まった働き方改革への対応方針にも解説を加えています。

　本書は、医療経営専門誌『日経ヘルスケア』での人気連載コラムをベースに大幅な加筆を施したもので、経営ビギナーの先生方にも親しみやすい内容となっています。この本を、開業準備を始める上での最初のパートナーとしていただければ、これに勝る喜びはありません。

　刊行に当たっては、日本医業総研や名南経営コンサルティングで開業支援に従事されている経験豊富なコンサルタントの方々にご協力いただきました。この場を借りて深く御礼申し上げます。

2019年8月

日経ヘルスケア編集長　村松 謙一

Contents

第1章　失敗例から学ぶ開業の手順とノウハウ

10　**1** 開業目的、理念を明確にする
患者が集まらないのは物件のせい!?

14　**2** 開業までのスケジュール
工期が延びて開業が1カ月遅れ思わぬ影響が

18　**3** 開業のタイミングは適切か
春先の開業が招いた悲劇

20　**4** コンサルタントとの契約
コンサルの言い値で1500万円の余分出費

22　**5** 様々な開業形態を知る
「1階は調剤薬局」のはずがなぜか焼肉店に

26　**6** 医療モールでの開業
医療モールで開業は自院のみ、薬局にも逃げられ…

28　**7** 周囲との連携体制
連携先の看護師と怒鳴り合い、患者紹介が危機に!

30　**8** 診療圏調査
患者数が見込みの半分以下に!

38　**9** 現地調査での注意点
開業場所は工事現場…

40　**10** 競合医療機関の分析
狭くて断念した一等物件に競合が開業

42　**11** 不動産契約における注意点
良い物件が出てこないのは不動産会社のせい?

44　**12** 医院に適した物件とは
医療機関向けの物件なのに設備に問題が…

48　**13** 事業計画と資金調達
金利負担を嫌って借り入れ抑制、運転資金がピンチに!

60　**14** 医院承継による開業と資金繰り
承継開業後に患者数が半減! 誤算の理由を調べると…

64　**15** 設計会社・施工会社の選び方
えっ! 鉄骨が1本足りない!?

Contents

66 | **16 内装工事における制約**
内装工事の見積もりが予算を大きく超過

70 | **17 好感度の高い診療所の設計**
設計士の "暴走" 招き1カ月を無駄に

74 | **18 導入医療機器の選択**
「借金は不安だけどリースなら…」の落とし穴

78 | **19 什器・備品類の購入**
開業コスト削減に成功したが、ネット通販で…

80 | **20 職員募集**
直前の内定辞退で受付職員がゼロに！

82 | **21 面接・採用でのチェックポイント**
紹介された看護師の経歴を突っ込んでみると…

86 | **22 開業前研修**
内定者の食事会で漏れ聞こえた意外な「本音」

90 | **23 職員の労務管理**
レセプト業務を任せた職員がほぼ毎日残業

100 | **24 給与・社会保険**
昇給が前の職場より少ない！

102 | **25 職員への接し方**
経験が壊した職場の和

104 | **26 医院の広告**
広告を一切打たずに開院したら…

108 | **27 ホームページの活用法**
ホームページが間に合わず、開院1週間で患者数人

112 | **28 内覧会**
内覧会での即興「個別カウンセリング」が不評

114 | **29 届け出における注意点**
免許の手続き漏れで売りの日帰り手術を実施できず

116 | **30 税務の基礎知識**
確定申告できるのか？ 頼りない税理士に怒り

第2章 開業医のための人事・労務お悩み相談室

120	**1**	職員採用時の提出書類は万全か
124	**2**	試用期間を上手に使いこなす
128	**3**	職員に人材紹介料を支払ってよいか
132	**4**	新卒採用の職員が出勤しなくなった
136	**5**	トラブル招く「超過勤務」の解釈ミス
140	**6**	逆転の発想のパートタイマー活用法
144	**7**	定額残業代制度を導入したい
148	**8**	外部研修は「みなし労働時間」？
152	**9**	給与決定基準表はどう作成？
156	**10**	年度初めの昇給にいつも苦悩
160	**11**	管理職をやる気にさせる方法は？
164	**12**	学歴詐称が発覚した職員への対応
168	**13**	事務職の資格取得を促したい
172	**14**	中堅職員の離職を防止したい
176	**15**	職員の介護離職を防ぎたい
180	**16**	個人情報保護法への対応は？
184	**17**	職員が自転車通勤中に事故！
188	**18**	職員同士の飲み会でセクハラ！
192	**19**	災害対策、何から手を付ければいい？
196	**20**	働き方改革、何から着手？
200	**21**	有給取得の義務化で運営に不安
204	**22**	働き方改革で36協定は新様式に

第3章 診療所経営の課題と対策

210	**1**	10年後を見据えた生き残り策が必要
214	**2**	特徴を打ち出せない外来は先細り
218	**3**	ネット上の中傷への対応

第1章

失敗例から学ぶ開業の手順とノウハウ

　診療所を開業するためには、診療方針の検討から始まり、開業地の選定、資金調達、内装工事、職員採用など、多くのプロセスを経なくてはならない。
　この過程に潜む様々な"落とし穴"を、実例を基にPitfallとして紹介。失敗を避けるテクニックを、診療所の開業支援を多数手がける(株)日本医業総研が解説する。

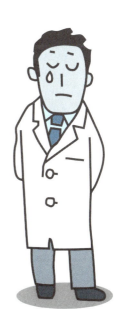

01 開業目的、理念を明確にする

Pitfall
患者が集まらないのは物件のせい!?

開業前のA氏は、B大学病院の外科准教授として、主に乳腺疾患の治療に携わってきました。特に、乳房温存手術において業績を積み、内外から厚い信頼を寄せられていた医師です。40歳代後半になり、大学のポストに執着するより、開業医として長く臨床に携わりたいとの考えから、3年前、郊外の中都市にA内科クリニックを開設しました。

A氏の悩みは「患者が多い日でも1日20人しか来ない」というもの。大学病院で外来診療をしていた頃を思い出しながら、「物件さえ良ければ、1日100人は呼べるのに」と不甲斐ない気持ちでいっぱいです。

ですが、A内科クリニックは人通りの多い生活動線に面したビルの1Fにあり、最寄り駅までの間に競合はありません。徒歩圏内には、ファミリー向けマンション群があり、環境も優れたエリア。普通にやればコンスタントに1日50人以上は患者が集まるような場所にあったのです。

診療メニューにコンセプトなし

患者が来ない原因は、別なところにありました。診療所のパンフレットには、内科のほか、乳腺疾患、ED治療、自費診療のニンニク注射などが記されており、一体何が売りの診療所なのか、どんな患者を対象とする診療所なのか、コンセプトが全く見えなかったのです。

院長の専門分野である乳腺疾患を強みとして打ち出すことは良いのですが、初期投資を抑える目的もあってマンモグラフィーは設置せず。精密検査をするには、病院を紹介することになります。さらに診療所の待合は汚く、診察室の机には、様々な書類が山積みされていました。大学病院であればこうした状況でも許されたのかもしれませんが、診療所では、患者を遠ざける大きな原因になります。

A氏は、独立を目指したものの、経営の意識が希薄なまま開業したために、こうした状況に陥ってしまいました。「大学病院時代は、外来で毎日50人診ながら、オペもこなしてきた」といった、自慢とも愚痴ともつかない言葉を職員にこぼしながら、今日も暇な時間を持て余すのでした。

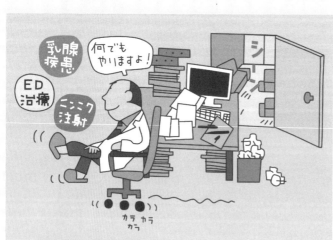

イラスト◎庄原 嘉子

●開業の計画を立てる

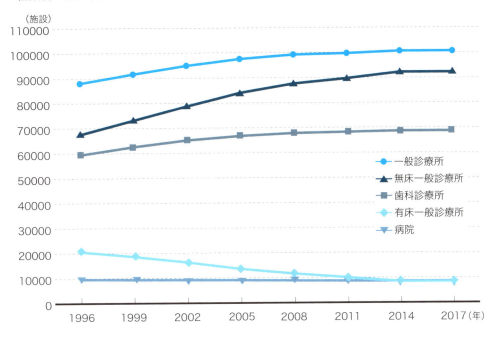

■種類別に見た施設数の年次推移（厚生労働省「医療施設動態調査」より）

「なぜ開業するのか」。この質問に明確に答えられるだろうか。

専門分野に特化した納得のいく外来診療の実践、在宅医療による地域への貢献などを目的に開業する医師もいるだろう。一方で、家業の診療所の承継、病院勤務に対する体力的な不安、病院内の人間関係の煩わしさからの解放などが開業の動機となっている人も多いはずだ。

診療所の事業方針を決める際には、この「開業の動機」が大きく影響する。勤務医時代より忙しくなってもいいから多くの患者に納得のいく診療をしたいのか、はたまた自由に使える時間が欲しいのか。この違い一つをとっても、開業に充てるべき資金や立地、診療内容は大きく変わってくる。

開業の目的や理念があいまいだと、PitfallのA内科クリニックのように、患者から見てもぼやけたイメージの診療所になってしまいかねない。

厳しさ増す開業環境

診療所の経営環境は年々、厳しさを増している。診療所の数は2011年10月に初めて10万施設を突破し、伸びの勢いは弱まったものの依然として増加傾向にある（上図）。特に、都市部の競争の激化は説明するまでもなく、開業さえすれば黙っていても患者が来るような空白エリアはほぼ皆無だ。

患者の受診行動の変化も、診療所の経営状況が厳しくなってきた原因だ。65歳以上75歳未満の患者の入院外のレセプト1件当たり受診日数（月当たり受診日数）は、2008年度は1.84日だったが、2017年度は1.56日に減少している（12ページ図）。

01 開業目的、理念を明確にする

　2002年には医薬品の長期処方が新薬などの一部を除いて解禁され、患者1人当たりの受診回数が減少。加えて、70歳以上の現役並み所得の高齢者の自己負担割合を2割から3割に引き上げた2006年の健康保険法改正や、2008年のリーマンショック後の景気後退によって受診抑制が生じ、受診回数の減少に歯止めがかからなくなっている。

　高齢化などにより、診療所の外来患者数自体は増加傾向にある（13ページ図）。ただし、診療所数の増加や診療報酬の伸び悩みもあり、経営環境は厳しさを増すばかりだ。

　「開業すれば収入が増える」というのも、昔の話。厚労省の医療経済実態調査報告によれば、2016年度の病院勤務医の平均収入（給与＋賞与）は1488万円で、個人立の診療所の平均年間損益差額は2887万円。数字上は2倍近い収入差があるように見えるが、損益差額の中には、金融機関への元金返済分や施設設備の修繕費、新たな医療機器の購入に備えた内部留保などが含まれる。可処分所得で考えれば、勤務医と開業医の間にそこまで大きな差はないだろう。

　もちろん、中には年間数千万円の収入を得ているような院長もいる。だが、開業資金を多くつぎ込んだのに期待通りに患者が集まらず、その結果、資金繰りに窮し、経営を維持するために自らアルバイトに出なくてはいけない状態に陥った院長も少なからずいるのが実態だ。

自分の強みをノートに書き出す

　こうした厳しい環境下で開業を成功に導くために求められるのが、「開業医としてどういう医療を提供したいのか」といった目的を明確に持つこと。

　開業目的を可視化するには、自身の経歴や強み・弱み、目指す診療コンセプト、自己資金などをノー

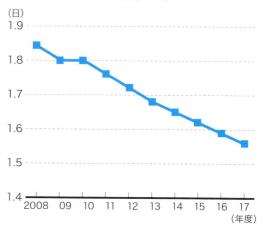

■ 2008〜2017年度の入院外レセプト1件当たり診療日数の推移（65歳以上75歳未満、厚労省「医療費の動向」より）

トに書き出してみるといい。「得意とする内視鏡検査を軸に、消化器内科系の診療所を作りたい」「収入はそこそこでいいので、落ち着いて生活習慣病の患者に向き合える環境が欲しい」といった、具体的な希望を自らの言葉で記してもいいだろう。はじめから経営理念や目指す診療のスタイルを明確に持っている医師は少ないが、この可視化の過程で徐々に自分の目指すスタイルが見えてくるはずだ。

　この作業が進んできたら、配偶者などの家族も巻き込み、目指す診療所のあり方について相談する。収入や働き方の変化など、開業は家族の生活に大きな影響を与えるもの。家族からの協力を得るためにも、十分に理解を得ておく必要がある。

経営者としての自覚を醸成

　自分がつくりたい診療所がイメージできてきたら、それを経営理念という言葉に落とし込んでいく。

　経営理念は、一般企業と同様、診療所の存在意義や使命を司る最上位概念だ。その理念の下で経

● 開業の計画を立てる

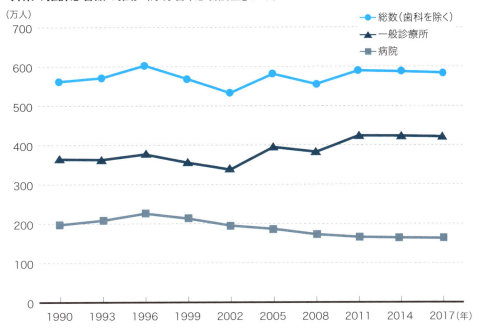

■ 外来の推計患者数の推移（厚労省「患者調査」より）

営の方針が決定され、さらにその方針を具現化するために開業スタイルや、エリア選定、職員構成、事業計画など、開業のアウトラインが形成されていく。つまり、診療所を構成する全ての要素が、理念によって一気通貫していくわけだ。

重要なのは、この経営理念を考える過程で「経営者としてのメンタリティー」が醸成されてくること。診療所開業は、すなわち経営者となることを意味する。資金繰りだけでなく、職員の労務管理、地域住民との付き合いなど、診療所運営に関わること は全て自分が責任を持つことになる。

開業の過程だけでなく、開業後も運営において必ず改善すべき課題が生じてくる。そうした際、理念を明確にしておけば、それに立ち返ることで、ぶれることなく解決の糸口を見出せるはずだ。

PitfallのA氏はこうしたプロセスを経ることなく、勤務医の延長の感覚で漫然と開業してしまった。診療コンセプトが定まらず、患者集めがうまくいかない状況で立ち返るべき理念がなく、その矛先が物件にのみ向けられたのだろう。

 開業前に、まず経営理念を明確に。自院の強みや診療スタイル、事業計画などはそこから導き出される

02 開業までのスケジュール

Pitfall

工期が延びて開業が1カ月遅れ思わぬ影響が

内科医のB氏は、約10年にわたって勤務してきた病院の近くで、生活習慣病の診療をメインとした開業を検討していました。そんな折、勤務先の病院の近くに医療ビルが新築される噂を聞き、すぐに開発元と交渉して賃貸借契約を結びました。

工事の進ちょくを毎日見ながら、内装プランや医療機器の選定を行って、順調に準備を進めたB氏。開業予定の半年前には勤務先の病院に退職届を出し、1カ月前に円満に退職できる環境を整えました。また、病院を退職した後も継続してクリニックに通院してくれ

そうな患者へも怠りなくあいさつをしていきました。

患者に処方できなくなる恐れも

そろそろ内装工事の着工時期となった開業2カ月前。オーナー側の建築業者から、「建物本体の工事が2週間ほど延びるため内装工事の着工を遅らせてほしい」と連絡が入りました。2週間遅れると、新規開業の保険医療機関の指定申請が月1回なので開業時期が1カ月ずれ、B氏も1カ月間、無収入の状態となります。それだけでなく、病院から継続して診療しようと考えていた患者への処方もできなくなり、元の病院かほかのクリニックにかかってもらわざるを得なくなります。

1カ月の無収入状態は貯蓄でカバーすればよいと考えたB氏ですが、勤務医時代に継続して治療していた患者さんに迷惑をかけてしまうこと、結果的に開業後に継続的に受診してもらえない可能性が出てきたことには非常に困ってしまいました。生活習慣病の診療をメインに掲げ、病院からの継続受診の患者をできるだけ多く確保したいと考えていただけに、開業までの空白期間は大きな痛手となります。

幸いB氏は、10年近く勤務して患者や病院の勤務医仲間と信頼関係を築けていました。開業が遅れる1カ月間の対応を病院に依頼すると同時に、患者にも事情を詳しく説明し、開業後もしっかり診療することを約束して何とか理解してもらえました。

●開業の計画を立てる

診療所開業までには、クリアすべき課題がたくさんある。安心して開業準備を進めていくためには、開業計画を決定してから実際のオープンまで、テナント開業で約11カ月、戸建て開業では建築工事期間を加えて約16カ月の期間をみておくのが一般的だ。もちろん、戸建て開業の中でも、自己所有の自宅を併設する場合などでは、スケジュールの組み立てが異なる。

開業時期が重要になることも

周囲の状況によっては、開業のタイミングはとりわけ重要な意味を持ってくる。そのため、開業に向けたスケジュールを厳格に管理しておくことが欠かせない。

16ページの図は、テナント開業を前提に、縦軸に開業までに必要な行動項目を、横軸はそれぞれに要する期間を表したものだ。開業に至るまでには、様々な項目をこなさなければならないことが見てとれるだろう。

コンサルティング会社など外部の力を借りる場合は、開業の11カ月前に方針検討会を開いて、開業の大まかな方針を擦り合わせる。続いて、事業計画を策定しながら、開業エリアを選択、物件を調査していく。ある程度物件の目星が付き、診療圏調査を始める頃には4カ月ほどが経過している。

その後、事業計画の見直しと並行して、物件を借りる際の入居条件の交渉や資金調達などを実施。内装工事のための設計会社の選定もしなくてはならない。

さらに開業の4カ月前からは、医療機器や什器・備品を選定する。3カ月前からは広告宣伝や、診療所で使うパンフレットなど各種印刷物の作成に取り掛かる。同時に職員の募集を開始し、開業前の1、2カ月で採用、研修を行うことになる。戸建て開業

の場合は、開業の7カ月前から約半年間を工事期間として見込んでおく必要がある。

新築物件で開業する場合、工事期間に余裕があるかを確認し、工事中も進捗状況をこまめにチェックすることが大切だ。工事が数日遅れるだけで、保険医療機関の指定申請の関係で開業が1カ月遅れるケースがある。遅れが生じそうであれば、少しでも早く情報を入手し、退職時期の変更、患者への案内の変更といった対応を取れるようにすべきだ。賃貸借契約の際に、工期の遅延で開業が遅れた場合の罰則規定を設けておくこともポイントである。いずれにせよ、工事の進行を早い段階から把握し、慎重な対処が求められる。

物件を即決しても開業時期は早まらない

このスケジュール表は、どの時点でどのような種類のコストが発生するかという目安にもなる。

テナントの保証金や敷金など、物件取得にかかわるコストは、開業の半年ほど前に発生し、設計会社、施工会社への支払いが続く。医療機器や薬品、診療材料、什器・備品などは開業3カ月前くらいから順次購入していく。

これらのほか、広告・印刷費や求人関係の費用などが開業時に必要となる（16ページ表）。こうしたコストが発生する前に、金融機関からの借り入れなどによって資金を調達しておかなくてはならない。

資金調達の計画は、事業計画の中に織り込んでおく。その上で、金融機関との借り入れ交渉や、設計会社の選定に着手していなければならない。

開業に適した物件が見つかった時点ですぐに契約するのもいいが、診療圏調査などを踏まえた事業計画の策定や、それに基づく資金調達の交渉にはある程度の時間がかかる。物件を決める際は、そのことにも留意しつつ、無理のないスケジュールで開

第1章 開業の手順

第2章 人事・労務管理

第3章 経営の課題と対策

15

02 開業までのスケジュール

■ 新規開業のスケジュール（テナント開業の場合）

11カ月前	10カ月前	9カ月前	8カ月前	7カ月前	6カ月前	
方針検討						
事業計画書のたたき台作成						
	エリア概要調査					
		エリア絞り込み				
			物件調査			
				診療圏調査		
					事業計画書の見直し	
					賃貸条件交渉→	

■ 開業時に発生する主なコスト（テナント開業の場合）

- テナント保証金、賃料等
- 設計会社への支払い
- 施工会社への支払い
- 医療機器の購入費用
- 医療用備品費、什器、消耗品費
- 広告、印刷費
- 医師会入会金
- 求人関係の費用
- 看板工事費
- 業務委託契約費
- その他（交通費、接待費など）

業できるかどうか確認したい。

退職時期は入念な擦り合わせを

開業時に悩むのは、勤務先に退職時期をいつ伝えるかだろう。開業前の勤務先をなかなか辞められないために、開業時期が遅れてしまうケースは多い。

保険診療を行うために必要な保険医療機関指定申請は、遅くとも開業の1カ月前までに済ませる必要がある。保険医の二重登録はできないため、その時点で前の勤務先を退職していなければならない。無収入の期間をできるだけ少なくするためにも、退職はおおむね開業の1カ月から2カ月前にするのが一般的だ。

退職の相談を勤務先に持ち掛けるタイミングと

●開業の計画を立てる

	5カ月前	4カ月前	3カ月前	2カ月前	1カ月前	開業後
			看板・サイン工事			
			医師会入会手続き			
				印刷物作成		
				広告宣伝		
			職員募集			
				職員面接、採用、研修		
					開院チラシ配布	
	契約締結				内覧会	
		借り入れ交渉				
		設計会社選定		工事		
			設計図作成			
			医療機器選定、見積もり、決定		医療機器搬入	
			什器備品選定、見積もり、決定		什器備品搬入	
				リース手続き		
				開設届け（保健所）		
					保険医療機関指定申請	
					保健所・社保検査	
					各種届け出提出	

しては、一般的に退職の半年前がベストだとされている。開業までのスケジュールに照らせば、物件のめどが立った頃だろうか。いくら勤務先の就業規則に「30日以上前に予告すること」と書いてあったとしても、期限ギリギリの1カ月前に相談するのでは遅過ぎる。後任が決まり、業務を引き継ぐまでの責任を全うするのがマナーだからだ。

その上で退職時期をきちんと擦り合わせ、開業スケジュールを再構築する。特に、勤務先の病院の診療圏内で開業する場合は、双方が患者の紹介・逆紹介の有力な候補先となるため、友好な関係を維持しておく必要がある。

THEORY　実際の開業では、テナント開業で約11カ月、戸建て開業で約16カ月はかかる。スケジュールには余裕を持たせること

17

03 開業のタイミングは適切か

Pitfall
春先の開業が招いた悲劇

　C氏は、大学の医局人事で関連病院に勤務する内科医。希望していた開業エリアでスムーズに物件が見つかり、いよいよ医局に退職を願い出ることにしました。

　6月に医局に知らせれば、遅くとも年内に退職、翌年2月には開業できるだろうと考えていたC氏。ところが、いざ退職の意向を伝えると、折からの勤務医不足の影響で「後任人事に時間がかかる」と難色を示されました。

　話し合いの結果、翌年2月の退職で合意し、4月には内科診療所をオープンできる見込みが立ちました。開業準備を見越して既に物件の賃貸借契約を済ませ、1月から賃料が発生する予定でしたが、C氏にとっては余分な負担を3カ月分で抑えられるなら許容範囲でした。

開業翌日から閑古鳥が

　C氏は予定通りに2月に退職し、4月に診療所を開設。保険診療をスタートしました。オープン初日は物見遊山で30人もの患者が来院しました。ところが、翌日からは患者数が減る一方。考えてみれば、春先は冬場と違って風邪などが少ないシーズンなので当然でした。

　C氏は気を取り直し、冬場の繁忙期に備えるための準備期間と捉え、空き時間には職員教育や院内の仕組みづくりに積極的に取り組みました。しかし、その期間はあまりにも苦痛でした。

　1日の来院患者は多いときでも20人に届かず、1ケタの日も珍しくありません。患者が少なく十分な収入が確保できなくても、家賃や人件費の支払い、借入金の返済は発生します。

　そうこうしているうちに、準備していた運転資金も底が見え始めてきました。これにはさすがにC氏の顔も真っ青に。「10月になればインフルエンザの予防接種で弾みがつくので、それまでの辛抱！」と自らに言い聞かせながらも、「もしかしたらこのまま患者が増えないかもしれない……」と、不安にさいなまれる日々が続きました。

　幸い運転資金はなんとか持ちこたえ、10月以降はインフルエンザの予防接種や風邪の患者などが徐々に増加。閉院という最悪のシナリオを回避でき、C氏は胸をなで下ろしました。

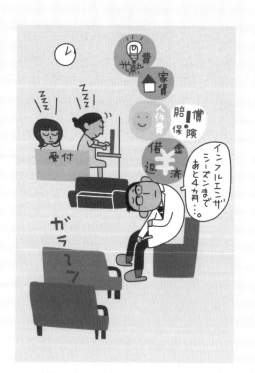

● 開業の計画を立てる

　一部の診療科を除き、診療所の売り上げには季節変動がある。内科であれば、風邪やインフルエンザがはやる秋季から冬季に患者数が増え、1～2月にピークを迎える。花粉の増える春先は耳鼻科が、梅雨から夏季にかけては皮膚科が需要期となる。

　この季節変動を、開業時期にどう反映させるかについては、二つの考え方がある。

　事業を成功させるためのセオリーとしては、当然、需要期を迎える直前に照準を合わせた開業が望ましい。需要が発生するタイミングに合わせた開業は告知のインパクトが大きく、地域における早期の認知度アップも期待できる。

　資金繰りの面でも、初診が中心で、かつ患者数が多いことから、運転資金に余裕が生まれ、安心して診察に専念できるだろう。開業時から多数の患者が来院すれば、職員が「人気のある診療所で働いている」という実感を持てるため、モチベーション向上に寄与する面もある。

サービス体制がずさんだと逆効果にも

　一方、中・長期的な経営を重視する視点も忘れてはならない。閑散期とはいっても一定の医療ニーズはあるし、地域で評価が定着した診療所では、季節により極端に売り上げが落ち込むこともない。経営を年単位のサイクルとして捉えれば、需要期の開業に、特別に固執する必要がないという考え方もある。

　例えば、テナントの賃料が発生しているのにもかかわらず、需要期の直前まで開業を延期するというのは本末転倒だ。また、職員の接遇など院内のサービス体制が不十分な状態のまま、開業を予定よりも前倒しすると、患者からの第一印象を悪化させてしまう事態も招きかねない。

　加えて、公費によるインフルエンザワクチンの接種においては、受託医療機関のリストの多くが春季に作成される。需要期に必要なワクチンの確保に時間的な余裕が生まれる点からも、春季の開業にメリットがある。患者数だけで開業時期を判断するのも、やや早計といえる。

　診療所は「継続性」を重視する事業だ。それぞれの季節に開業のメリット・デメリットはあるものの、長期的な視野を持って開業時期を判断しなくてはいけない。

資金計画を練り直す必要あり

　Pitfallの事例は、勤務先の退職時期の都合で、予定していた開業期を逸したものだ。

　開業当初は苦戦したものの、半年後の需要期には業績が回復し、閉院の危機を乗り越えた。経営が軌道に乗るまでの期間、資金繰りに不安を抱えたようだが、少ない患者数で収入が思うように得られなかったことに加え、開業前3カ月分の賃料を無駄に払ったことの影響も少なくないはずだ。

　このケースでは、勤務先との退職時期の交渉が不調に終わった時点で、資金計画を見直すべきだった。そうすれば、追加で発生する運転資金を手当てしたり、場合によっては物件の契約を延期するなど、次善の策を講じられたはずである。

**THEORY　患者数には季節変動がある。
運転資金なども考慮しつつ、適切な開業時期の見極めを**

04 コンサルタントとの契約

Pitfall
コンサルの言い値で1500万円の余分出費

D氏は整形外科での開業を考えていましたが、準備の段取りが分からなかったため、先輩開業医のE氏に相談し、あるコンサルタントを紹介してもらいました。

先輩からの紹介ということもあってD氏は当初から信頼して、コンサルタントが提案した55坪のテナント物件を開業場所に選びました。ところが、これが失敗の始まりだったのです。

オーナーと物件の賃借契約を交わして開業準備を進める中で、内装工事などに関する条件があることが判明。設計および施工は、前もってコンサルタントが指定した業者が担当することになっていました。

医療機器についても、コンサルタントが親しくしている業者から半ば強制的に購入しなければならない状況でした。結果、コンサルタントが最終的に作成した事業計画における総投資額は9800万円にも上ったのです。

コンサルには多額のマージンが…

D氏は、思いもよらぬ金額を提示されてがく然としました。すぐに別の先輩F氏に相談し、紹介してもらった別のコンサルタントに詳細を率直に話すと、「恐らく8000万円以下で開業できるはずだ」とのこと。D氏は、さらに大きなショックを受けました。

しかし、既に開業準備はある程度進んでいる上、開業に携わるコンサルタントはお世話になった先輩E氏からの紹介のため、途中で断ることもできません。結局、若干の減額はしてくれましたが、D氏は総額9500万円を負担することになりました。

後日談ですが、D氏は、このコンサルタントが設計・施工会社や医療機器卸業者などから多額のマージンを得ているという話をある筋から聞きました。別のコンサルタントの試算より1500万円以上も余分に支払ったことを考えると、D氏は悔しくて眠れない日々が続いたそうです。

この教訓を生かしてD氏は、後輩医師から開業の相談を受けるたびに、複数のコンサルタントにアプローチして開業準備の詳細や開業コストの見込み額などについて相談すべきであることをアドバイスしています。

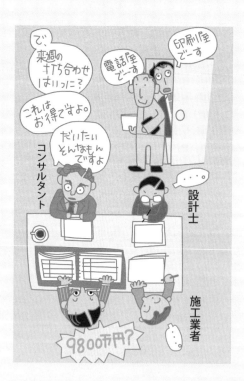

●開業の計画を立てる

　多忙な病院勤務の合間に、開業の準備を医師自身の手で全て行うのは現実的に非常に難しい。そのため、コンサルタントに開業支援を依頼するのも有力な選択肢となる。その際、コンサルティング会社選びは非常に重要だ。

　診療所の開業サポートを請け負う会社は数多くある。それを本業としている会社もあれば、税理士法人や医療モールを運営する不動産業者などが、顧客を引き付けるためのサービスとしてコンサルティングをするケースもある。両者の料金を比較すると、一般的には前者の方が高額だが、料金にはかなりの幅がある。医師にとって悩ましいのは、適正な料金が判断できないのに加え、サービス内容の比較が難しいことだ。

セミナー参加などで複数の企業を下見

　コンサルティング会社を選ぶ際に最も重視すべきなのは、開業サポートの透明性だろう。開業準備を進めていく中で、コンサルタントが医師に準備の進行状況や課題をオープンにしながら、医師に比較検討する余地を残す姿勢があるかどうか。その上で、医師の意向を聞きながらアドバイスをする姿勢があるかどうかが見極めのポイントになる。

　逆に、事業計画があいまいなまま、医師に説明せずに強引に物件の契約を勧めたり、内装業者や医療機器の卸業者などを最初から指定して、料金の比較検討の余地を与えないような企業を選んでしまうと、いくらコンサルティング料金が非常に安くても、最終的な開業コストが割高になる恐れがある。

　そこで、最初から特定の企業に絞るのではなく、企業が開催する開業セミナーに参加するなど、事前に複数社と面談し、サポートの考え方や姿勢を確認することをお勧めする。

開業後のサポート体制は？

　開業コンサルタントの基本姿勢は、「コストを高めに、患者数は少なめに見積もっても経営が成立する事業計画を立てた上で、実際は、コスト削減と患者集めを徹底して行う」ことだ。心地よい言葉だけを並べるのではなく、開業環境の厳しさや、経営者に必要なスキルなどを、時に厳しく指摘することも、コンサルタントの大切な役割である。初回の面談で、いきなり開業物件を紹介して強く勧めるような業者は少々疑わしいと言わざるを得ない。

　また、開業までは対応するが、その後のフォローはしないというコンサルティング会社もある。この開業後のサポート体制を重視するかどうかも大きな判断基準になる。言うまでもなく、開業は到達点ではなく、経営者（院長）としてのスタートラインだ。開業後の最初のハードルは、収支の単月黒字化だが、そこまでのサポートがあるかどうかでコンサルティング会社の選び方も変わる。

　開業後の経営サポートまで手がけるコンサルティング会社となると、ある程度限定されてくる。いずれにせよ、どんなサポートをどの程度の予算で希望するかも明確にしておくことが肝要だ。くれぐれも知り合いからの紹介、勤務医時代の付き合い、料金の安さだけで判断しないようにしたい。

THEORY　開業セミナーなどに積極的に出て、複数のコンサルティング会社を比較検討することが大事

05 様々な開業形態を知る

Pitfall

「1階は調剤薬局」のはずがなぜか焼肉店に

E氏は、自身が生まれ育った町で開業を検討していました。土地勘があり、競合状況もよく把握していたE氏は、開業準備を進めるに当たり、医療関連企業から多くの空き物件情報を収集していました。

そうした中、E氏は医療ビルが新たに建築されるという話を耳にし、1階に調剤薬局が入ること、2階と3階にクリニックを入れる予定であることを確認しました。賃料が比較的安い3階を借りて開業することを決めたE氏は、この物件を紹介した医療関連企業から不動産仲介会社を紹介され、賃貸予約契約を締結し、保証金の一部を振り込みました。

保証金の一部を支払い済みだったが…

建物の建築は順調に進んでいきましたが、1階と2階にどんな調剤薬局やクリニックが入居するのか、一向に情報が入ってきません。建物の完成時期が近づき、不動産仲介会社から賃貸本契約の締結と保証金の残額の振り込みを求められる段階になっても、ほかの階の状況が明らかにならないことに不安を覚えたE氏は、医院開業を専門とするコンサルタントに相談しました。

依頼を受けたコンサルタントが調査したところ、建物のオーナーは必ずしも医療ビルにしたいという気はなく、どの業種でもよいので早くテナント契約を進めたいという考えであることが分かりました。

その情報を基にコンサルタントと打ち合わせを進めたE氏は、医療ビルにならないのならばわざわざ3階のテナントに入居する必要がないと判断。保証金の一部を納めていましたが、契約を白紙撤回することにしました。「医療ビルにならない場合は保証金を返還してもらう」という契約になっていなかったため、支払い済みの保証金の一部は返ってきませんでしたが、それでも別のビルに変更するメリットの方が大きいと考えたのです。

E氏はその後、コンサルタントから新たに提案された、住民がよりアクセスしやすいテナントビルの1階で開業しました。開業後はすぐに多くの患者さんが来院し、今も順調に経営しています。後日談ですが、当初開業を予定していたビルの1階には調剤薬局は入らず、焼肉屋になったそうです。

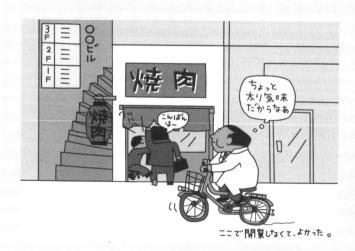

●開業のスタイルを決める

■戸建て開業とテナント開業のメリット・デメリット

◎戸建て開業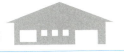

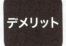
メリット	デザイン、レイアウトの自由度が高い。リハビリテーション室など、ある程度のスペースが必要な場合に対応しやすい。駐車場を用意するなどすれば、比較的遠方からでも患者を呼べる
デメリット	土地を購入すると、初期投資額が大きくなる。土地のオーナーに診療所を新築してもらい、土地・建物をまとめて賃借する「サブリース方式」も検討の余地あり

◎テナント開業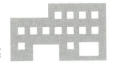

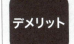
メリット	初期投資額が戸建て開業より少なく済むことが多い。診療圏を広く設定したい科目などで、駅前など交通の便が良い場所を確保したい場合には、テナントの方が探しやすい
デメリット	賃料変動のリスクがある。レイアウトの自由度が少ない。駐車場の確保が難しい。職員が出入りできる時間などを、ビル側から制限されることがある

　診療所を開業する際、まず経営理念を明確にすべきであるということは本章第1項で触れた。その理念を実現するため、どのような診療所をつくっていくか具体的に検討していくことが次のステップとなる。その際、ハード面、ソフト面における様々な開業形態をあらかじめ知っておけば、構想の選択肢も増える。

　Pitfallのケースでまず問題だったのは、医療ビルでの開業におけるリスクをしっかりと認識していなかったことだ。こうした開業スタイルの場合、集患面においてほかのテナントの影響を受けやすいため、入居動向をきちんと見極めた上での慎重な判断が求められる。

　医療ビルとして新築される物件で開業する場合、オーナーが本当に医療ビルにしたいのかどうかをよく確認することが大切だ。オーナーが「クリニックが入ればうれしいけれど、テナントが埋まるのであれば、ほかの業種でもいい」くらいにしか考えていないのに、仲介業者などが「医療ビル」と称してテナントを募るようなケースもあるからだ。

　Pitfallのような事態を避け、理念に沿った開業をするためには、それぞれの開業形態におけるメリット・デメリットを把握しておく必要がある。

レイアウトが自由な「戸建て開業」

　開業形態を建物別に大きく二つに分けると、戸建て開業とテナント開業がある。

　戸建て開業は、土地を購入し新規に診療所を建てる形態で、地価が安い地方では比較的多いスタイルである。最大のメリットはデザイン、レイアウトにおける自由度だ（上図）。

　例えば、通所リハビリテーション事業所を併設してリハビリ機能を充実させた整形外科診療所や、子どもが喜ぶような外観の小児科診療所、感染予防のために入り口を二つ設けた診療所などをつくりたい場合などは、レイアウトの自由度が高い戸建て開業が向いている。手術を手がける眼科診療所など、ある程度スペースが必要な診療所をつくる際も、現実的に適したテナントがなければ、戸建てを選択することが多い。

05 様々な開業形態を知る

土地を購入するとなれば、初期投資額はテナント開業よりも大きくなる。初期投資を軽減させるなら、土地のオーナーに診療所を新築してもらい、土地・建物をまとめて賃借する「サブリース方式」も選択肢になる。ただ、このサブリース方式でも、内装工事や建物の建築費用の一部負担を求められることも多く、コストは決して小さくない。また、契約期間が20〜30年といった長期にわたることも覚えておきたい（下表）。

好立地を確保しやすい「テナント開業」

一方、ビルなどに入居して開業するテナント開業は、都市部で一般的なスタイルだ。地方でも郊外型のショッピングモールの一角などでテナント開業する例は珍しくない。

通院の利便性が高い場所での開業を検討するなら、テナント開業の方が物件探しは容易だ。特に皮膚科や精神科など、広いスペースを必要とせず、診療圏が比較的広範囲にわたる科目の場合、テナント開業のメリットが生かされやすい。

初期投資の額は、戸建て開業に比べれば少なくて済む。ただ、それでも、保証金や内装工事費用などで数千万円はかかるのが普通。賃料が上昇する

リスクがあったり、そもそも診療所に向いていない物件があるということも認識しておくべきだ（診療所に適した物件の選び方については本章第12項を参照）。

テナント開業の中には、多様な診療科目の診療所が狭いエリアの中に集まって開業する集合型開業という形式もある。いわゆる「医療モール」が典型的な例だ（医療モールでの開業の長所・短所については、本章第6項を参照）。

開業のスタイルを診療内容で見ていくと、総合的な一般内科診療所にするのか、それとも専門特化した診療所にするのかという二つに大別できる。両者で開業場所の選び方や患者集めの方針は大きく異なる。

例えば、勤務医時代の専門分野である循環器内科を前面に打ち出した診療所をつくることで、結果的に患者集めに成功したケースもある。24時間ホルター心電図検査を導入するなどして循環器疾患のスクリーニング機能を高めたり、専門病院との連携体制をアピールするなどといった戦略で、エリア唯一の循環器内科としての存在感を示すことができれば、成功に一歩近づくだろう。

院長の専門分野を生かす例としては、このほかにも、内視鏡専門診療所や漢方診療所、睡眠障害に特化した診療所などがある。

専門的な診療所は広域から集患

専門特化している診療所は、そもそも地域当たりの対象患者数も少ないため、診療圏を広く設定する必要がある（右上表）。そのため開業場所を交通の便が良いところにするなど、広域から患者を集められるようにする仕掛けが必要だ。

外部への広報活動も重要になる。ホームページ上で院長のキャリアや人柄を紹介するなど、ブラン

■ サブリース方式を利用する場合の注意点

- 内装工事や建築費用の一部負担を求められるケースが多い
- 通常、契約期間が長期にわたる（途中解約すると、多額の違約金が生じる）
- 建築費用の設定や、建築途中で仕様を変更する場合の取り扱いなどで、貸主との交渉が必要（交渉を仲介するハウスメーカーなどの業者が、サブリース方式による診療所開業について実績豊富か確認）

●開業のスタイルを決める

ディングを重視したり、アレルギー疾患を専門に診療しようとするのであれば、診療所名を「○○アレルギークリニック」とするなど、地域住民に診療所の機能が伝わるよう心がける。

専門特化した診療所は、付近に競合医療機関がないなど、立地条件も重要になる。もし、診療圏調査から導き出された推定患者数が少なかったり、専門だけでなく一般内科も重視したいと考えるのであれば、特定の曜日だけ専門外来を開くという選択肢もある。

在宅専門診療所も視野に

最近増えてきた開業形態が、在宅医療に特化した診療所だ。現在、国は「多死時代」に備え、看取りの場を確保するために在宅医療の整備に力を入れており、この数年、診療報酬上でも在宅医療を手厚く評価する傾向が続いている。今後もその傾向は続くとみられており、新規開業のスタイルとして狙い目と考える医師も多い。

在宅医療に特化した診療所をつくる場合は、通常の開業と異なり、スペースが少なくて済む。中には、マンションの一室で開業するケースもあり、当然、初期投資額は通常の戸建て開業やテナント開業より少ない。

ただ、在宅診療は周囲の医療機関や介護事業所とのネットワークづくりが非常に重要になる。そのため、ある程度の経験と適性を持った医師でないと「在宅医療特化型」は難しいだろう。

また、在宅医療を手がけるのであれば、基本的に

■ 専門特化した診療所の特徴と運営面のポイント

- 診療圏を広く設定する必要がある
- ホームページなどを用いた、広域からの集患を意識した広報活動が重要
- 患者集めに院長のキャリアや、診療所の設備が大きく影響する（ブランディング戦略が有効）
- 周囲に競合診療所が少ない場合、評判が定着すれば運営が安定する

待っているだけでは患者が増えないことにも留意したい。医師自らが地域のケアマネジャーや介護保険施設、訪問看護ステーション、病院の地域連携室などを回り、対応できる患者像や得意分野などを伝える「営業活動」を精力的に行い、患者を紹介してもらう必要がある。

どういったスタイルで開業したいかによって、それに適した診療所の形というものは大きく変わってくる。重要なのは、医師の専門性や強みを最大限に引き出し、目指す医療スタイルを実現できるようなエリア・物件で開業することだ。PitfallのE氏は、建物のオーナーの意向を確認し、保証金の一部を失っても別のビルに変更するメリットの方が大きいと判断し、契約を白紙撤回した。手がけたい診療内容や資金調達の見通しを踏まえ、様々な開業形態をよく吟味した上で、自らの診療所の形を具体化させていくことが大切だ。

THEORY 自らの理念に沿った診療所をつくるためには
どの開業形態が適しているか、十分吟味を

06 医療モールでの開業

Pitfall
医療モールで開業は自院のみ、薬局にも逃げられ…

　内科、外科、胃腸科で開業を検討していたF氏。勤務していた病院の最寄り駅にある商業施設に医療モールができるという話を聞きつけました。診療所用のスペースは3区画が計画され、保険薬局の区画は別のフロアに設けられていました。

　「ほかの診療所と薬局はまだ決まっていませんが、商業施設としては魅力のある場所なので、すぐ決まると思います」。商業施設の担当者は楽観的な見通しを述べていました。もともと開業を考えていた地域内にあり、駐車場確保などの面でも便利そうだと考えたF氏は、入居の契約を済ませて開業準備を進めていきました。

　開業の2カ月ほど前になって「薬局が決まった」との連絡が入り、その後、F氏は無事に開院しました。しかし、残り二つの診療所は一向に決まらず、医療モールの中で診療しているのは自院のみという状況が2年続きました。

やむなく院内処方に転換

　そうした頃、別のフロアに入居していた薬局から、「この商業施設から撤退する」という通達が届きました。F氏が慌てて薬局に確認してみたところ、「三つの診療所が入居すると聞いて出店を決めたのに、現状は一つのみでほかの二つの入居はいまだ不明。この状況で事業を続けていくのは難しい」との答えが返ってきました。

　薬局側の事情を考えると、無理に引き留めることはできません。しかし、この薬局がなくなると、最寄りの薬局は商業施設から少し離れてしまい、患者の利便性はかなり下がります。F氏は院内処方への転換を決め、クリニックを改装して医薬品管理などのスペースを設けることにしました。

　当初は「モール内の診療所と連携できれば」と考えていたF氏。それどころか、院内の改装や薬の在庫管理など余計なコストや手間を求められる事態になってしまいました。区画内に1軒だけひっそりとたたずむF氏のクリニックですが、「買い物ついでの通院は便利」ということで、今のところ、高齢の慢性疾患患者などが一定数受診しているようです。

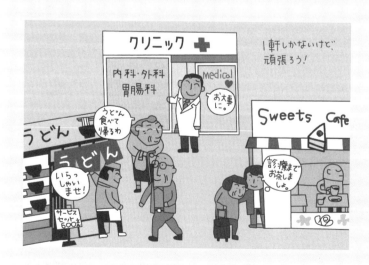

●開業のスタイルを決める

■医療モールにおける開業のメリット・デメリット

メリット
- 地域での認知度が高い
- 他科との連携を取りやすい
- 広域からの患者が見込める

デメリット
- それぞれの診療所の間で「すみ分け」などを巡るトラブルが発生しやすい
- ほかのテナント（診療科）が入らないと、思うように集患できない恐れも

　医療モールの魅力は、複数の診療科が集まることで生じる相乗効果だ（上図）。

　特に高齢者は、内科や整形外科、眼科など同時に複数の診療科に通院する人が多く、一度の移動で複数科を受診できる医療モールは利便性が高い。複数の医療機関が集まることで知名度も高まる。院長にとっては、各診療科間で患者を紹介し合うなど、グループ診療を実現できる点も魅力になる。

　また、医療モールは駅周辺や住宅街の中心などアクセスが良い場所につくられたり、共同駐車場の整備や全面バリアフリーなどの配慮が施されているケースが多い。そのため、比較的広いエリアから患者を集められる点も長所の一つだ。

院長同士の顔が見える関係に

　ただ、医療モール特有のトラブルも存在する。大半の医療モールは、出身大学や医局がばらばらで、診療方針が異なる医師が集まっているため、患者の取り合いが起こるなどの問題が発生しやすい。

　こうしたトラブルを防ぐには、モール内でのルール作りが必要だ。医療モールの運営会社のスタッフなどの第三者に「仕切り役（調整役）」になってもらい、診療所間の調整をしたり、食事を兼ねた会議を定期的に開いて院長の間で積極的にコミュニケーションを図るなどの取り組みが重要になる。

医療モールの運営母体にも注目

　医療モールの規模にもよるが、全ての診療科が一斉に開業を迎えることはまれ。Pitfallの事例のように閑散としている医療モールで開業してしまうと、本来の相乗効果を得られずに患者が集まらない事態も起こり得る。

　通常、医療モールの企画・運営は、開設者とコンサルティング会社が一体で行う。最終的に全てのテナントを誘致できるかどうかは、これら運営会社の実力次第なので、入居を検討する際は関与しているコンサルティング会社にも注目するとよい。

　さらに、予想患者数や収益シミュレーションが示されている物件であれば、その根拠となる診療圏調査などについても、詳細な説明を求めたい。医療モールにほかの診療科が入らなくても、自身の診療所単体で患者を集められるかどうかを確認することも必要だ。運営会社による医療モールの開設実績なども参考にしながら、物件選びをしたい。

THEORY 医療モールでの開業では、運営会社など第三者の「仕切り役」の調整力がポイントに

07 周囲との連携体制

Pitfall
連携先の看護師と怒鳴り合い、患者紹介が危機に！

総合内科医のG氏は、現在勤めている病院のすぐ近くで半年後に開業することが決まり、クリニックでの診療を想定しながら外来勤務をこなしていました。勤務先の病院は、今の担当患者を引き継いでいくことを了承してくれただけでなく、開業後にG氏の患者が急変した際、積極的に受け入れることも約束してくれました。G氏は順調に開業できる見通しが立ったと感じ、退職までの病院勤務が楽しくてたまりませんでした。

ただ、開業後に連携すべき病院は、元の勤務先だけではありません。G氏は、このことに考えが及んでいませんでした。

「早くドクターにつないでくれ！」

ある日、勤務先の病院の外来に心臓疾患の患者が来院しました。しかし、G氏は専門外だったので判断に難渋。そこで、患者を一旦帰宅させて、循環器の専門医がいるH病院に問い合わせの電話を入れました。

H病院では問い合わせを受けた際、初めに外来担当の看護師がマニュアルに沿って患者の病状などの必要な情報をヒアリングする体制を取っていました。G氏からの問い合わせにも、こうした対応がされました。ところが、画一的で要領が良いとはいえない看護師の応対に、G氏のイライラが徐々に増幅。ついに、「ドクターに直接説明するから、早くつないでくれ！」と怒鳴ってしまったのです。

これに対して看護師は、「ファーストコールは看護師が対応するので、それはできません！」と応戦。結局はG氏が折れて患者を紹介できたものの、かなり遠回りを強いられた揚げ句、この丁々発止のやり取りが原因でG氏の悪い評判がH病院内に流れてしまいました。開業後も悪評が消えなければ、H病院に患者をスムーズに紹介できなくなる可能性もあります。

G氏の行動は、「患者を早くなんとかしてあげたい」という気持ちから生じたものですが、H病院の事情も考慮する必要がありました。患者の診断と治療方針の決定には、H病院の力は不可欠です。G氏はこの出来事をきっかけに、開業後は患者だけでなく地域のほかの医療機関からの信頼も勝ち取ろうと、各病院に自ら出向いて顔の見える関係の構築に励んでいます。

●開業のスタイルを決める

開業の方針を決める際は、「どの範囲の医療まで自院で担当するか」ということが重要な検討課題になる。これは自院の診療方針や強み、地域の環境によっても変わるため、開業エリアの選定、資金計画、診療所の設計、医療機器の選定などの場面で常に意識しておきたい。

登録医として病院の医療機器を利用

周囲との連携体制によって、診療所に導入する医療機器は大きく変わってくる。

専門性の高い診療所であれば、高性能機器の導入が患者集めのアドバンテージになることもあるが、医療機器の導入価格だけでなく、メンテナンス費、その機器を置くスペースを確保するための賃料などを勘案して、採算性を検証したい。

一般的に診療所は、プライマリケアや慢性期医療を中心に担う。その中で高度な機器による検査の必要があれば、周囲の医療機関の設備を有効活用するといい。

例えば、開放型病床を持つ地域医療支援病院などが近くにあれば、その登録医になることで、病院のCTやMRIなどの高性能機器を利用できる。かかりつけ患者をその病院に入院させ、病院の医師と診療経過や方針などを相談することも可能だ。開業の計画を立てる際は、周囲とどう連携していくかをイメージすることが大切になる。

通常、地域には複数の病院があり、それぞれに得意な診療科がある。個々の病院の特徴を把握して患者を適切に紹介できるように、開業前から各病院と良好な関係を築くことに努めなければならない。

周囲のインフラ状況を把握

院内処方と院外処方のどちらにするかも検討課題の一つ。日本薬剤師会の「保険調剤の動向」によれば、わが国の医薬分業率は2017年度に72.8％に達しており、現在、新規開業する診療所のほとんどが院外処方を採用している。独立した調剤室の設置や、専用の機器類、薬品の仕入れと在庫管理、仕入れに関わる消費税負担、職員の人件費などを勘案すると、院内処方にする経営上のメリットが小さいのが主たる理由だ。

ただし、周辺の薬局が突然閉鎖することもあり、開業時に予測するのは難しいだろう。都市部であれば薬局の撤退の影響は小さくて済むが、医療提供体制のぜい弱な地方では話は変わる。

医療機関だけでなく薬局のインフラ状況も事前に把握しておき、連携する予定の薬局が万が一閉鎖したらどうすべきかといった最悪の状況も想定しながら、診療所のスペースに余裕を持たせるなどの対策を講じたい。

一方、あえて院内処方を選択する医師もいる。調剤基本料や薬剤服用歴管理指導料などにより生じる患者負担を軽減するという目的のほか、診察後の薬局への移動の手間に対する配慮など、患者のメリットを優先するために選択する場合が多い。院内処方を患者サービスの一つとして考え、コストに見合うと考えるのであれば、院内処方も検討に値する。

THEORY　地域の医療機関の設備や薬局など医療関連拠点の状況を事前に把握し、自院がどこまでの医療機能を担うかを検討する

08 診療圏調査

Pitfall 患者数が見込みの半分以下に！

　H氏は皮膚科診療所の開業準備を進めていたとき、ある業者から駅前のテナント物件を紹介してもらいました。この業者は診療圏調査も実施済みで、1日の外来患者数は70人を見込めるとしていました。実際に現地へ足を運んでみると、駅の改札口から徒歩2分の好立地。H氏は既に退職の意向を医局に伝えていたため、紹介された場所での開業を思い切って決断しました。

　その後の準備もスムーズに進み、無事に診療所をオープン。開業に当たり、3000万円ほどの融資を受けていたため、その返済や運営費を考慮すると毎月200万円の売り上げ、患者数にすると1日28人の確保が必要でした。H氏は、テナント物件を紹介してくれた業者の診療圏調査の結果が1日70人だったので、当初はすぐに目標患者数を達成できるだろうと考えていました。

夏場も患者が1日20人足らず

　ところが、開業から数カ月たち、皮膚科として患者数がピークになる夏場になっても、一向に患者数が増えません。最も多かった日でも1日30人で、20人にも満たない日が大半でした。そんな状況が1年以上も続きました。

　2年目に入っても、患者数が1日30人を超える日はありませんでした。そこでH氏は、来院した各患者の住所を地図上にプロットしたり、問診票の中に「来院動機」の項目を追加したりして、患者の動向やニーズなどを探ることにしました。

　その結果から分かったのは、「駅の反対側からの来院患者数が極端に少ない」ということ。駅の反対側には大型スーパーや銀行などがあって多くの人が行き来しているのですが、診療所のある側はあまり開発されておらず、歩いている人も少なかったのです。H氏は開院前に何回か物件を見に行ったのですが、いつも日曜日だったため、「休日だから人通りが少ないのだろう」としか思っていなかったそうです。

　開業から1年8カ月を過ぎ、ついに運転資金が底を突きかけてきました。さすがに限界を感じ、H氏は診療所の移転を余儀なくされてしまいました。

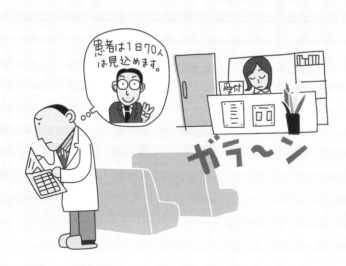

●開業地の選定

開業場所は新規開業の成否を左右する大きな要素だ。開業地の周囲の市場調査や分析を通じて、開業場所としてふさわしいかどうかを判断する「診療圏調査」は、物件選びの際に欠かせないものとなっている。

診療圏調査の大まかな流れは、(1) 診療圏の仮設定 (開業地からの距離要因を重視)、(2) 対象エリアの情報収集 (地域の年齢別人口構成や受療率などのデータ収集、競合医療機関の確認など)、(3) 現地調査 (河川、幹線道路、生活動線などを考慮し、診療圏をより精緻に設定)、(4) 設定した診療圏での市場性の検討、(5) 開業の適否判断と開業に当たっての戦略立案──となる。

以下では、診療圏調査の具体的な内容を解説していく。

細かなエリアの人口情報を入手

(1) の診療圏の仮設定では、基本的に開業物件を基点として半径500m圏内を一次診療圏、500mから1000m圏内を二次診療圏として捉え、物件を中心に地図上に同心円を描くことで診療圏を設定する (32ページ図)。一般的な内科診療所では、徒歩10分以内で来院できる一次診療圏の患者が来院患者の約80％を占める。耳鼻咽喉科、眼科などの専門性の高い診療科では、二次診療圏も加味して考えることになる。

次に (2) として、診療圏となるエリアの情報収集を行う。まず、対象地域における住民基本台帳に基づいた町丁別・年齢別人口を収集。加えて、出生数や死亡数、転入人口と転出人口、人口密度、昼夜間人口、世帯数、世帯構成なども入手する。これにより、診療所の周囲の地域住民の特性や生活様式、潜在患者数の推移などをつかめる。

これらの情報は、行政関係のホームページを見

たり、開業予定地の役所の統計資料室などを訪ねることで確認できる。

加えて、周囲の医療機関の状況もリサーチ。診療圏内にある病院、診療所の機能やスペックについて情報収集し、どこが競合になり得るかを分析する (競合医療機関については本章第10項を参照)。

続いて、厚生労働省が3年に1回実施する「患者調査」の結果を同省ホームページから入手する。患者調査には、1日当たりの推計患者数を人口10万人当たりで算出した「受療率」のデータが掲載されている (34ページ以降に、例として東京都の傷病大分類別データを掲載)。受療率のデータは、年齢別や男女別にもまとめられており、より精緻な分析も可能だ。

現実の診療圏に近づける

(1) で仮設定した診療圏は、物件を中心とした円で示されるが、現実の診療圏はそれほど単純ではない。現実の診療圏をつかむためには、(3) の現地調査が必須になる。

例えば、Pitfallの事例のように駅を挟んだ反対側のエリアから患者が来ないのは、駅の逆側へ渡るのが不便であるなど、何らかのハードルがあるからだ。同様に、交通量の多い幹線道路や河川を挟んだエリアからは来院患者が一気に少なくなることが多い。一方で、最寄り駅と住宅地の間に診療所が位置する場合などは、その住宅地が診療所から多少離れていても診療圏になる可能性がある。

現地調査は広報活動にも有効

現実の診療圏がどうなっているかをつかむためには、現地に出向き、曜日別、時間帯別の住民の流れを把握するしかない。この調査の実施には、コンサルティング会社に委託した場合、一般的に2〜3

第1章 開業の手順

第2章 人事・労務管理

第3章 経営の課題と対策

08 診療圏調査

■ 開業候補地と距離圏（★は開業予定地、●は既存の医療機関）

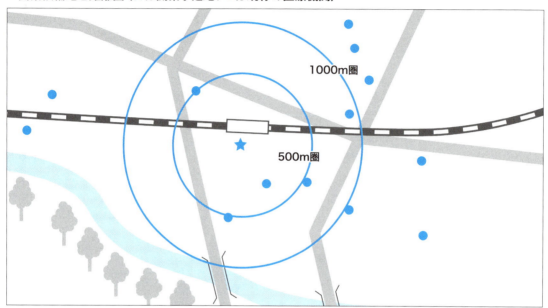

■ 実際の診療圏

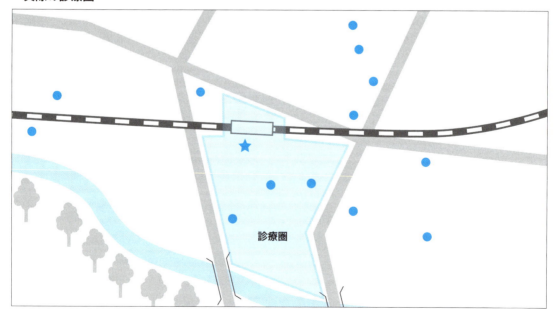

● 開業地の選定

週間を要するが、推定患者数の精度を高めるだけでなく、開業告知におけるチラシ配布エリアやポスティングなどのエリア設定にも生かされるため、ぜひ実施しておきたい。

地域の実態、患者の流れを事前に知ることは、地域医療の前線を担おうとする医師にとっても有益になるだろう。時間的に制約はあるものの、医師自身も土日だけでなく平日に現地を歩いて確認することが大切だ。

最近は、コンサルティング会社をはじめとする開業サポートに携わる会社が、専用ソフトを利用して診療圏分析を行うケースが多い。専用ソフトをインストールすることなく利用できるクラウド型サービスによって情報を提供している企業もある。こうした手法で一定の傾向はつかめるものの、「現実の診療圏」は把握するのが難しいため、データは参考程度にとどめておくのが肝要である。

受療率から患者数を推定

より精緻な診療圏が設定できた後は、（4）として患者数の推計を行う。ここで、利用するのが（2）で集めた受療率のデータだ。

例えば、東京都で皮膚科診療所を開設するとしよう。36ページを見ると、傷病大分類の「XII 皮膚および皮下組織の疾患」における10万人当たりの受療率は318人。仮に開業予定地で診療圏として見込んでいるエリアの人口が3万人だとすれば、1日当たりの推計患者数は、

318人×3万人÷10万人＝95.4人

となる。つまり、診療圏内に競合医療機関が全くなく、診療圏を超えた患者の出入りがないと仮定すれば、この皮膚科診療所は1日100人弱の患者を見込めることになる。

地域住民の年齢層も重視

皮膚疾患は年齢によってそこまで受療率に差がないが、例えば「X 呼吸器系の疾患」の中の「喘息」を見てみると、0～14歳の小児が多い。逆に「IX 循環器系の疾患」の「高血圧性疾患」は、50歳代くらいから急激に患者数が増えていることが分かる。

年齢別の受療率と、診療圏の年齢別人口構成とを照らし合わせれば、推定患者数をより細かく分析できるだろう。ここ数年間の人口構成の推移も見れば、将来性を判断することもできる。

ここで得た推定患者数は、事業計画を作る際の推定収入に直結する。診療圏調査がずさんだと、事業計画も信用できないものとなり、資金調達に支障を来したり、開業後に資金ショートを招く恐れもある。

このほか、昼間人口、夜間人口のデータや、現地調査でつかんだ時間・曜日ごとの人通りの多さなどは、診療時間を設定する際の参考になる。

診療圏分析をしていく過程で、その地域に足りない医療サービスもおのずと見えてくるだろう。自身の強みをどうアピールしていくか、競合医療機関との違いをどう見せるかなどを分析すれば、開業の戦略立案に役立てられるはずだ。

第1章 開業の手順
第2章 人事・労務管理
第3章 経営の課題と対策

THEORY 医療圏調査では実際に現地に赴いて駅、河川、道路の配置や人の流れを確認する

08 診療圏調査

■ 受療率（人口10万対）・年齢階級・傷病大分類・入院－外来・都道府県別（外来、東京都）のデータ

傷病大分類	総数	0～4歳	5～14歳	15～24歳	25～34歳	
総数	5,506	7,903	4,151	1,917	2,754	
Ⅰ感染症および寄生虫症	143	393	320	62	99	
腸管感染症	22	133	74	41	14	
結核	1	0	1	－	0	
皮膚および粘膜の病変を伴うウイルス疾患	59	151	199	12	48	
真菌症	26	15	－	2	16	
その他の感染症および寄生虫症	35	93	46	7	20	
Ⅱ新生物	190	16	16	50	61	
（悪性新生物）（再掲）	132	6	4	7	12	
胃の悪性新生物	14	－	－	－	0	
結腸および直腸の悪性新生物	24	－	－	0	0	
気管、気管支および肺の悪性新生物	11	－	－	1	－	
その他の悪性新生物	83	6	4	5	11	
良性新生物およびその他の新生物	58	10	12	43	49	
Ⅲ血液および造血器の疾患並びに免疫機構の障害	18	12	2	13	9	
貧血	14	6	1	12	6	
その他の血液および造血器の疾患並びに免疫機構の障害	4	6	1	1	4	
Ⅳ内分泌、栄養および代謝疾患	272	13	18	10	49	
甲状腺障害	16	2	8	2	7	
糖尿病	133	－	1	1	8	
脂質異常症	99	－	0	－	5	
その他の内分泌、栄養および代謝疾患	24	11	9	8	30	
Ⅴ精神および行動の障害	170	17	70	108	147	
統合失調症、統合失調症型障害および妄想性障害	38	－	1	16	20	
気分［感情］障害（躁うつ病を含む）	63	－	－	44	58	
神経症性障害、ストレス関連障害および身体表現性障害	38	－	15	27	55	
その他の精神および行動の障害	31	17	55	21	14	
Ⅵ神経系の疾患	116	22	62	46	24	
Ⅶ眼および付属器の疾患	280	185	312	90	106	
白内障	52	－	－	0	4	
その他の眼および付属器の疾患	227	185	312	90	102	
Ⅷ耳および乳様突起の疾患	60	144	67	23	17	
外耳疾患	13	58	29	5	8	
中耳炎	20	76	26	0	4	
その他の中耳および乳様突起の疾患	7	－	0	0	0	
内耳疾患	4	－	－	2	1	
その他の耳疾患	16	9	12	16	5	
Ⅸ循環器系の疾患	491	16	10	4	11	
高血圧性疾患	362	13	1	0	1	
（心疾患（高血圧性のものを除く）（再掲））	75	3	2	2	2	
虚血性心疾患	28	－	－	0	0	
その他の心疾患	47	3	2	2	2	
（脳血管疾患）（再掲）	43	－	－	－	1	

●開業地の選定

（2017年厚生労働省「患者調査」より抜粋）

35～44歳	45～54歳	55～64歳	65～74歳	75歳以上	65歳以上（再掲）	70歳以上（再掲）
3,315	4,187	5,829	8,929	12,853	10,904	12,044
104	103	109	155	187	171	184
8	6	4	2	12	7	9
0	0	2	1	2	2	2
57	34	40	49	60	54	58
17	26	31	62	53	58	57
21	37	34	40	59	50	58
87	167	248	410	536	474	517
33	87	180	342	452	397	436
2	5	17	29	65	47	56
3	16	32	84	69	76	77
1	4	16	32	40	36	39
27	61	115	197	279	238	263
53	80	68	68	84	76	81
26	32	14	12	28	20	22
23	28	8	8	21	14	16
3	4	5	5	7	6	6
94	207	422	751	710	730	746
14	15	31	28	33	30	30
51	86	227	368	376	372	390
14	85	150	305	260	283	278
15	21	14	51	41	46	48
196	204	208	178	239	209	220
55	62	59	48	29	39	32
73	80	97	62	80	71	78
53	38	35	45	32	39	34
15	24	18	24	97	61	76
84	73	104	130	443	287	351
89	165	341	525	777	652	709
1	5	39	146	259	203	228
88	160	302	379	517	449	481
15	38	43	89	188	139	163
0	8	10	20	25	22	24
1	10	20	25	65	45	55
0	0	0	23	33	28	33
5	6	1	7	10	8	11
8	12	11	14	55	34	41
77	227	639	1075	2112	1597	1835
57	181	514	810	1489	1152	1315
13	21	70	158	374	267	311
5	6	27	69	133	102	117
8	15	43	89	241	165	194
4	22	46	87	202	145	171

次ページへ続く➡

第1章　開業の手順

第2章　人事・労務管理

第3章　経営の課題と対策

08 診療圏調査

■ 受療率（人口10万対）・年齢階級・傷病大分類・入院－外来・都道府県別（外来、東京都）のデータ

傷病大分類	総数	0～4歳	5～14歳	15～24歳	25～34歳	
脳梗塞	24	—	—	—	0	
その他の脳血管疾患	19	—	—	—	1	
その他の循環器系の疾患	11	—	8	2	7	
X 呼吸器系の疾患	500	3,735	1,241	243	307	
急性上気道感染症	234	1,592	580	152	188	
肺炎	6	19	15	1	4	
急性気管支炎および急性細気管支炎	58	747	77	21	25	
気管支炎および慢性閉塞性肺疾患	12	—	0	5	1	
喘息	117	1,011	384	31	48	
その他の呼吸器系の疾患	74	367	184	33	40	
XI 消化器系の疾患	1,106	247	768	463	915	
う蝕	264	67	326	154	402	
歯肉炎および歯周疾患	410	11	199	193	242	
その他の歯および歯の支持組織の障害	251	4	186	66	199	
胃潰瘍および十二指腸潰瘍	15	1	—	6	6	
胃炎および十二指腸炎	41	1	0	11	25	
肝疾患	21	1		10	6	
その他の消化器系の疾患	103	163	56	24	34	
XII 皮膚および皮下組織の疾患	318	668	282	311	309	
XIII 筋骨格系および結合組織の疾患	670	22	96	60	90	
炎症性多発性関節障害	29	1	9	2	8	
脊柱障害	329	1	28	28	57	
骨の密度および構造の障害	43	—	—	—	1	
その他の筋骨格系および結合組織の疾患	270	20	58	30	25	
XIV 腎尿路生殖器系の疾患	275	44	36	66	177	
糸球体疾患、腎尿細管間質性疾患および腎不全	117	20	17	2	7	
乳房および女性生殖器の疾患	84	1	2	38	150	
その他の腎尿路生殖器系の疾患	74	23	17	26	20	
XV 妊娠、分娩および産じょく	12	—	0	2	41	
流産	1	—	—	0	2	
妊娠高血圧症候群	0	—	—	—	0	
単胎自然分娩	1	—	0	1	4	
その他の妊娠、分娩および産じょく	9	—	—	0	34	
XVI 周産期に発生した病態	2	37	1	—	—	
XVII 先天奇形、変形および染色体異常	11	124	20	4	8	
XVIII 症状、徴候および異常臨床所見・異常検査所見で他に分類されないもの	70	88	47	25	20	
XIX 損傷、中毒およびその他の外因の影響	202	310	348	106	86	
骨折	77	23	164	26	16	
その他の損傷、中毒およびその他の外因の影響	125	288	184	81	71	
XXI 健康状態に影響を及ぼす要因および保健サービスの利用	600	1,811	435	232	277	
正常妊娠・産じょくの管理	24	—		19	105	
歯の補てつ	223	—	1	52	38	
その他の保健サービス	354	1811	433	161	134	

36

（2017年厚生労働省「患者調査」より抜粋）続き

35〜44歳	45〜54歳	55〜64歳	65〜74歳	75歳以上	65歳以上（再掲）	70歳以上（再掲）
1	14	22	49	118	84	96
3	9	24	38	83	61	74
2	3	9	19	48	34	39
328	234	301	290	340	315	315
188	119	112	88	143	116	123
4	1	1	14	7	10	11
35	25	18	38	12	25	18
2	2	13	23	43	33	36
59	46	79	81	41	61	45
40	42	78	47	93	70	83
805	1,212	1,282	1,699	1,917	1,809	1,963
180	172	272	263	458	361	417
252	460	495	824	726	775	790
244	376	279	318	357	337	396
9	23	30	17	31	24	26
26	47	72	73	82	78	80
14	22	35	43	40	41	40
82	112	100	161	223	192	213
294	274	291	317	348	332	347
218	385	721	1,518	2,571	2,047	2,386
20	37	47	52	59	56	61
143	165	340	766	1237	1003	1165
0	1	27	94	245	170	207
54	183	306	606	1029	819	954
260	257	360	451	588	520	545
25	106	176	284	365	325	337
199	91	76	30	20	25	23
35	60	109	137	203	170	185
37	0	—	—	—	—	—
2	—	—	—	—	—	—
1	—	—	—	—	—	—
4	—	—	—	—	—	—
30	0	—	—	—	—	—
—	—	—	—	—	—	—
2	5	13	2	5	4	5
78	48	96	87	152	120	130
165	148	170	239	398	319	351
33	52	68	122	216	169	197
132	96	102	117	182	150	153
357	407	466	1,000	1,314	1,158	1,256
45	1	—	—	—	—	—
69	218	246	587	641	614	666
243	188	220	413	673	544	590

09 現地調査での注意点

Pitfall
開業場所は工事現場…

内科の開業を検討しているI氏。新しもの好きで、開業物件も新築ばかりを探していました。そんなI氏は、都市部の大規模な再開発区域にある物件に目を付けました。

30階建てのタワーマンションを中心に、中層の居住用マンションが2棟。ショッピングモールが併設され、住民サービスも至れり尽くせりです。さらに2年後には中高層マンションが5棟建築されるという壮大な計画で、開発終了後のエリア内の予想人口は5000人を超えます。その一角での新規開業は、I氏の目にとても魅力的に映ったのでした。

I氏はショッピングモール予定地のテナントで開業することを即決。賃貸借契約を早々に結び、開業準備に取りかかりました。準備を進めること約1年。何とか無事に内覧会までこぎ着けました。

ところが周囲はというと、エリア内のマンションはどれも建築中。工事用の大型機械が行き交っています。外部の人は全く寄りつけず、騒音もI氏の想像を大きく超えていました。内覧会は予定通りに開いたものの、見学者はなかなか集まりません。職員がチラシを片手に数百メートル先まで出て呼び込みをし、何とか50人に来てもらいました。

開業後の患者は1日8人

開業後も当然苦戦を強いられます。診療所は工事現場の真っただ中にあるため、営業していることさえ、外からはほとんど分かりません。オープン初日の来院患者は5人で、その後も患者数は伸びず。I氏はたちまち資金繰りに窮しました。

金融機関からの追加融資はめどが全く立ちません。そこで父親に無理を言って1000万円を借金し、一部を看板設置に当てることに。誘導の看板だけでなく、開発区域外からも集患できるよう、繁華街や幹線道路沿いなどに大型看板を立てました。認知度を上げるため、地域住民を対象とした健康教室も開きました。

第1期工事が完了したのは、I氏が開業してから6カ月後。開発計画通りに街が機能し始めると、患者が集まってきました。I氏はここでようやく、胸をなで下ろしました。

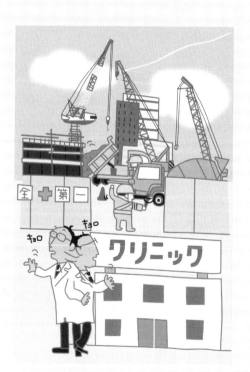

●開業地の選定

多くの医師は「良い場所で開業したい」と希望し、勤務先の病院や自宅の近くの物件を探すもの。だが、自己資金や競合医療機関との兼ね合いによって、なかなか物件が見つからないケースが出てくる。

競合がいないという面では、Pitfallの事例のように大規模な住宅開発の機会を利用するのも手だ。開発規模によっては、住宅のほかに公園の整備や大型商業施設の誘致も想定されるため、開発区域外からの患者流入も期待できる。

ただ通常、開発の規模が大きいほど、建設工事は棟別に期分けされる。全ての施設が一斉に竣工し、住民が入居するわけではなく、予定された世帯数に達するのは、第1期竣工から数年後というケースもある。工事中のトラブルで、竣工が遅れることも珍しくないので、開発のスケジュールと進捗状況に連動した開業計画を立てるべきだった。

人口構成から診療科のニーズを探る

開業場所を選ぶ際は、診療圏調査を十分行うとともにその土地の特性をしっかり把握し、自らが希望する開業スタイルに適合するかを判断する。地域性はその土地の年齢別人口データや昼間人口・夜間人口などからでも多少はつかめるが、やはり現地に赴いて、曜日や時間帯を変えて周囲を歩き回り、情報収集するのが一番良い。

現地調査で注目すべきポイントの一つは、「住民特性」だ。古くからの住宅地で高齢者も若者も混在しているのか、昔造られた"ニュータウン"で人口構成が高齢者に偏っているのか、逆に新興住宅地で若いファミリー世帯が多いのか。それにより、おのずとニーズの高い診療科が分かる。郊外のベッドタウンで、昼間の人通りが少ないと判断できれば、診療時間を工夫するなどの対応も可能だ。

周囲の建物や事業所にも着目したい。賃貸住宅が多い地域では、住民の流動性が高く、在宅医療の実施には不向きかもしれない。一方、近くに介護保険施設やサービス付き高齢者向け住宅などがあれば、連携先の候補になる。

地域のキーパーソンは誰か

住民たちの近所付き合いが盛んかどうかも、口コミによる集患効果がどれほど期待できるかを判断する材料になる。自治会長や商店街の振興組合長など、地域のキーパーソンが誰なのかも開業準備を進める中で知っておきたいポイントだ。

開業地の周辺の人の流れや交通量にも注目する。人の流れや交通量が多いエリアにあっても、周囲に数多くの店舗があるため目立ちにくかったり、幹線道路沿いでスピードを上げて走る車が多く、目に入りにくいケースもある。

近い将来、大規模開発が行われることが判明すれば、それによる人の流れの変化にも気をつける。開発と連動して歩道の整備なども行われるほか、商業施設の出店によっても、生活動線は大きく変化する。実際に、既存商店街の衰退なども、こうした開発の影響によるものが大きい。

開業地がリスク要因にならないように、現地調査は念入りに行いたいものだ。

第1章　開業の手順

第2章　人事・労務管理

第3章　経営の課題と対策

THEORY 現地調査では住民特性、建物、人の流れ、将来性に着目する。口コミ効果を高めるため、地域のキーパーソンも把握

39

10 競合医療機関の分析

Pitfall
狭くて断念した一等物件に競合が開業

西日本の都市郊外で内科クリニックの開設を検討していたJ氏は、元の勤務先から近く、通勤にも便利な場所での開業を希望していました。不動産業者から紹介されたのは、交通の便が良く、開業後はスムーズに患者が増えて事業がうまく立ち上がると思われる好物件でした。開院前に行った内覧会でも多数の住民が来院し、事業成功の手応えを感じました。

しかしその後、同じ診療圏内で新たにK氏が内科診療所を開設するという情報が入りました。しかも場所は、J氏が最初に開業を検討した物件。スーパーに近く、近隣住民が買い物ついでによく通るところにあります。スーパーには多くの駐車場があり、徒歩圏外の住民も車で通いやすい物件でした。

しかし、テナントの坪数が20坪強しかなく内科の診療所としてはやや狭いため、開業支援を手掛けた会社からも「十分なスペースが取れないから、別の場所を探しましょう」とアドバイスされました。そのため、J氏はそこから徒歩圏内にある今の物件で開業したのでした。

優先すべきは人が多く集まる立地

一方のK氏は開業コンサルタントから、「坪数は狭いですが抜群の立地なので、先生のやりたい医療ができるか、一度平面プランを描いてみましょう」とアドバイスを受け、診察室、問診室、レントゲン室、処置室、車いす用の待合トイレといった必要最低限のスペースを何とか確保できることを確認。院長室、スタッフの休憩室などは別の場所に設けて、この物件で開業することを決定しました。

開業後の患者数を比べると、J氏の方は、勤務医時代の患者たちが継続して来院しましたが、地域住民は予想より少ないようです。開業場所が人の集まる動線上になく、不便な場所だったことが要因と考えられます。

一方、K氏の方は、近隣住民がスーパーで買い物したついでに立ち寄れる立地が効果を発揮し、予防接種や特定健診などをきっかけに新規来院患者を多く獲得しました。K氏とスタッフの接遇の良さも功を奏し、口コミで患者が増える好循環が生まれています。さらに、スーパー併設の無料の駐車場があるため、広域からも患者が集まっています。

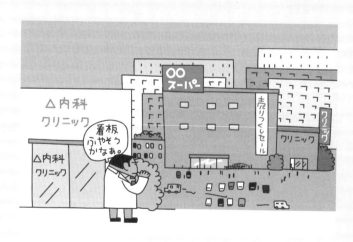

● 開業地の選定

新規開業における競合医療機関の存在は、特に大都市圏では避けて通れない問題だ。そもそも、医療ニーズが見込まれそうなエリアには、既存の診療所だけでなく、複数の開業予備軍が控えていると考えるのが賢明である。

Pitfallで紹介したのは、同じエリアにおける新規開業でありながら、開業地の選定で明暗が分かれた事例だ。複数の物件を並行して検討するとそれぞれに様々な欠点が見えてくるが、優先すべきは人が集まりやすい立地。それを見誤ると、競合医院が開業する隙をつくってしまう。広さや設備面に問題があっても、工事の工夫などでクリアできることがあるので、専門家に一度確認したい。

また、同一診療科の新規開業が重なることを避けるため、早期に地区医師会に開業の意思を示して、競合の進出をけん制することも重要だ。

競合医療機関の評判を聞き取り

開業の際に行う診療圏調査では、競合医療機関の調査も実施する。この競合調査では、地域住民からの聞き取りなどにより、来院患者の属性、混み具合、地元の評判などを確認する。自ら競合調査を実施する場合には、地域の薬局や医薬品・医療機器卸の営業担当者などから情報を入手する方法もあるだろう。

その後、診療圏分析で導き出した地域の推定患者数をこれらの競合医療機関とどう分け合うことになるかを検証する。ここで大きなファクターとなるのが、それぞれの診療所の立地や医師の診療姿勢・方針、年齢などだ。専門分野や自院にしかできない検査・治療などがあれば優位になる。検証の結果、「地域のこの疾患の患者はX診療所と半分ずつ分け合う」「この疾患は自院が力を入れる分野なので患者の7割は自院に来るだろう」などと推定患者数を導き出していく。この競合分析は、自院の強みを客観的に知る上でも重要になる。

接遇面や医師の人気も把握

なお、この競合医療機関の問題には、開業時だけでなく開業後も常にさらされることになる。そのため、新規の競合医療機関が出てきても動じない力を付けたいものだ。

例えばここ最近、患者の訴えに耳を傾け、丁寧な説明を心がけることを診療方針とする診療所が増加している。患者との距離を縮め、患者から親近感を持たれるようになれば、近くに競合医療機関が出てきてもそう簡単には患者が離れていかないだろう。

また、職員の接遇を向上させることで、雰囲気の良い診療所づくりを心がけているところも多い。「診療所のファン」を生む上で、こうした取り組みは非常に有効だ。逆に言えば、競合医療機関がこうした取り組みで人気を集めている場合は、新規開業しても患者獲得を見込めない場合がある。その結果、当該地域での開業を見送ることもあり得る。

医療は保険診療の範囲内において料金は統一されている。ライバルとの違いを打ち出す上でも、競合医療機関を十分に知っておく必要がある。

THEORY 開業の可否や自院の強みを客観的に知るためにも競合医療機関の把握は重要

11 不動産契約における注意点

Pitfall
良い物件が出てこないのは不動産会社のせい？

開業を検討していた内科医のK氏は、物件の情報収集のために地元の不動産業者のL社を訪れました。「一般保険診療だけでなく、美容点滴やプラセンタなどの自費診療も行う予定のため、乗降客数が多く、広域からの来院が見込める駅の近くの物件を探している」と営業担当に要望。早速、探してもらうことにしました。

約1週間後、担当者から連絡が入り、物件資料を見せてもらうことになりました。選考ポイントは、駅からの距離、広さ、賃料のほか、建物のグレードなど盛りだくさんです。

全部で5物件の提案を受け、それぞれについて内覧をしましたが、どれも一長一短で、決め手に欠けます。1週間後にほかの物件の提案を受け、同じように内覧しても、やはり決め手がありません。幾つかの駅をピックアップし、それぞれで物件情報を収集するということを約1カ月繰り返しました。

結局、期待していたような物件が出てこなかったため、K氏は別のM社にも依頼。ところが、出てくるのは既に知っている物件ばかりで目新しいものがありません。揚げ句の果てには、「もうこれ以上はありません」と両社から通告されてしまいました。

物件が駄目な理由の説明を

不動産会社は一般的に、まず自社物件を紹介し、それで駄目なら他社物件を勧めます。また、自社が持つ優良物件は通常、他社に提供しません。

K氏が情報収集を依頼したL社は、自社物件を提案した後にM社へ物件照会をしています。M社には自社管理物件で提案できるものがなかったので、M社の物件は見知ったものばかりになったのでしょう。K氏は最終的に、それまで提案された物件の中から開業物件を決めました。

不動産業者とやり取りする場合は、物件ごとに「YES」「NO」をしっかりと伝え、「NO」の場合は理由を明確に伝えることが重要です。K氏は「NO」の理由をよく説明せずに、物件紹介を次々に依頼したため、担当者から「本当に決める気があるのか」「情報だけ取りに来ているのでは」と思われたフシがあります。

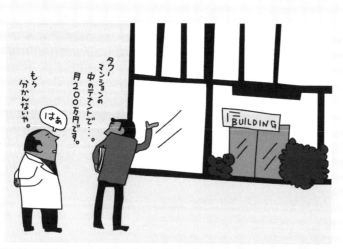

● 開業地の選定

診療所を開設するために土地や建物を手に入れる方法としては、購入と賃借の2種類がある。

不動産購入の際には、土地の権利関係や都市計画・建築基準法上の制限、電気・水道・ガスの供給状況などに注意する。例えば建築基準法では、建ぺい率や容積率、接道制限などが定められており、建築面積や延べ面積が制限される。このほか、都道府県の条例などによって、防火地域に指定されている地域では、耐火性の高い建築物にしなくてはいけないなどの規制が設けられている例もある。

まずは信頼できる宅地建物取引業者から納得がいくまで説明を受け、思い描くような診療所がつくれるかどうかを検証してから契約に進むといい。

円滑な交渉のためオーナーと面識を

賃貸借契約では、主に仲介業者とやり取りをする。仲介業者には、オーナーから直接テナント募集の依頼を受ける「元付業者」、広く借り主を探して、開業を希望する診療所などのテナントを元付業者に紹介する「客付業者」の2種類がある。両者は厳密に分かれるわけではないが、顧客への物件紹介は、まず自社物件を勧めて、それで駄目なら他社物件を勧めるという流れが一般的だ。

元付業者は、地域に古くから根差している不動産会社が多く、空室情報を得るタイミングが早い。想定テナントの業界別に独自の情報網を持っており、まずそのルートから入居の打診を始めるが、成約が困難と判断した段階で、客付業者に幅広く情報を開示する。ここから、同じ物件を複数の客付業者が取り扱うことになる。

元付業者はいわばオーナーの代理人であり、テナントへの対応も柔軟で判断が早い。一方、客付業者は、オーナーと直接の面識がなく、物件に関する情報を業者間で共有する資料でしか確認していないケースがあり、対応が鈍いことも少なくない。

物件選択時に元付業者が扱うものだけを検討するのは現実的ではないが、客付業者に対しても情報の透明性や正確さを求めることが重要だ。仲介業者の対応によっては、オーナーと直接面識を持ったり、物件を変更する選択肢もあるだろう。

不動産の賃貸借契約をする際の確認事項としては、契約期間や賃料・共益費、敷金・権利金・保証金、引き渡し時期、賃料の発生時期などがある。特に賃料は、一定期間ごとに値上げを計画している物件もあるため、きちんと確認したい。

明け渡し条件などがトラブル要因に

条件交渉は賃料や保証金だけではない。引き渡される時点での内装の状態や、給排水・電気設備の移動や増設、付帯設備の不具合箇所の改修工事に関わる費用負担など、契約前にクリアしなければならない条件は数多くある。内装工事でどこまで改造してよいか、明け渡し時にどこまで原状復帰が必要かについても、きちんと詰めておく。

仲介業者の中には、こうした交渉をなおざりにするところもある。事前にコンサルティング会社や設計事務所に相談し、できるだけ交渉の場に立ち会ってもらうことをお勧めする。

THEORY 不動産契約をする前に、明け渡し条件や設備などの疑問点をできるだけ解消する

12 医院に適した物件とは

Pitfall
医療機関向けの物件なのに設備に問題が…

開業のため、インターネットで不動産情報を収集していた消化器外科のL氏。医療機関向けのテナントとして募集広告が出ていた駅前の賃貸ビルに目が留まりました。

早速、週末に物件を内覧し賃借を検討。既に耳鼻咽喉科と心療内科の診療所が建物内で稼働しており、地域の人たちに「医療ビル」として認知されているようだったので、L氏は程なくして不動産賃貸借の契約をしました。

トイレが増設できない?

L氏は上部・下部両方の内視鏡検査を実施し、消化器疾患をきめ細かく診療できるような診療所をつくりたいと考えていました。ただ、下部内視鏡検査を実施するためには、トイレの数が余分に必要になります。L氏は、外来患者用のほかに内視鏡検査の患者用、スタッフ用と三つのトイレを設置することにしました。

しかし、ここで問題が発生。この物件では、あらかじめ決まった場所にしかトイレを設置できず、ほかの場所に設置する場合は、新たに配管を通すために床の高さを上げなければならなかったのです。

一般的な医療用テナント物件では、トイレなどの増設を想定し、前もって30cmほど深く床を掘り下げてありますが、この物件では違いました。結局、L氏は床上げ工事を実施せざるを得ませんでした。

続く想定外のコスト増

さらに悪いことに、天井裏が極端に狭いことも分かりました。現状のスペースで対応できる埋め込み型のエアコンや照明器具を設置するしかなく、割高になってしまいました。

災難はまだ続きました。今度はエアコン室外機の置き場です。L氏のテナントは5階建てビルの2階で、室外機置き場はビルの屋上。エアコンと室外機をつなぐ冷媒管は、かなり長いものが必要になりました。

通常、室外機の設置費用は数万円で済むところ、10万円以上の工事見積もりを提示されて、さすがにL氏はうんざり。なんとか開業にこぎ着けましたが、開業予算を大きくオーバーしてしまいました。

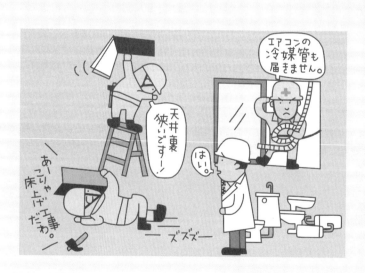

● 開業地の選定

■ 建築基準法第20条第1項

建築物は、自重、積載荷重、積雪荷重、風圧、土圧および水圧並びに地震その他の震動および衝撃に対して安全な構造のものとして、次の各号に掲げる建築物の区分に応じ、それぞれ当該各号に定める基準に適合するものでなければならない。

1　高さが60mを超える建築物──当該建築物の安全上必要な構造方法に関して政令で定める技術的基準に適合するものであること。この場合において、その構造方法は、荷重および外力によって建築物の各部分に連続的に生ずる力および変形を把握すること。その他の政令で定める基準に従った構造計算によって安全性が確かめられたものとして国土交通大臣の認定を受けたものであること。

2　高さが60m以下の建築物のうち、第6条第1項第2号に掲げる建築物（高さが13mまたは軒の高さが9メートルを超えるもの）または同項第3号に掲げる建築物（地階を除く階数が4以上である鉄骨造の建築物、高さが20mを超える鉄筋コンクリート造または鉄骨鉄筋コンクリート造の建築物、その他これらの建築物に準ずるものとして政令で定める建築物に限る）──次に掲げる基準のいずれかに適合するものであること。
イ　当該建築物の安全上必要な構造方法に関して政令で定める技術的基準に適合すること。この場合において、その構造方法は、地震力によって建築物の地上部分の各階に生ずる水平方向の変形を把握すること。その他の政令で定める基準に従った構造計算で、国土交通大臣が定めた方法によるものまたは国土交通大臣の認定を受けたプログラムによるものによって確かめられる安全性を有すること。
ロ　前号に定める基準に適合すること。

3　高さが60m以下の建築物のうち、第6条第1項第2号または第3号に掲げる建築物、その他その主要構造部（床、屋根および階段を除く）を石造、れんが造、コンクリートブロック造、無筋コンクリート造、その他これらに類する構造とした建築物で高さが13mまたは軒の高さが9mを超えるもの（前号に掲げる建築物を除く）──次に掲げる基準のいずれかに適合するものであること。
イ　当該建築物の安全上必要な構造方法に関して政令で定める技術的基準に適合すること。この場合において、その構造方法は、構造耐力上主要な部分ごとに応力度が許容応力度を超えないことを確かめること。その他の政令で定める基準に従った構造計算で、国土交通大臣が定めた方法によるものまたは国土交通大臣の認定を受けたプログラムによるものによって確かめられる安全性を有すること。
ロ　前2号に定める基準のいずれかに適合すること。

4　前3号に掲げる建築物以外の建築物──次に掲げる基準のいずれかに適合するものであること。
イ　当該建築物の安全上必要な構造方法に関して政令で定める技術的基準に適合すること。
ロ　前3号に定める基準のいずれかに適合すること。

テナント開業を目指して開業物件を選ぶ際は、その立地だけでなく、建物についても注意深く確認しなくてはならない。

医療機関に適しているかどうかは、専門家の判断も必要になるため、賃貸借契約を締結する前に、診療所の設計に慣れた設計士を同伴して物件を内覧することをお勧めする。その際、設計士に「これらの設備を備えた診療所をつくりたい」と簡単な希望を伝えておくと、確認がスムーズに進む。

耐震構造やアスベストの有無は確認必須

新築ではない建物でテナント開業する場合は、まずビルの構造について、建築基準法第20条のいずれに該当するか（上表）、そして1981年の建築基準法施行令改正から導入された新耐震基準を満たしているかどうかを確認する。

法改正以前の建物であっても、耐震補強工事が施されていれば問題はないが、職員や患者を地震から守るためにも最優先して確認したい。また、古い物件ではアスベストの使用の有無などもチェックする必要がある。そのほか、防災・防犯対策、共有スペースのメンテナンスなどの管理体制がしっかりした建物を選ぶ。

診療科や導入する医療機器によっては、設備仕

第1章　開業の手順

第2章　人事・労務管理

第3章　経営の課題と対策

12 医院に適した物件とは

■ **テナント物件チェックリスト**

	チェック内容	チェック日	備考
給排水設備	床下に配管スペースが30cm以上あるか。1階の場合、床が土間コンクリートで、地中梁天端からの距離を30cm以上確保できるか。床の表面を削ることをビルオーナーは了解しているか		
	外壁を貫通して外部に配管を下ろして設置できるか。また、そのことをビルオーナーは了解しているか		
	部分的に床を上げるか、腰壁を厚くして排水設備を設置できるか		
電気設備	現在の電源構成で運営が可能か		地元電力供給会社と打ち合わせが必要
	トランス（変圧器）の交換もしくは追加が必要か		
	新たにキュービクル（高圧受電設備）の設置が必要か		
	X線装置の使用に耐えるケーブルの太さか		
建物外部	違反建築物に該当していないか		建築指導課にて概要書を閲覧可能
	室外機置き場は近接した場所に確保されているか		
	テナント区画までの冷媒配管のルートは確保されているか		
	避難経路に変更は生じないか。有効幅は確保されているか		
	排煙設備（天井から50cmの部分で部屋面積の1/50の排煙窓の設置）は確保されているか		
工事関係	医療機器の搬入経路は確保できるか		
	梁下に換気ダクトや冷媒配管を通すスペースはあるか。天井高は2.7mを確保できるか		
	工事のためにほかのテナントに入らないといけないか		
	送水管のバルブ位置は工事上、使いやすい位置にあるか		
	新たに建物を建てる場合、竣工から開業までの工程に無理はないか		
建物の構造	正面入り口が自動ドアか。または自動ドアに変更可能か		
	エレベーターは車いすの乗り入れができるか		
ビル関連	診療所の営業に合わせてビルの警備体制を調整してくれる、もしくは診療所内に機械警備を追加で設置できるか		
	消防設備の設置緩和を受けていないか。診療所が入居することで消防設備の条件が変わらないか		ビル全体の消防設備が変わるため要注意
	空調負荷になる要因はないか		窓ガラスに断熱フィルムなどを貼っていいか了解を得る
	外部サッシやガラスの熱対策は配慮されているか		
	外部サインの用意があるか、追加設置できるか		スペース、電源を確認
	一般ゴミの収集場所は確保されているか		
	各種メーターの位置が保守点検しやすいか		
	集合郵便受けの設置場所は確保されているか。24時間配達物を受け入れられる位置か。書籍や雑誌も入る大きさか		
	電話、光ファイバーの設置は可能か		
	テレビは衛星放送、地上デジタル放送、有線の引き込みができるか		
	AM、FM放送や携帯電話の受信状況はどうか		

● 開業地の選定

様の変更や追加が発生する。新築物件で開業する際は、施工途中であれば別途料金を支払うことで、テナントの意向に合わせた仕様への変更が可能なケースもあるので、早めに設計士とレイアウトの方針を固めておく。

給排水・電気設備の確認を

　設備面で特に注意したいのは、給排水設備と電気設備だ（左表）。

　トイレは職員用や患者用に加え、診療機能上、採尿などの検査用、下部内視鏡検査用などを分けることがある。水道も、処置室と給湯室に必要なため、既存設備の移設や増設が生じる。給水はさほど問題にならないが、排水口の位置は固定されているため、Pitfallの事例にあるような床上げ工事が発生する可能性がある。

　電気設備で問題になるのは、主に電気容量だ。X線装置など医療機器の中には、高圧電力を使用するものがあり、既存の容量では足りずに、幹線の引き替え、高圧受電設備の設置など多額の費用がかかるケースがある。使用する機器も念頭に置きながら、検証することが必要だ。医療機器を導入する際は、ある程度の天井高も必要なので、専門家の事前チェックを受けておく。

医療機器の搬入経路などもチェック

　入居時の内装については、過去にテナントが入れ替わる過程で、造作や設備が変更されていることがある。特に、元店舗だった物件で、当初の内装

■ テナント工事の工事区分

工事区分	費用負担	施工業者の指定
A工事	オーナー	オーナー
B工事	テナント	オーナー
C工事	テナント	テナント

図面もなく、原状復帰されていない物件は要注意。基本はスケルトン状態での引き渡しを条件にするべきである。内装工事がスムーズにできるかどうかを判定するため、医療機器の搬入経路が確保できるか、工事の際に周囲のテナントに立ち入る作業が生じないかどうかも確認する。

　物件選定で見逃しがちなのは、看板やサインの制約だ。空中階の場合は、診療所を認識してもらうために看板や窓面に診療所名を記したシートを貼る場合がある。しかし、この窓面の利用を美観上禁じているビルも多い。かといって突出し看板や集合看板だけではデザイン的な制約が多く、表現できる情報量も少ない。1階のエントランス周りに単独の置き看板を設置できるかどうかを含め、契約前にオーナーとの事前交渉をしておくことが重要だ。

　このほか、電話や光ファイバーの設置ができるか、携帯電話の受信状況はどうかなども確認したい。診療所には郵便物・配達物が多く届く。集合郵便受けの設置場所が確保されているか、24時間配達物を受け入れられるかもチェックポイントになる。

　こうした調査には設計者にも立ち会ってもらい、追加でどのような工事が必要かを検討する。その際、工事区分（上表）も確認し、どれほどのコスト増になるかを見通しておく必要がある。

THEORY 診療所に適さない物件もある。契約前に設計士などとともに水回りや電気設備、看板の制約などの確認を

47

13 事業計画と資金調達

Pitfall
金利負担を嫌って借り入れ抑制、運転資金がピンチに！

　何事にも計画性を持ってやらないと気が済まない内科医のM氏。医師になった頃から将来の開業を見据え、関連情報の収集に余念がありませんでした。アルバイトで稼いだお金も開業資金のために貯金し、10年間の勤務医生活で目標額を達成。勤務先にもスムーズに退職届を受理してもらい、前途洋洋、診療所の開設に向けて突き進みました。

　そんな中、資金調達のための銀行との交渉が大詰めを迎えました。だいたいの借入総額は試算していたのですが、最終的にいくら借りるのかを明確にするのです。資金が少なすぎると、開業費用や開業後の運転資金を賄えない事態に陥るし、逆に多過ぎると余分な利息を支払わなければなりません。M氏は、医療機器の購入費、テナント料、開業後の患者数や収入の予測などが妥当かどうか、頭をフル回転させて事業計画書を検証しました。

　結果、借り入れを計画通りに返済できる見通しであるとM氏は判断。それどころか、事業計画書では余裕を持たせて5000万円の借り入れを予定していたので、余分な利息負担を避けようと4000万円への減額を決意したのです。個人預金が数百万円あったことも、M氏の決断を後押ししました。

不動産まで担保に入れる羽目に

　ところが、事態はそううまくはいきませんでした。開業後、患者数の伸びが予想を下回り、運転資金はみるみる減少。借り入れを最少額に抑えた行動が裏目に出てしまったのです。会計事務所の助言もあり、急いで追加融資を銀行に申し入れましたが、交渉は思うように進みません。

　銀行は、開業前には事業の将来性を融資の判断基準としますが、開業から数カ月もたてば実績で評価します。そのため業績が悪いと、貸付金が返済されない事態もあり得ると考えてしまうのです。追加融資の条件は銀行の言いなりで、M氏は不動産を担保に入れなければなりませんでした。

　その後は患者数が順調に伸び、追加調達分も早々に返済できましたが、「当初の計画通りに5000万円を借りておけばこんな苦労はしなくて済んだのに」とM氏は反省しました。

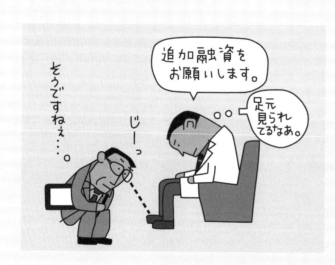

48

● 事業計画の作成

診療所開業には、多額の資金を要する。開業準備期間にかかる賃貸物件の保証金や手数料、内装費、医療材料費、広告宣伝費などの初期費用のほか、開業後の運転資金も確保しなければならない。開業物件や診療科、施設規模、導入する医療機器などによっても幅があるが、内科診療所でテナント開業する場合、5000万円以上の資金が必要になるケースが一般的だ。

潤沢な自己資金を持つ医師を除けば、その多くを金融機関などからの借り入れで調達することになる。その際に作成する資金計画に不備があれば、最悪、資金ショートを引き起こして閉院に追い込まれる可能性もある。

運転資金の設定が鍵に

開業時に必要な資金を把握するために作成するのが「事業計画」だ。この事業計画は、診療所経営の将来予測を資金面から見たもので、作成のためには1日当たりの外来患者数や平均診療単価、人件費などを推定して盛り込む必要がある。診療圏調査の結果から導き出された患者数など基に、医業損益や資金繰りなどをシミュレートしていく。

健全な事業計画を立てるためには、運転資金の設定が鍵となる。一般的に、開業直後から単月黒字を達成することは非常に難しい。多くのケースで数カ月間の赤字を覚悟しなくてはならないだろう。加えて、診療報酬は請求の2カ月後に払い込まれる。その期間を乗り切るために必要なのが、運転資金である。

一般的に「確保すべき運転資金は、診療報酬額のおおむね2〜3カ月分」と言われることが多いが、実は、これには明確な根拠があるわけではない。開業直後から事業計画を上回る業績を達成する診療所もあれば、スタートダッシュが不調に終わり、開業後の患者数が1日数人で、1年以上たってようやく単月黒字を達成する例もある。

患者数の見込みや借入金返済計画を考慮

運転資金は、損益分岐点に達し、キャッシュフローが安定するまでの期間をカバーする費用だ。患者数の見込みや借入金返済のスケジュールなどを加味しながら慎重に決めるべきものであり、診療報酬額を基準に機械的に決めるのはあまりに安易なので、注意したい。

事実、資金計画の根拠が曖昧なままに開業した結果、数カ月後に資金繰りが厳しくなり、金融機関からの追加融資も受けられずに閉院の瀬戸際に追い込まれる院長もいる。なお、金融機関は一般的に、事業計画の甘さによる運転資金の追加融資は非常に嫌がる。

ライフプランも反映させる

運転資金の額は診療所の経営面だけでなく、院長とその家族の生活費によっても大きく変わる。本来、経営者の収入は、事業利益から支出されるべきものだが、経営の黒字化まで「無収入」というのは非現実的だ。住宅ローンや子どもの教育費などを勘案すれば、毎月「生活費」として捻出できる資金（個人開業の場合は事業主貸）も確保しておかなければならない。家族の意見も聞きながら、ライフプランも事業計画に反映させるべきだろう。

開業時の資金計画は、開業時貸借対照表（バランスシート）で検討する。調達した自己資金、借入金から開業時のコストを引くと、残った額が運転資金となる。

では、架空の内科診療所を例にとって、開業時の資金計画の実際を紹介していこう。患者数がかなり順調に推移するケースを想定しており、一部を

第1章　開業の手順

第2章　人事・労務管理

第3章　経営の課題と対策

49

13 事業計画と資金調達

単純化している点に留意していただきたい。また、消費税率は8%としている。

(1) 事業計画の前提条件

事業計画の根拠となる、1日当たりの外来患者数や診療単価、人件費などを設定する。下表に開業10カ月目の例を示す。この例では、1日当たり30人の外来患者を見込んでいる。

(2) 月次・年次の事業計画

(1)で設定した前提条件から、月次の事業計画を作成していく（52ページ表）。

■事業計画を作成する上での前提条件の例

○○内科クリニック（開業10カ月目）

【保険収入】	
1日当たり外来人数	30人
1件当たり診療単価	4,500円
1カ月当たり稼動日数	20日
1カ月当たり保険収入	2,700,000円

【自由診療収入】	
対総収入割合	10%
1カ月当たり自費収入	300,000円

【原価率】			
薬品・診療消耗品費率	3%	検査費率	5%

【給与】			
放射線技師	350,000円	0人	0円
看護師	260,000円	0人	0円
看護師（パート）	100,000円	3人	300,000円
薬剤師	220,000円	0人	0円
薬剤師（パート）	95,000円	0人	0円
受付事務	150,000円	0人	0円
受付事務（パート）	60,000円	6人	360,000円
		給与合計	660,000円

＊看護師常時1人、受付常時2人を想定

【地代家賃】	
648,000円	
坪数	40.00坪
家賃単価	15,000円／坪
駐車場代	0円／月

【接待交際費】
50,000円

●事業計画の作成

【減価償却費】

		耐用年数（年）	償却率	年償却額
工事坪単価	500,000円			
設計料	0円			
建物（鉄筋）	0円	29	0.035	0円
建物（木造）	0円	17	0.058	0円
建物（内装）	21,600,000円	15	0.067	1,447,200円
車両	0円	6	0.166	0円
医療機器購入	9,018,000円	6	0.166	1,347,289円
医療機械リース	3,240,000円	6	0.166	0円
器具備品	4,050,000円	8	0.125	506,250円
繰延資産	7,300,000円	5	0.200	1,460,000円
			月額償却費合計	396,728円

【支払利息】

設備資金	30,000,000円	返済回数	180回	利率	1.0%（返済方法：元利均等）
運転資金	30,000,000円	返済回数	120回	利率	1.0%（返済方法：元利均等）
月額返済元金合計	0円		月額支払利息合計		50,958円

【その他管理費】

福利厚生費	30,000円	通信費	50,000円
事務消耗品費	10,000円	備品消耗品費	10,000円
水道光熱費	80,000円	修繕費	0円
広告宣伝費	80,000円	保険料	3,000円
諸会費	20,000円	租税公課	0円
図書研究費	20,000円	管理諸費	60,000円
医療機器リース	56,700円	雑費	80,000円
		合計	519,700円

13 事業計画と資金調達

■ 事業計画の月次推移表

初年度	1カ月目	2カ月目	3カ月目	4カ月目	5カ月目
1日当たり外来人数(人)	10	12	15	17	19
1回当たり治療単価(円)	4,500	4,500	4,500	4,500	4,500
1カ月当たり稼働日数(日)	20	20	20	20	20
自費割合(%)	10	10	10	10	10

		1カ月目	2カ月目	3カ月目	4カ月目	5カ月目
医業収入	保険診療収入	900,000	1,104,545	1,309,091	1,513,636	1,718,182
	自由診療収入	100,000	122,727	145,455	168,182	190,909
	収入合計	1,000,000	1,227,273	1,454,545	1,681,818	1,909,091
原価	薬品仕入高	30,000	36,818	43,636	50,454	57,272
	検査費	50,000	61,364	72,727	84,091	95,455
	原価合計	80,000	98,182	116,363	134,545	152,727
販管費	専従者給与	0	0	0	0	0
	給与	660,000	660,000	660,000	660,000	660,000
	賞与	0	0	0	0	0
	地代家賃	648,000	648,000	648,000	648,000	648,000
	接待交際費	50,000	50,000	50,000	50,000	50,000
	減価償却費	396,728	396,728	396,728	396,728	396,728
	その他管理費	463,000	463,000	519,700	519,700	519,700
	支払利息	50,958	50,958	50,958	50,958	50,958
	販管費合計	2,268,686	2,268,686	2,325,386	2,325,386	2,325,386
	医業利益	-1,348,686	-1,139,595	-987,204	-778,113	-569,022
資金繰り	運転資金	23,932,000				
	元金返済(−)	0	0	0	0	0
	減価償却費(+)	396,728	396,728	396,728	396,728	396,728
	事業主貸(−)	800,000	800,000	800,000	800,000	800,000
	保険収入入金額(+)※	270,000	331,364	979,727	1,169,955	1,360,182
	保険収入(−)	900,000	1,104,545	1,309,091	1,513,636	1,718,182
	資金変動額	21,550,042	-2,316,049	-1,719,839	-1,525,067	-1,330,294
	累計資金残高	21,550,042	19,233,993	17,514,154	15,989,087	14,658,794

※1カ月目と2カ月目の保険収入入金額は、窓口負担収入。便宜上、保険診療収入の3割とした。3カ月目以降は当月の窓口収入に
2カ月前の保険収入の7割分が加わる。また、社会保険診療報酬支払基金（社保）からの入金では源泉徴収分（保険収入の7割から

●事業計画の作成

6カ月目	7カ月目	8カ月目	9カ月目	10カ月目	11カ月目	12カ月目	合計（単位：円）
21	24	26	28	30	33	35	
4,500	4,500	4,500	4,500	4,500	4,500	4,500	
20	20	20	20	20	20	20	
10	10	10	10	10	10	10	
1,922,727	2,127,273	2,331,818	2,536,364	2,740,909	2,945,455	3,150,000	24,300,000
213,636	236,364	259,091	281,818	304,545	327,273	350,000	2,700,000
2,136,364	2,363,636	2,590,909	2,818,182	3,045,455	3,272,727	3,500,000	27,000,000
64,090	70,909	77,727	84,545	91,363	98,181	105,000	809,995
106,818	118,182	129,545	140,909	152,273	163,636	175,000	1,350,000
170,908	189,091	207,272	225,454	243,636	261,817	280,000	2,159,995
0	0	0	0	0	0	0	0
660,000	660,000	660,000	660,000	660,000	660,000	660,000	7,920,000
0	0	0	0	0	0	0	0
648,000	648,000	648,000	648,000	648,000	648,000	648,000	7,776,000
50,000	50,000	50,000	50,000	50,000	50,000	50,000	600,000
396,728	396,728	396,728	396,728	396,728	396,728	396,728	4,760,736
519,700	519,700	519,700	519,700	519,700	519,700	519,700	6,123,000
50,958	50,958	50,958	50,958	50,958	50,958	50,958	611,496
2,325,386	2,325,386	2,325,386	2,325,386	2,325,386	2,325,386	2,325,386	27,791,232
-359,931	-150,840	58,251	267,342	476,433	685,524	894,614	-2,951,227
							23,932,000
0	0	0	0	0	0	0	0
396,728	396,728	396,728	396,728	396,728	396,728	396,728	4,760,736
800,000	800,000	800,000	800,000	800,000	800,000	800,000	9,600,000
1,550,409	1,740,636	1,930,864	2,121,091	2,311,318	2,501,545	2,691,773	18,958,864
1,922,727	2,127,273	2,331,818	2,536,364	2,740,909	2,945,455	3,150,000	24,300,000
-1,135,521	-940,749	-745,976	-551,203	-356,430	-161,657	33,115	10,800,373
13,523,273	12,582,524	11,836,548	11,285,345	10,928,915	10,767,258	10,800,373	—

20万円を除いた1割分）が控除されるため、全てを社保からの入金とみなして源泉徴収分を除いている（復興特別所得税〔所得税の2.1％〕は考慮していない）

第1章　開業の手順

第2章　人事・労務管理

第3章　経営の課題と対策

13 事業計画と資金調達

■ 事業計画の年次推移表

		1年目	2年目	3年目	4年目	5年目
1日当たり平均来院人数(人)		(月次を参考)	40	45	50	55
1回当たり治療単価(円)		4,500	4,500	4,500	4,500	4,500
1カ月当たり稼動日数(日)		20	20	20	20	20
自費割合 (%)		10%	10%	10%	10%	10%

(単位：円)

		1年目	2年目	3年目	4年目	5年目
医業収入	保険診療収入	24,300,000	43,200,000	48,600,000	54,000,000	59,400,000
	自由診療収入	2,700,000	4,800,000	5,400,000	6,000,000	6,600,000
	収入合計	27,000,000	48,000,000	54,000,000	60,000,000	66,000,000
原価	薬品仕入高	809,995	1,440,000	1,620,000	1,800,000	1,980,000
	検査費	1,350,000	2,400,000	2,700,000	3,000,000	3,300,000
	原価合計	2,159,995	3,840,000	4,320,000	4,800,000	5,280,000
販管費	専従者給与	0	0	0	0	0
	給与[1]	7,920,000	8,157,600	8,402,328	8,654,398	8,914,030
	賞与	0	0	0	0	0
	地代家賃	7,776,000	7,776,000	7,776,000	7,776,000	7,776,000
	接待交際費	600,000	600,000	600,000	600,000	600,000
	減価償却費	4,760,736	4,760,736	4,760,736	4,760,736	4,760,736
	その他管理費[1]	6,123,000	6,306,690	6,495,891	6,690,767	6,891,490
	支払利息	611,496	578,265	527,499	477,196	426,388
	販管費合計	27,791,232	28,179,291	28,562,454	28,959,097	29,368,644
	医業利益	-2,951,227	15,980,709	21,117,546	26,240,903	31,351,356
	運転資金	23,932,000				
	元金返済(−)	0	4,957,717	5,007,525	5,057,828	5,108,636
	減価償却費(+)	4,760,736	4,760,736	4,760,736	4,760,736	4,760,736
	生活費(−)	9,600,000	9,600,000	9,600,000	9,600,000	9,600,000
	所得税等(−)	0	4,062,400	7,758,500	10,320,000	12,875,500
	保険収入入金額(+)[2]	18,958,864				
	保険収入戻入額(−)[2]	24,300,000				
	資金変動額	10,800,373	2,121,328	3,512,257	6,023,811	8,527,956
	累計資金残高	10,800,373	12,921,701	16,433,958	22,457,769	30,985,724

※1) 給与、その他管理費は年3%の上昇を見込んでいる
※2) 2年目以降では保険収入入金額と保険収入の差が小さくなるため、資金繰りの計算ではその差を考慮していない

●事業計画の作成

■ 開業時貸借対照表の例

資産の部 (円)		負債・資本の部 (円)	
現金預金 (運転資金)	23,932,000	借入金 (金融機関等)	60,000,000
薬品・診療材料費	500,000	(医療機器リース)	3,240,000
		(内装設備割賦)	0
建物本体	0		
建物内装設備等	21,600,000		
医療機器 (購入)	9,018,000		
医療機器 (リース)	3,240,000		
器具備品	4,050,000		
車両	0		
		自己資金	10,000,000
保証金	3,600,000		
医師会入会金	1,500,000		
開業費	5,800,000		
土地	0		
(借方合計)	73,240,000	(貸方合計)	73,240,000
医療機器リース分	3,240,000	医療機器リース分	3,240,000
内装設備割賦分	0	内装設備割賦分	0
差し引き合計	70,000,000	差し引き合計	70,000,000

【内訳】	
器具備品	4,050,000円
什器備品	2,000,000円
電話設備	50,000円
看板工事代	1,000,000円
医療用備品等	1,000,000円

【内訳】	
借入金	60,000,000円
設備資金	30,000,000円
運転資金	30,000,000円

【内訳】	
開業費	5,800,000円
広告宣伝費	2,000,000円
印刷物	800,000円
備品消耗品等	500,000円
その他	2,500,000円

第1章　開業の手順

第2章　人事・労務管理

第3章　経営の課題と対策

13 事業計画と資金調達

■借入金返済のスケジュール
（年利1%、元利均等返済、元金は1年据え置きで開業2年目から返済）

返済回数	設備資金		運転資金		合計	
	元金	利息	元金	利息	元金	利息
1	0	25,479	0	25,479	0	50,958
2	0	25,479	0	25,479	0	50,958
3	0	25,479	0	25,479	0	50,958
4	0	25,479	0	25,479	0	50,958
5	0	25,479	0	25,479	0	50,958
6	0	25,479	0	25,479	0	50,958
7	0	25,479	0	25,479	0	50,958
8	0	25,479	0	25,479	0	50,958
9	0	25,479	0	25,479	0	50,958
10	0	25,479	0	25,479	0	50,958
11	0	25,479	0	25,479	0	50,958
12	0	25,479	0	25,479	0	50,958
13	160,287	25,479	250,965	25,479	411,252	50,958
14	160,421	24,866	251,175	24,790	411,596	49,656
15	160,555	24,732	251,384	24,581	411,939	49,313
16	160,689	24,598	251,593	24,372	412,282	48,970
17	160,822	24,465	251,803	24,162	412,625	48,627
18	160,956	24,331	252,013	23,952	412,969	18,283
19	161,091	24,196	252,223	23,742	413,314	47,938
20	161,225	24,062	252,433	23,532	413,658	47,594
21	161,359	23,928	252,643	23,322	414,002	47,250
22	161,494	23,793	252,854	23,111	414,348	46,904
23	161,628	23,659	253,065	22,900	414,693	46,559
24	161,763	23,524	253,276	22,689	415,039	46,213
25	161,898	23,389	253,487	22,478	415,385	45,867
26	162,033	23,254	253,698	22,267	415,731	45,521
27	162,168	23,119	253,909	22,056	416,077	45,175
28	162,303	22,984	254,121	21,844	416,424	44,828
29	162,438	22,849	254,333	21,632	416,771	44,481
30	162,573	22,714	254,545	21,420	417,118	44,134
31	162,709	22,578	254,757	21,208	417,466	43,786
32	162,845	22,442	254,969	20,996	417,814	43,438
33	162,980	22,307	255,182	20,783	418,162	43,090
34	163,116	22,171	255,394	20,571	418,510	42,742
35	163,252	22,035	255,607	20,358	418,859	42,393
36	163,388	21,899	255,820	20,145	419,208	42,044

37	163,524	21,763	256,033	19,932	419,557	41,695
38	163,660	21,627	256,247	19,718	419,907	41,345
39	163,797	21,490	256,460	19,505	420,257	40,995
40	163,933	21,354	256,674	19,291	420,607	40,645
41	164,070	21,217	256,888	19,077	420,958	40,294
42	164,207	21,080	257,102	18,863	421,309	39,943
43	164,343	20,944	257,316	18,649	421,659	39,593
44	164,480	20,807	257,530	18,435	422,010	39,242
45	164,618	20,669	257,745	18,220	422,363	38,889
46	164,755	20,532	257,960	18,005	422,715	38,537
47	164,892	20,395	258,175	17,790	423,067	38,185
48	165,029	20,258	258,390	17,575	423,419	37,833
49	165,167	20,120	258,605	17,360	423,772	37,480
50	165,305	19,982	258,821	17,144	424,126	37,126
51	165,442	19,845	259,036	16,929	424,478	36,774
52	165,580	19,707	259,252	16,713	424,832	36,420
53	165,718	19,569	259,468	16,497	425,186	36,066
54	165,856	19,431	259,685	16,280	425,541	35,711
55	165,994	19,293	259,901	16,064	425,895	35,357
56	166,133	19,154	260,118	15,847	426,251	35,001
57	166,271	19,016	260,334	15,631	426,605	34,647
58	166,410	18,877	260,551	15,414	426,961	34,291
59	166,548	18,739	260,768	15,197	427,316	33,936
60	166,687	18,600	260,986	14,979	427,673	33,579
合計 (円)	7,846,412	1,353,591	12,285,294	1,267,253	20,131,706	2,620,844

開業して以降の来院患者数は徐々に増加して、1年たつ頃には30人超。その後も増加を続けて4〜5年目で1日50人を超えると見込んでいる。これらの患者数見込みと月次の事業計画を基にして給与や地代家賃の変動を考慮しながら、年次の計画も立てる（54ページ表）。

月次事業計画の一番下に表示している「累計資金残高」がいわばその月の運転資金となる。借り入れ額を検討する際には、この運転資金が十分確保できているかに注意する。

なお、月次事業計画の「資金変動額」は、「医業利益」＋「運転資金」－「元金返済」＋「減価償却費」－「事業主貸」＋「保険収入入金額」－「保険収入額（医業利益の中では当月の収入として扱っているが、実際に払い込まれるのは2カ月後であるため）」で計算する。

(3) 開業時の貸借対照表

建物の内装費や医療機器、広告宣伝費など、開業時に必要な資金を推定し、借り入れ額の目安を

13 事業計画と資金調達

つける（55ページ表）。今回の例では、自己資金1000万円に加え、6000万円を3000万円ずつ、資金使途に応じて借り入れることで開業資金を調達している。いずれも元利均等払い、年率1％で、返済回数を一方は180回、他方は120回とした場合の60回までの返済プランも示す（56ページ表）。

以上が、開業時の事業計画の作成の方法だ。借り入れのプランを考える際に気をつけたいのは、支払利息は販管費に含まれるが、元金返済分は含まれないこと。所得税などの課税対象となるのは医業利益であるため、黒字経営であれば支払利息が増えて利益が下がった分に応じて、税金も軽減される。一方で、元金返済分はいくら増えても税金の額には反映されないため、資金繰りに直接影響が出やすくなる。

資金調達の際には金利や返済期間、元金の据え置き期間などの条件をそれぞれ変えて、シミュレートする。その上で、月々の返済額を少なくして手元資金に余裕を持たせるのか、それとも返済期間を短くして支払い金利の総額を抑えるのか検討し、借り入れの交渉に臨みたい。なお、Pitfallの事例のような運転資金のショートを防ぐため、多めに借りて余裕ができたら繰り上げ返済する方法を検討すべきだろう。今は低金利時代なので、金利支払いが経営を圧迫することはあまりないと考えられる。

無担保融資では事業性をより重視

事業計画を立て、開業に必要な資金のめどが固まってきたら資金調達を行う。

資金の調達先は、日本政策金融公庫や福祉医療機構などの政府系の金融機関、銀行、医師信用組合、事業者向けノンバンクなど多数ある（右表）。それぞれ、貸出限度額や返済期間、金利などの条件が設定されており、中には診療所開業を支援する独自の金融商品を設定している機関もある。

借り入れにおいては、金融機関がリスク回避のために土地や建物などの物的担保を求めるケースと、無担保でも融資が受けられるケースの2種類がある。かつての金融機関は、担保主義が主流で、事業計画や経営者の人物像よりも、不動産などの担保価値が融資の可否に大きく影響した。

だが最近広がりつつある無担保融資では、むしろ、診療所が提供する医療の特徴や成長性、院長の経歴、専門分野、人柄、経営理念などが重視されるようになっている。特に、事業計画やその根拠となる診療圏調査などの資料類は、その診療所の「返済能力」を評価する上で、厳格に審査が行われる部分だ。

経営者としての資質も審査対象

開業を目指す医師が、こうした事業計画をよく理解しているかどうかも審査時のチェック対象となる。

融資担当者の立場で考えてほしい。「事業計画はコンサルタントが作成したので、よく分からない」という院長に無担保で融資できるだろうか。事業計画上は成長が見込めそうであっても、それはあくまで計画。経営者として院長を見た場合に、適性がないと判断されれば、「うまく診療所を運営できないのではないか」と疑念を持たれかねない。

金融機関が融資の可否を判断する主なポイントを右上の表にまとめた。診療圏調査や事業計画を精緻に作った上で院長がその内容をよく理解していたり、他院との違い、収益性など自院のアピールポイントなどを整理できていれば評価が高まる。また、特に民間銀行では、信頼できる紹介者のお墨付きがあることが、融資を前向きに考えてもらうための条件になる。

● 事業計画の作成

■ 資金調達先の種類と特徴

● 日本政策金融公庫
民間の金融機関に比べて利率が低いことが多い。「新規開業資金」という融資制度では、設備資金として最大7200万円（うち運転資金4800万円）で20年以内の借り入れが可能（2019年7月現在）

● 独立行政法人・福祉医療機構
診療所の新築資金として有床診は最大5億円、無床診は最大3億円の融資を受けられる。ただし、無床診は診療所不足地域、および在宅療養支援診療所、かかりつけ医機能を有する診療所に限る（2019年7月現在）

● 医師信用組合
各都道府県に設置された、医師を組合員とする業域信用組合。条件は比較的有利

● 民間金融機関
開業に特化した金融商品を扱っていることもある。交渉次第で条件が有利になるなど、一般的に融通が利きやすい

● ノンバンク
消費者金融やカードローン会社など。銀行などと比べて審査が厳しくなく、融資に至るまでのスピードが速いが、金利は高めである

● 親族からの借り入れ
返済金額や返済期間などが比較的自由に決められるが、税務上、贈与とみなされたり契約書の不備などでトラブルが発生する恐れも

■ 金融機関に融資を依頼する上で有利になるポイント

● 診療圏調査の精度が高い
診療圏調査のソフトだけに頼らず、自身の目と足で確かめた精度の高いデータから患者数が推定されている

● 健全な事業計画が立てられている
推定患者数を最小限に設定しても事業が成立している。かつ借入金返済が十分に可能であることの根拠が事業計画書に示されている

● 信頼度が高い人からの紹介
医療事業の会計業務に精通した会計事務所や、開業実績の多いコンサルティング会社などから紹介された医師である

● 医師の経営理念、診療コンセプトが明確
医師の開業に対する思いが理念に反映され、提供する医療がその理念に基づいている

● 競合との比較において優位性がある
立地が競合医療機関と比べて優位。もしくは、提供する医療が特徴的であるなど、地域に訴えかける独自のアピールポイントがある

● ほかの金融機関から無理な借り入れがない
住宅ローンやカードローンなど、ほかの金融機関からの借り入れ状況を含めて、無理のない資金計画が立てられている

THEORY 事業計画では運転資金の推移に注目。
精緻に事業計画を立てれば、借り入れ時も有利に

14 医院承継による開業と資金繰り

Pitfall
承継開業後に患者数が半減！ 誤算の理由を調べると…

病院勤務が体力面で厳しくなったと感じていたN氏。そこへ開業医のO氏から、高齢を理由に「診療所を引き継いでくれないか」と打診がありました。O氏は、N氏が勤める病院と同じ診療圏の医療モールで内科系の診療所を運営しており、患者の紹介・逆紹介や地域の研究会などを通じて互いに面識がありました。さらに、「内装も医療機器設備も相当古いので、のれん代などは無料で構わない」と言うのです。

「タダほど怖いものはない」と一度は警戒したN氏ですが、医療モールは大都市郊外の交通の便が良い場所にあって複数の診療科目がそろっており、患者数も多そうだったので魅力を感じました。賃料は坪2万円と相場より割高で、保証金も1000万円近く必要でしたが、ゼロから開業するより安いと考えて承継に踏み切りました。

O氏が別の場所で新規開業！

O氏は円滑な承継のため、N氏と一緒に1カ月間診療し、職員との間も取り持ってくれました。N氏は、診療スタイルの違いに若干戸惑いながらも、何とかやっていけると感じました。

しかしいざ開業すると、O氏が診療していた時より患者数が半減。N氏は、診療や患者接遇に問題ないと思っていたので納得がいきません。そこでいろいろ調べたところ、なんとO氏が別の場所で開業していたのです。診療圏は違いますが、元の診療所からの交通アクセスが良く、継続的に通院が必要な患者がそちらに移っていたのです。

O氏は、引退せずにこぢんまりと別の診療所を運営しようと考えていたようです。職員も身内で固めていました。振り返ると、O氏は承継に当たり、「近隣で開業しない」などの文言が入った覚書の締結を拒んでいました。

N氏は「医師として先輩だから」という気兼ねもあって、締結を強く求められず、結局、O氏に苦情を申し立てることはありませんでした。その後、時間はかかったものの、事業を成り立たせるのに必要な患者数を確保していきました。

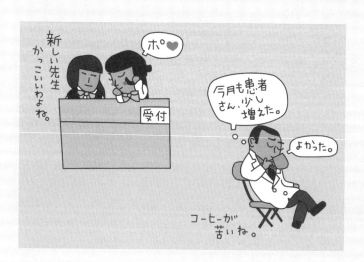

●事業計画の作成

事業承継による開業では、既存の診療所の建物や医療機器だけでなく、患者や職員を引き継げることがコスト的に大きなメリットとなる。一定数の患者を引き継いだ上で、院長が強みを示すことで、新たな患者の掘り起こしもできるかもしれない。また、既にある程度患者が集まっている診療所は、周りに競合も少なく、新規で開業するよりも良い立地である場合が多い。

事業承継は、親子間などの親族に承継する場合と、第三者の医師に承継する場合の2パターンがあるが、それぞれ注意するポイントが若干異なる。

相続税・贈与税を考慮する

親族間の承継で個人立の診療所のケースでは、診療所の土地・建物、医療機器などを承継元から借りる形にするのか、それとも生前贈与の形で引き継ぐのかを決めなくてはならない（右上表）。承継元から賃借するのであれば、将来的に発生する相続税について、生前贈与するのであれば贈与税について考慮することになる。

承継対象となる診療所の価値とは、原則として「正味財産」を評価して算出する。正味財産とは、承継時の現預金、売掛金、棚卸資産、固定資産などからなる「資産価額」から、診療所の買掛金、未払い金、借入金の残債などの「負債価額」を除いた額で表される。承継先にとって、事業を引き継ぐということは、資産と同時に借金も引き継ぐ可能性があることに注意しなければならない。資産価額を正確に割り出すためには、土地・建物の評価額を不動産鑑定士などに査定してもらったり、医療機器であれば減価償却後の金額、薬剤は卸との取引価格など、各財産を個別に評価する必要がある。

一方、医療法人立の診療所でも、出資持ち分の定めのある法人の場合は、出資持ち分を時価で評

■ 事業承継のパターン

親族間の承継
診療所の正味財産を承継。個人立の診療所の場合は、贈与とするか、賃貸の形にしていずれ相続の形を取るかを検討する。医療法人立では、出資持ち分の定めのある法人の場合は持ち分を時価で評価し、相続および贈与によって承継

第三者承継
正味財産の価額だけでなく営業権についても考慮。直近の事業年度における平均診療報酬額の2〜3カ月分を営業権として評価するケースが多い

価し、相続または贈与によって承継することになる。出資持ち分の中に土地・建物が含まれていて、譲渡価格が高額になる場合は、承継元の院長が法人から土地・建物を買い取って、新たに承継する医師に貸すことで譲渡価格を下げるという方法もある。なお、出資持ち分の定めがない法人の場合は、理事長が交代することで承継が完了する。

診療所の承継では、相続税、贈与税などの税金対策について税理士などとよく相談しながら、計画的に進めることが肝要だ。

「のれん代」をどう考えるか

第三者への承継は親族間の承継と異なり、事業の売却という意味合いが濃い。よって、事業承継の際に発生する対価の考え方も違ってくる。

第三者承継において診療所の価値を評価する場合は、正味財産の価額だけでなく「営業権」についても考慮するのが一般的だ。営業権とは、長年にわたり診療所が地域で築き上げてきた信用力やかかりつけ患者の数を無形財産として評価する、いわゆる「のれん代」のこと。一般企業間のM＆Aにおいても、営業権は超過収益力（数字では表しにくい

第1章　開業の手順

第2章　人事・労務管理

第3章　経営の課題と対策

14 医院承継による開業と資金繰り

■承継による開業のメリット・デメリット

メリット
- 建物や医療機器を引き継げるため、開業費用を抑えられる
- 地域住民の認知度が高い状態で開業できる
- 周囲に競合診療所が比較的少ない好立地を確保できることがある
- 開業までの準備期間を短縮できる

デメリット
- 譲渡する側と経営理念や診療方針が合わないと、承継がスムーズに進まない
- 承継のタイミングをうまく合わせないと、患者が一気にほかの医療機関に流れてしまう可能性がある
- 譲渡価格や営業権を巡る交渉や、承継後の権利関係などでトラブルが発生する恐れがある
- 引き継いだ職員の給料が割高になっているケースが多く、古参職員が新たな運営方針に反発する可能性がある

収益力）として重視されており、繰延資産として税制上の減価償却も認められている。

診療所の営業権には、確たる評価指標がないのが現状である。企業であれば、長期的な投資効果を測るDiscounted Cash Flow（DCF）法などがあるほか、病院では病床数やカルテ数に一定の金額を乗じる考え方もあるが、いずれも診療所の事業規模に当てはめるのは難しい。

経験則から述べれば、直近の事業年度における平均診療報酬額の2～3カ月分、あるいは1年間の医業利益を営業権として評価することが多い。しかし、ケースによって開きは大きい。

第三者承継における譲渡金額は、「正味財産価額＋営業権」で算出される。そのため、例えば年間収入が1億円に達する内科診療所であれば、譲渡金額が8000万円になるなど、新規開業費用の平均値を上回るケースも出てくる。営業権の評価方法が定まっていない以上、実際の承継時には譲渡金額をケース・バイ・ケースで判断すべきとしか言いようがない。

円滑な移行のために十分な引き継ぎを

営業権の評価が定まらないのは、診療所の経営が極めて属人的であるからだ。診療所のかかりつけ患者の中には、そこにいる院長を慕って来院している人が少なくない。こうした患者は、院長が代われば違う診療所に流れていってしまうかもしれない。

院長のキャラクターによって、診療方針や診療所の雰囲気も大きく変わる。人気の診療所を承継したからといって、診療所のブランドや患者をどの程度引き継げるかの判断は難しい。

Pitfallの事例のように、譲渡する側の医師が「別の地で開業する」といった本音を明かさずに承継準備をするというのは、かなりまれなケースだ。N氏としても、そんなことは想定していなかったのだろうが、遠慮せずにO氏に覚書締結を求めるべきだったと考えられる。なお、譲渡側が作成した覚書については、引き継ぐ側が法律の専門家による点検（リーガルチェック）を行う必要がある。

承継のタイミングは慎重に

患者を円滑に引き継ぐためには、承継元の医師との間で「引き継ぎ期間」を十分に設けて、信頼関係を構築することが必要だ。新たに承継する医師が、承継元の医師と診察室で同席し、患者への接し方や診療スタイルを見学しつつ、顔を売っていく。承継後は医師が代わったことによる違和感をできるだけ患者に与えないようにしながら、徐々に自分

事業計画の作成

の強みを前面に押し出していくことを意識するといいだろう。

また、承継のタイミングには万全を期したい。勤務先の都合などで退職時期が延びたりして承継のタイミングが合わないと、数カ月間診療所が閉まり、多くのかかりつけ患者がほかの診療所に流れてしまう事態に見舞われる。

職員の継続雇用でトラブルも

職員を引き継ぐことで生じるトラブルも、親族間の承継、第三者承継を問わず、承継後の院長を悩ませる問題の一つだ。

まず、承継の際の職員の扱いは、診療所が個人立か法人立かで基本的に異なることに注意したい。個人立の場合、前院長の廃業に合わせて全員をいったん解雇し、新院長による開院に伴って新しい就業規則に合意するという前提で新たな労働契約を交わすことになる。古い診療所の場合、就業規則や労働契約がないことが多いので、承継のタイミングで処遇をリセットする。この際、好ましくない職員をそのまま解雇できるというメリットが個人立にはある。

法人立の場合、職員は法人と労働契約を交わしているので、院長の交代を理由に解雇することはできない。

承継元の医師の希望などにより、職員をそのまま引き継ぐケースも多い。しかし、長く働いてきた職員が新たな院長の運営方針に「これまではこうやっていた」と口をはさんだり、さらには新院長になってから雇った職員を仲間外れにすることがよくあるので、注意したい。古参の職員は給与が高くなっていることが多く、個人立ならば、全ての職員を一から募集した方が、運営上好都合であることも少なくない。

こうしたトラブルを防ぐには、新たに承継する医師と既存の職員が雇用の継続を前提に運営方針などを話し合う機会を設けることが大切だ。十分に経営方針を説明し、納得してもらうようにする。給与面の負担を軽減するため、診療所を譲渡する側が職員に退職金を支払った上で、新たな医師が新しい給与体系で雇い直す形もある。職員の処遇については、譲渡条件を詰める際に医師同士で必ず整理しておきたい。

引き継ぎ時には「遡及申請」を

個人立の診療所の場合、承継の際の手続きとしては、これまで診療していた医師がいったん廃止届を出して、新たに承継した医師が開設届を出すという流れになる。

開設届と保険医療機関の指定申請を同時に届け出た場合、1カ月間は保険指定を受けられず、保険診療ができなくなる。この事態を避けるため、地方厚生局に「遡及申請」を提出し、開設時まで遡って保険診療ができるようにする必要がある。

承継の際に遡及申請を出す場合は、「数カ月間、その診療所に勤務していること」などが要件となることがあるため、地方厚生局に詳細をよく確認しておきたい。

THEORY 承継による開業にもメリット・デメリットがある。患者流出を防ぐには、引き継ぎ期間を十分設けること

15 設計会社・施工会社の選び方

Pitfall
えっ！ 鉄骨が1本足りない！？

40坪ほどの建物を改修して開業しようと考えていた内科医のO氏は、2カ月にわたってP設計事務所と綿密に打ち合わせを行い、納得のいく設計に達しました。

次はいよいよ施工会社の選定です。P設計士は診療所の施工実績が豊富な建築会社4社を選定し、それぞれの会社に見積もりを依頼しました。同じ設計図、仕様であるにもかかわらず、4社の提示金額には最大で200万円の差がありました。

O氏はP設計士と内容を精査した上で、2番目に安価な額を提示したQ社に工事を依頼することを決めました。そして、Q社に落札したことを電話で連絡。ところが、その際のO氏の発言が後々、大きな問題を招くことになります。

O氏が行ったのは、Q社への執拗な値引き要求でした。このことは、P設計士には伝えられませんでした。これに対してQ社は、ここまできて話をこじらせるのは得策ではないと考え、渋々その申し出を受け入れて契約したのです。

無理な値引きが粗悪工事を誘発

工事が始まって2週間が経過。引き渡し当初はコンクリートむき出しだった建物には、床板が張られて軽量鉄骨の柱も立ち上がり、かなり立体的になってきました。この頃、P設計士は設計図面通りに工事が行われているか、確認作業を始めました。

現場に入ったP設計士は一目見て、工事の品質の悪さに驚きました。

一番大きな問題だったのは、軽量鉄骨の数。本来なら4本の鉄骨が必要な箇所に、3本しか入っていなかったのです。40坪ほどの診療所で、壁の強度などを考慮すると、鉄骨の数は絶対に軽視できません。また、床材のグレードが設計で指定したものより明らかに落とされています。

P設計士はすぐに現場監督とQ社に厳重注意し、早急に工事のやり直しをするよう要求しました。結果、工事は若干遅れ、追加費用が発生したものの、最終的にはO氏も納得のいく診療所が完成。P設計士は胸をなで下ろしました。

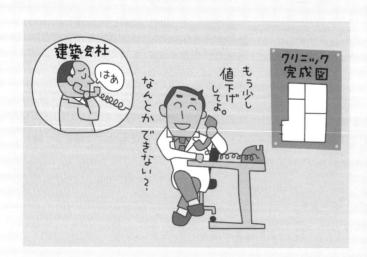

●内装工事開始！

　診療所の設計・施工を行う際、業者への発注の仕方としては、二つの考え方がある。

　一つ目はPitfallに登場したO氏のように設計会社と施工会社を分離して発注する方法。もう一つが設計・施工を一括で依頼する方法だ。それぞれにメリット・デメリットがあるため、単純に比較するのは難しい。

信頼おけるなら設計・施工の一括発注も

　設計会社と施工会社を分けて発注する場合のメリットは、料金の透明性だ。設計会社が作成した図面に基づいて、複数の施工会社からの相見積もりを取り、内容を設計者が精査した上で、内容と料金のバランスの取れた業者に施工を依頼できる。

　一方で、この方法のデメリットは施工の質に設計者が責任を負えないこと。設計者の立場で監督することはできても、会社が異なるために、現場の仕切りが十分にできないからである。相見積もりを取る対象を医療機関の施工に実績ある業者のみにして、できるだけ施工の質が落ちないよう気をつけるべきだ。

　設計・施工を同じ会社に任せた場合は、設計者と施工責任者、現場作業者との間の意思疎通がスムーズになり、施工期間中の仕様変更などにも柔軟に対応できることがメリットとなる。

　だが一方で、設計士による監督管理が甘くなる恐れもある。設計・施工を一括で依頼する場合は、医療建築におけるその企業の実力を一層慎重に吟味しなくてはいけない。

コスト削減は設計士とよく相談を

　Pitfallの事例では、P設計士が途中で気づいたために大事には至らなかったが、O氏の執拗な値引き交渉が、開業後に内壁にひびが入るなどの大問題を引き起こす可能性があった。

　施工会社に相見積もりを取った場合に生じる料金の差は、一般的にそれぞれの会社の都合で生じるものである。

　例えば、職人が休閑状態にある企業では利益が少なくても受注した方がよいと考え、低い金額を提案する。逆に、既にある程度の仕事を受注していて、利益率が低い仕事はこれ以上したくないと考える企業は、高値で入札する。

　Q社は入札時にギリギリの利益で受注したのに、O氏のさらなる値引きを受け入れたことで、利益を得るのが難しくなったのだろう。そこで何とか利益を確保しようと、建築部材を減らしたり、部材の質を落としたのかもしれない。「安物買いの銭失い」にならないよう、コスト面だけを重視するのではなく、一定以上の質が保てるかどうかを設計士と相談した上で、業者の選定や値下げ交渉をすべきである。

　なお、竣工後のフォロー体制も、施工会社を選ぶ際に重視したい点だ。

　開業後に、機能面で不具合が発生したり、細かな補修・改修をしたくなるのはよくあること。工事は、早朝や診察終了後の夜間、休診日にしなくてはならないが、こうした要望にもしっかり応えてくれるかどうかの確認は必須である。

**THEORY　設計や施工会社を選ぶ際は実績重視で。
コスト面を過度に重視すると、痛い目に遭うことも**

16 内装工事における制約

Pitfall

内装工事の見積もりが予算を大きく超過

土地オーナーが建築した一戸建てを借りる「サブリース」スタイルで首都圏に外科・内科クリニックを開業することにしたP氏。サブリースの場合、オーナーから建設協力金の支払いを求められることがありますが、オーナーが診療所を誘致したいという強い意向を持っており、支払いを求められることはありませんでした。その代わりにP氏が保証金を多めに支払うという契約となりました。

クリニックの機能や印象に直結する内装の費用はP氏が負担。十分な患者数を見込め、事業が成り立つと判断したP氏とQコンサルタントは、病医院の工事実績のあるR社に設計と内装工事を依頼。S建築会社も含めて月1回の頻度で打ち合わせをし、1年後に平面プランがまとまりました。この時点でQコンサルタントは、工事着工の契約締結と資金調達のため、R社に正式な工事見積もりを要望。しかし、出てきた金額を見てびっくり。税抜き

で坪75万円を超える計4500万円超という高額だったのです。

価格交渉を進めるも不調

スケルトン状態からの内装工事であること、CTや下部内視鏡の検査設備の導入で防護工事や水回り工事が多いことなどを加味しても、坪75万円超は高過ぎます。QコンサルタントはR社と価格を交渉しましたが、P氏が多忙で打ち合わせの時間がなかなか取れずに準備が遅れたほか、着工時期が近づいているため、R社は強気の姿勢を崩しませんでした。

そこでQコンサルタントは、別のT社から見積もりを取り、R社にも代替案を出してもらいました。結果、R社の提示額はほとんど変わりませんでしたが、T社は約4000万円(坪当たり約66万円)でした。床や天井の施工方法、空調の配管、工事単価の違いが価格差につながったようです。

結局、P氏とQコンサルタントは内装の施工をT社に依頼することを決定。R社には設計料100万円の支払いで納得を得られました。コストを抑制すれば、その分、内装の質が下がって、床の傷みが早くなるといった不具合が生じることもありますが、P氏の診療所は開業から数年たって、問題は発生していないようです。

●内装工事開始！

■ 有床診療所における主な構造設備基準

病室	● 地階または3階以上には設けてはならない。ただし、主要構造部が耐火構造の場合は3階以上に設けることができる ● 療養病床は、1病室当たり4床以下とし、患者1人につき6.4m²以上（内法）の床面積を確保すること ● 療養病床以外は、個室であれば6.3m²以上、患者を2人以上入院させる部屋については患者1人につき4.3m²以上（ともに内法）とすること ● 採光面積は病室の床面積の7分の1以上とすること（建基令） ● 換気のための窓などの開口部の面積は床面積の20分の1以上とすること。ただし、一定の換気設備を設けている場合は、この限りでない（建基法）
階段 （病床数10 以上に限る）	● 2階以上に病室を有する場合は、患者の使用する屋内の直通階段を二つ以上設ける。ただし、患者の使用するエレベーターが設置されているなどの条件を満たせば、一つでもいい（病床数9以下の有床診療所でも適用） ● 階段および踊場の幅は、1.2m以上（内法）とすること ● 蹴上げは0.2m以下、踏面は0.24m以上とすること ● 適当な手すりを設けること ● 3階以上に病室を有する場合は、避難階段を二つ以上設けること。一定の条件を満たしていれば、直通階段を避難階段とすることができる
廊下 （病床数10 以上に限る）	● 療養病床に隣接する場合、廊下幅は1.8m以上とする。ただし、両側に居室がある場合は2.7m以上（ともに内法）としなければならない ● それ以外では、廊下幅は1.2m以上、両側に居室がある場合は1.6m以上（ともに内法）としなければならない

※「建基法」は建築基準法、「建基令」は建築基準法施行令、特に指定のないものは医療法施行規則による規定。このほか、延べ面積3000m²以上もしくは4床以上で皮膚科や眼科など入院患者が自力で避難できると思われる13診療科以外の有床診療所は、消防法でスプリンクラーの設置が義務付けられている

Pitfallの事例では、開業時期が迫って価格交渉が難しくなった。P氏の都合もあっただろうが、もう少し早く打ち合わせを進めるべきだっただろう。施工会社変更の際、100万円の設計料の支払いでR社の納得を得られたのは幸いで、普通は工事費の8％程度を請求されるところだ。設計・施工を同じ業者に依頼するか、分けるかは、それぞれに一長一短があるので、ケースバイケースの判断となる。

物件契約の際には、賃貸契約の内容だけでなく、内装工事などの建築に関する条件の確認も重要だ。ビルの立地のほか、建築関連法令や、都道府県、市町村の条例などによって、建設工事が一部規制されることがあるので、注意が必要だ。

もちろんこれら法令に精通している必要はないが、こうした建築現場における細かな取り決めは、契約内容には記載されていないケースが多い。できれば契約前に、口頭ではなく書面で建築現場における条件を確認したい。

法令による設備基準に注意

診療所の構造設備に関しては、関連法令によって一部制約が設けられている。

医療法では、無床診療所の構造や設備について特段厳しい規制を設けていないが、有床診療所については、適切な療養環境の提供や安全性の確保を目的として、患者1人当たりの床面積や廊下幅などに基準が設けられている（上表）。

ただ、無床診療所であっても、開設許可を下す各保健所が標準的な構造設備基準を定めていることが多い。管轄保健所によって独自の基準を設け

16 内装工事における制約

ていることもあるため、設計に取りかかる前に事前確認が必要だ。ここでは、一般的な保健所で定められている診療所の構造設備基準を紹介する。

住居を兼ねた診療所では入り口を別に

診療所の建物については、構造上の一体性や、ほかの施設との明確な区分を求められることが多い。そのため、住居を兼ねた戸建て開業では、診療所と住居の出入り口を別に設けなくてはならず、廊下は共有できない。

テナント開業では、共用通路や階段と診療所の敷地を明確に区画することが求められ、共用通路

■建築物移動等円滑化基準のチェックリスト（抜粋）

施設等	チェック項目	
廊下など	表面は滑りにくい仕上げであるか	☐
	点状ブロック等の敷設（階段または傾斜路の上端に近接する部分）	☐
	幅は120cm以上であるか	☐
	区間50m以内ごとに車いすが転回可能な場所があるか	☐
	戸は車いす使用者が通過しやすく、前後に水平部分を設けているか	☐
階段	手すりを設けているか（踊場を除く）	☐
	表面は滑りにくい仕上げであるか	☐
	段は識別しやすいものか	☐
	段はつまずきにくいものか	☐
	点状ブロック等の敷設（段部分の上端に近接する踊場の部分）	☐
	原則として主な階段を回り階段としていないか	☐
傾斜路	幅は120cm以上（階段に併設する場合は90cm以上）であるか	☐
	勾配は1/12以下（高さ16cm以下の場合は1/8以下）であるか	☐
	高さ75cm以内ごとに踏幅150cm以上の踊場を設けているか	☐
	手すりを設けているか（勾配1/12以下で高さ16cm未満の傾斜部分は免除）	☐
	表面は滑りにくい仕上げであるか	☐
	前後の廊下等と識別しやすいものか	☐
	点状ブロック等の敷設（傾斜部分の上端に近接する踊場の部分）	☐
便所	車いす使用者用便房を設けているか（1以上）	☐
	腰掛便座、手すり等が適切に配置されているか	☐
	車いすで利用しやすいよう十分な空間が確保されているか	☐
	水洗器具（オストメイト対応）を設けた便房を設けているか（1以上）	☐
	床置式の小便器、壁掛式小便器（受け口の高さが35cm以下のものに限る）、その他これらに類する小便器を設けているか（1以上）	☐
出入り口	幅は80cm以上であるか	☐
	戸は車いす使用者が通過しやすく、前後に水平部分を設けているか	☐
エレベーターなど	かごは必要階（利用居室または車いす使用者用便房・駐車施設のある階、地上階）に停止するか	☐
	かごおよび昇降路の出入口の幅は80cm以上であるか	☐
	かごの奥行きは135cm以上であるか	☐
	乗降ロビーは水平で、150cm角以上であるか	☐
	かご内および乗降ロビーに車いす使用者が利用しやすい制御装置を設けているか	☐
	かご内に停止予定階・現在位置を表示する装置を設けているか	☐
	乗降ロビーに到着するかごの昇降方向を表示する装置を設けているか	☐

● 内装工事開始！

を挟んで診療所の各部屋を配置するレイアウトも指導の対象となりやすい。一つの診療所を複数階にまたがる形で開設する場合は、区画内に専用階段を設けることが原則となる。

また、待合、診察室、処置室、レントゲン室など各機能を備えた部屋は独立させ、それぞれの用途を記した室名札を取り付けなければならない。

細かなところでは、患者の目に留まりやすい場所に、管理者の氏名、診療に従事する医師の氏名、医師の診療日および診療時間を掲示することが医療法で義務付けられている。これは、地方厚生局による診療所施設基準調査において不備が指摘されることが多い部分なので注意が必要だ。

診察室は9.9m²以上

多くの保健所では、各部屋の標準的な床面積の基準も設けている。待合は1室当たり3.3m²以上、診察室は9.9m²以上、調剤室を設ける場合は、6.6m²以上とする例が一般的だ。

プライバシー保護のため、診察室と待合の間に扉を設置するよう求められる。このほか、一つの診察室で多くの診療科を担当しないことや、医師1人につき診察室1室とすること、処置室を兼用する場合はカーテンなどで区画すること、給水設備を設置することなどが「望ましい」とされている。

なお、医療法施行規則では、調剤室について(1)採光および換気を十分にし、かつ清潔を保つこと、(2)冷暗所を設けること、(3)感量10mgの天秤および500mgの上皿天秤その他、調剤に必要な器具を備えること――と規定している。

バリアフリーにも配慮を

高齢者などが多く訪れる診療所では、バリアフリーへの配慮も不可欠となる。2006年12月に施行された「高齢者、障害者等の移動等の円滑化の促進に関する法律（バリアフリー新法）」では、医療機関などの多くの人が集まる建築物に対して求められる構造設備基準として「建築物移動等円滑化基準」を定めており、この基準への適合が、床面積の合計が2000m²を超える建築物では義務、それ以外の建築物でも努力義務とされている。

また、条例によってこの基準の適合範囲を広げている自治体もある。例えば東京都では、床面積の合計が500m²以上の建築物に、大阪府では全ての建築物に対して、「建築物移動等円滑化基準」への適合を義務付けている。

建築物移動等円滑化基準のチェックリストを左に示す。例えば出入り口は、幅を80cm以上とし、車いす使用者が通過しやすい構造としなくてはならない。廊下の幅は120cm以上とし、階段や傾斜路の上端に近接する部分には点状ブロック等の敷設が求められている。階段には手すりを設け、表面は滑りにくく仕上げる必要がある。

これらの基準を満たしていないと、保健所などの指摘によって最悪、再工事をする事態にもなり得る。関連法規を理解している設計事務所を選んだ上で、設計図の作成段階で構造設備基準を満たすかどうかを確認したい。

THEORY 建築現場での工事条件や、診療所の構造設備基準など、工事における各種制約に十分留意する

17 好感度の高い診療所の設計

Pitfall
設計士の"暴走"招き1カ月を無駄に

　高級住宅街につながる駅前商店街に面したテナントビルの1階で、念願の開業を予定しているQ氏。勤務医時代は、循環器内科の専門医として、高血圧、糖尿病、脂質異常症などの生活習慣病の治療に取り組んできました。もともと開業志向が強く、循環器内科医の道を選んだのも、将来の独立を視野に入れてのことです。

　開業物件のビルは、地域のカラーを色濃く反映した高級感あふれる造りで、外壁の一部には天然大理石が使用されています。賃料は予算を多少オーバーしたものの、立地は申し分なく、床面積もQ氏の希望通りです。

完成予想図に大感激

　Q氏はかねてから依頼する設計会社を決めていました。主に商業施設の設計で評判の高い会社で、診療所を設計した経験も数件あります。Q氏は設計・施工費合計で坪単価40万円（合計1400万円）を予算とし、設計会社に依頼しました。

　数週間後、設計会社は基本三面図に加え、CGを駆使した完成予想図と模型までも携えてプレゼンテーションを実施。高級ホテルのロビーのような洗練されたデザインに、Q氏は感激しました。設計・施工費も概算ながら設定した予算内だと言います。

　Q氏はCGを見てイメージが膨らみ、「この街に合うように窓枠をシックに」「ドアノブのような細部にも高級感を」などと要望。Q氏の反応から予算の上限が上がったと思い込んだ設計士は、追加要望に対応するだけでなく、普通の診療所にはないような装飾を次々に提案していきました。

　設計や仕様が決まり、施工業者に工事費の見積もりを依頼したところ、総工費は約2500万円。当初の予算を1000万円以上もオーバーしてしまいました。しかも、設計会社が見落とした排水設備の不具合を施工業者が指摘。現状のプランでは施工自体が困難だということが分かりました。

　頭を抱え込むしかないQ氏。内装プランを一から見直すはめになり、1カ月強の期間を無駄にしてしまいました。

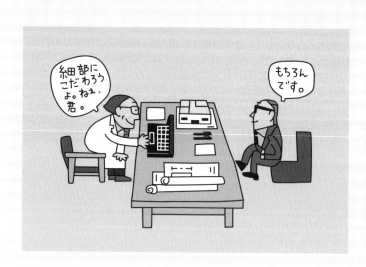

●内装工事開始！

ここ最近、「医療はサービス業である」という意識が定着してきた結果、サービス提供の場にふさわしい個性的なデザインを採り入れる診療所が増えている。デザインの方向性は様々だが、想定する患者を意識した「気配り」や「もてなし」を表現するのがトレンドだ。

診療所のキャラクターを作成する例も

例えば、ある心療内科の診療所では、南国リゾートをコンセプトに設計。造作だけでなく、患者が座る椅子や家具、装飾品を海外から取り寄せた。診療圏には、富裕層やビジネスの一線で活躍する女性、外国人駐在員などが多いことから、従来の医療機関のイメージを払拭した「癒し空間」を表現したかったのだという。

診療所の空間デザインに統一感を持たせることで、ほかの診療所との差異化や好感度アップを狙う「ビジュアル・アイデンティティー（VI）戦略」を採っており、心療内科ならではの思い切った発想といえるだろう。

このほか小児科であれば、子どもが喜びそうなかわいいデザインに統一している例が多い。診療所のキャラクターを作成し、待合の壁紙や受付机、スリッパなどにあしらうことで、子どもへの印象づけを狙っているところもある。

ただ、診療所の設計の基本は、医療機関としての機能の充実であることは言うまでもない。設計会社を選定する際も、診療科別の機能を熟知しているだけでなく、コスト感覚に優れ、実績も積んでいることが前提になり、これにデザイン力が加わればベストだ。

Pitfallの事例では、商業施設の設計で評判の高い会社に発注しているが、こうしたケースでは医療機関の設計の実績を十分確認し、医療建築の知識

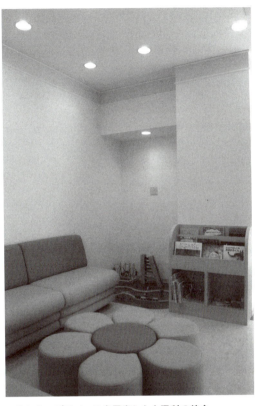

一角にキッズスペースを用意した小児科の待合

の有無を確かめる必要がある。その実力のほどを判断する上では、過去の設計事例の見学を依頼し、自らの目でチェックするのも有効だ。見学は、デザインを考える上での勉強にもなる。

患者、職員別に動線を考える

内装設計において最初に検討するのは、機能別の部屋の配置である。この際、職員や患者の動線に不都合がないか、十分に目を配ることが大切だ。

一般内科を例に挙げると、医療提供に必要な部屋は、待合、受付、診察室、レントゲン室、処置室、化粧室（検査用トイレ）などがある。これらの部屋

第1章 開業の手順

第2章 人事・労務管理

第3章 経営の課題と対策

71

17 好感度の高い診療所の設計

の間に、患者、医師、職員の三つの動線が存在することになる。

部屋の配置を考える際は、患者のプライバシー保護を第一に、患者とスタッフの動線が直接交差することなく、部屋間を最短距離で移動できるレイアウトにしたい。例えば、紙カルテか電子カルテかによって事務職員の動線は大きく変わる。実際の診療をイメージしながら検討する。

続いて、各部屋に必要な什器や医療機器の設置場所もシミュレーションして、使い勝手や収まり具合をチェックする。一度、レイアウトを決めると、コンセントの位置・個数やインターネットのLANの配置なども決まるため、その後の「模様替え」は困難になる。慎重に検討したい。

想定患者層を踏まえてレイアウトを検討

診療科の特性や想定される患者層に応じた設計・デザインの工夫も求められる。

明るい雰囲気でリハビリテーションを受けられるように、採光を重視したリハビリ室

例えば、小児科では院内感染の防止のために、検診や予防接種などを受ける健常児と病児で待合を分けている診療所がある。同様の考え方で、おたふくかぜや水ぼうそうなどの患児のために隔離室を設ける例も多い。戸建て開業の診療所では、健常児と病児の入り口を分けているところもある。

小児科では親の付き添いが想定されることから、待合や診察室のスペースに余裕を持たせ、ピーク時に備えて予備の椅子も用意しておく。また、待合にキッズスペースを設けるのも一般的（71ページ写真）。トイレには、基本的にベビーシートや幼児用便器の設置を検討すべきだ。このほか、ベビーカー置き場も準備できれば、母親に喜ばれるだろう。

一方、主たる患者として高齢者を見込む診療所では、完全バリアフリー化や車いすに対応したトイレの設置などが望まれる。受付・会計時のつえ置き場や荷物置き場、スリッパを履きかえる際に座れる腰かけなどの配慮も必要だろう。

また、高齢者はどうしても動作が緩慢になり、処置後の着替えに時間がかかることがある。これが待合患者の流れを滞らせる原因になるため、待合からブラインドになる場所に「中待合」を設けている例もある。ただ、中待合を設ける際は、診察室の声が聞こえないよう壁で仕切るなど、プライバシーに配慮する。

このほか、患者に好印象を持ってもらうためには、リハビリテーション室に多くの窓を設けたり（左写真）、レントゲン室の壁紙を花柄などの明るい色にして患者の緊張感を和らげるなどの工夫

●内装工事開始！

も考えられる。

事務職員の使い勝手も考慮

　待合を設計する際は、事務職員の使いやすさにも配慮しなければならない。患者が来院したときの様子、待合の混雑状態などが受付から見渡せるレイアウトにして、スムーズに患者への声がけや案内ができるようにしたい。

　一般的な内科では、壁面に沿ってベンチ型の横並びの椅子を配置することが多いが、これは患者が動きやすいだけでなく、職員が患者の様子を捉えやすいというメリットもあるからだ。

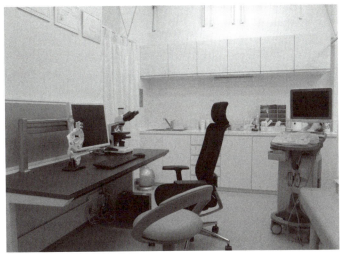

泌尿器科の診察室。パソコンの画面や人体模型などを一緒に見ながら説明するのに向いた造りになっている

　例外的に、心療内科や精神科の場合は、隣席で待つほかの患者との接触を嫌がったり、患者同士の視線が合うとナーバスになる人もいることから、1脚ずつ動かせる椅子にして、荷物置き場も兼ねて随所にサイドテーブルを置くようなレイアウトを採用するケースもある。

待合スペースは広過ぎるのもNG

　待合の広さは、診療圏調査などから推定した来院患者数のピークを基に、ある程度決まるもの。椅子のレイアウトにもよるが、診察待ちの患者数×$2m^2$が一つの目安だ。患者への配慮から待合を広く確保し、席数にも余裕を持たせたいと考えたとしても、スペースの無駄遣いや職員から死角になる場所が生まれやすいので、避けた方がいい。

　診察机に関しては、医師と患者が横並びに座るスタイル（上写真）を採用するのが一般的。これは触診などの際にスムーズに患者に接触できる点や、検査画像などを一緒に見て、疾患の説明をするのに向いた形だといえる。

　診察机に関しては、医師と患者が真横ではなく、逆ハの字型のように斜めを向きながら横に並ぶタイプのものもある。また、相手ときちんと向き合って診察したいとの考えから、多少不便でも対面式を選ぶ医師もいる。自らの診療スタイルに合わせて選択すればいいだろう。

第1章 開業の手順

第2章 人事・労務管理

第3章 経営の課題と対策

 THEORY 設計・デザインは、患者への気配りと職員の業務効率を両立させるようにする

18 導入医療機器の選択

Pitfall 「借金は不安だけどリースなら…」の落とし穴

開業時にはテナントの保証金、内装工事代、医療機器の導入費など多額の資金が必要です。勤務先の病院の近くで眼科診療所の開業を決めたR氏。テナントを確保し、内装工事、機器の選定などの検討を進めました。

ただ、理想の診療所の実現への思い入れが強く、内装工事は30坪で2500万円と世間相場よりかなり高く、医療機器の導入費も4000万円となり、運転資金なども含めた総投資額の計画は1億円に達しました。そこでR氏は、2000万円を自己資金で賄い、残り8000万円は外部から資金調達しようと考えました。

さらに、内装工事の費用は銀行から借り入れると同時に、医療機器はディーラーとの打ち合わせの結果、3000万円を5年リースで、残り1000万円は銀行借り入れとする計画を立てました。リース割合が大きいのは、ディーラーの勧めがあったほか、R氏自身に「銀行から多額の借り入れを行うのは不安」という心理が働いたためです。

調達法で違う開業後の資金繰り

R氏はこの計画について、税務会計事務所の所長のS氏に相談しました。その際にS氏が気になったのは、総投資額が多過ぎる点と、開業当初の数年間はリース料の支出が大きく、R氏が見込む患者数では資金繰りが厳しくなると予想されることでした。

設備投資額に関しては、R氏のこだわりが強いため減らすのは難しそうです。そこでS氏は、長期間使用できる医療機器は銀行借り入れで購入し、技術進歩が速く陳腐化しやすい機器は短期間のリースで賄うことを提案。電子カルテや画像ファイリングシステムなどは1000万円のリースで、そのほかは3000万円の借り入れで購入するよう勧めました。

当初のリース契約だと3000万円を5年分割で払うため、元金部分だけで年600万円の支出になりますが、変更後のプランでは200万円で済みます。銀行借り入れは2000万円増えますが、長期返済にできれば毎年の返済額が抑えられ、開業後の資金繰りへの影響は小さくなります。このように、資金調達方法で資金繰りは大きく変わるわけです。

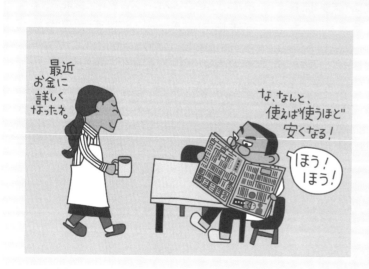

● 医療機器・什器備品の選定

■ リース利用のメリット・デメリット

メリット
- 固定資産税の申告や損害保険の契約など、医療機器購入に伴い発生する事務処理の手間を省略できる。なお、保険料などはリース料に含まれている
- 借り入れと比べて審査手続きが簡素で短時間で済む。リースを活用すれば、いざというときのために、借り入れ枠を温存しておくことができる
- 契約更新の際に新しい機器を導入できるため、機器の陳腐化に対応しやすい

デメリット
- リース料率は銀行借り入れの金利より高く、支出の総額は借り入れによる購入より大きくなることが多い。
- リース期間終了後も引き続き利用したい場合は、再リースにするか買い取りをしなくてはならない
- 基本的に中途解約ができないため、導入した機器が不要になってもリース料を払い続けることになる
- 設備投資に関する税務上の優遇制度を受けられないことがある

診療所に導入する医療機器は、自らの診療方針、提供する医療、採算性などを勘案して、事業計画を作る時点でリストアップしておくべきだ。本章第7項でも解説したように、周囲の医療機関との連携状況によっても、自前で検査を手がけるか、他院に紹介するかなどの診療方針は変わる。医療機器も、周囲の医療機関の設備を確認した上で選定するようにしたい。

内科開業医が集患策の一つとして、専門外のリハビリテーション機器をリースで導入したが、対象患者数が少なく投資を回収できなかったという事例もある。また、脳神経外科医などが開業してMRIを導入する場合、病院と同等の1.5T以上の機器を欲しがることが多い。0.4Tの機器より解像度は明らかに高いが、機器代は約2倍となって損益分岐点を押し上げることになる。

求められる機能のほか、自院に来院する患者の何割が利用して、どれくらいの収入を得られるのか。さらに、何年で投資が回収できるのかといった採算性を機器導入前に検討しておきたい。

76ページに、導入することが多い医療機器のリストを診療科ごとに示した。機器導入の計画を立てる際の参考にしてほしい。

リースと購入、それぞれのメリット

若い医師の場合、開業時の自己資金は少ないのが普通だ。そのため、医療機器を導入する際は、リースを組むか、金融機関などから資金を借り入れて購入するかの二つの選択肢から判断する。

リース利用のメリットは、固定資産税の申告や損害保険の契約など、医療機器の購入に伴って発生する事務処理の手間を省略できること（上図）。

また、借り入れに比べて審査手続きが簡素なので、金融機関などから十分に資金調達できない場合でも、リースを利用すれば設備投資が可能になる。医療機器はリースにしておいて、いざというときのために金融機関の借り入れ枠を温存しておくという考え方もあるだろう。

一方、デメリットは、支出額の総額で考えた場合、一般的に借り入れによる購入より大きくなること。さらにリース契約では、途中解約が原則認められていない（残存リース料、違約金を払えば解約可能なこともある）。そのため、導入した機器が不要になってもリース料を払い続けることになる。

更新時に新たな医療機器のリース契約に変更できるため、医療機器の陳腐化には対応しやすいが、

18 導入医療機器の選択

■各診療科で導入することが多い医療機器のリスト

共通

会計、受付	電子カルテ
	レセプトコンピューター
	予約受付システム
調剤機器（院内調剤の場合）	オートクレーブ
	錠剤台
	水剤台
	分包器
	散薬台

内科

画像	X線撮影装置
現像	CR (Computed Radiography)
検査	上部内視鏡
	下部内視鏡
	洗浄器（グルタラール製剤、酸性水、過酸化水素水）
	超音波診断装置（腹部、心臓、頸部）
	心電計
	ホルター心電計
	血液検査（CRP、CBC、HbA1c）
	スパイロメーター
	血圧計等モニタリング機器
	パルスオキシメーター
処置	昇降ベッド
	オートクレーブ

小児科

画像	X線撮影装置
現像	CR
検査	超音波診断装置（腹部、心臓、頸部）
	心電計
	ホルター心電計
	血液検査（CRP、CBC）
	スパイロメーター
	パルスオキシメーター
	デジタル体重計
	ネブライザー

耳鼻咽喉科

画像	耳鼻科用X線撮影装置
現像	CR
検査	ネブライザー
	耳鼻科用診療ユニット
	耳鼻科用治療椅子
	ビデオスコープ
	オージオメーター
	聴力検査室

整形外科

画像	X線撮影装置
	外科用イメージ装置
	X線透視撮影装置
	骨密度撮影装置
現像	CR
	DR (Digital Radiography)
処置	昇降ベッド
リハビリ	マイクロ波治療器
	低周波治療器
	温熱・冷却治療装置
	ウォーターベッド
	電動自動間歇牽引装置
	ホットパック
	交互滑車運動器

皮膚科

処置	炭酸ガスレーザー
	ルビーレーザー
	オートクレーブ
	顕微鏡
	鋼製小物類

婦人科

処置	内診台
	電動ベッド
	診療用照明
検査	超音波診断装置
	コルポスコープ（腟拡大鏡）

•医療機器・什器備品の選定

眼科		
処置	患者用椅子	
	スライディングテーブル	
	オートクレーブ	
検査	スリットランプ	
	ハンディスリットランプ	
	眼底カメラ（無散瞳、FAGなど）	
	倒像鏡	
	オートレフ・ケラトメータ（検眼器）	
	ノンコンタクトトノメーター	
	5m視力表×2	
	レンズセット×2	
	近点視力表	
	レンズメーター	
	グリーンレーザー光凝固装置	
	ハンフリー視野計	
	両眼視簡易検査器	
	光干渉断層計（OCT）	

手術機能を持つ眼科の場合（上記に加えて）		
処置	ガス滅菌器	
	白内障手術装置	
	手術ベッド	
	心電図モニター	
	手術顕微鏡	
	鋼製小物	
検査	スペキュラーマイクロスコープ（角膜内皮顕微鏡）	
	超音波診断装置（Aモード）	

契約期間終了後も引き続き同じ機器を利用したい場合は、再リースをしなくてはならない。技術革新が速くなく、長期間の使用が想定されるX線撮影装置などの機器はリースにせず、購入した方がメリットが大きいかもしれない。

会計上、月々支払うリース料は全額経費として処理できる。一方、購入した場合も、耐用年数に応じて減価償却できる（経費になる）ので、この点ではリースと購入にほとんど差はない。ただ、リース契約では、高額設備投資に関する税務上の優遇制度を受けられないケースがあるため、注意したい。

中古機器の購入という選択肢も

一般的なリース契約のことをファイナンスリースと呼ぶが、リース期間やリース価格、契約終了後の買い取り条件、中途解約の可否などを柔軟に定められる「オペレーティングリース」という形式もある。

リース期間終了後に残価を設定したオペレーティングリースを利用すれば、リース期間を比較的短く設定し、契約終了の際に買い取りのオプションを付けるといったこともできる。

購入価格だけで判断するのならば、中古の医療機器を購入する手もある。安価で導入できる点がメリットだが、保守メンテナンス料が高くつくリスクもある。販売業者によっては料金を上乗せした上で、中古機器に独自のメーカー保証を付けているケースもある。

いずれにせよ、リースか購入かの判断は、開業後数年の資金計画と密接に関連する。それぞれのメリット・デメリットを頭に入れた上で、資金繰りに無理が出ないよう、慎重に判断しなくてはならない。医療機器導入による収益なども加味した上で、機器のグレードを一つ落としたり、導入そのものを見送るといった判断も時には必要になるだろう。

THEORY 支払総額では購入の方が有利なことが多い。事務処理の軽減や借り入れ枠温存などのメリットを重視するならリースを選択

19 什器・備品類の購入

Pitfall
開業コスト削減に成功したが、ネット通販で…

　S氏は小児科クリニックの開業準備に当たり、内装工事や医療機器、電子カルテなど、初期投資の中でウエートの大きいものについて値引き交渉を重ね、コストを当初予算より削減できました。内装工事が無事着工し、家具類も主だったものは購入が完了。待合室の本棚や補助用の丸椅子などの備品を購入する段階になり、ここでもコストを減らそうとしたところに、落とし穴が待ち構えていました。

　これらの備品をネットショッピングでそろえようとしたS氏は、取り扱うショップの中で一番安く販売しているところを探し出して発注を決めました。

　そのネットショップは、初めて取り引きする場合は全額前払いという条件を付けていました。S氏は「初めての取り引きでは購入者側の信用もないから、そのようなものか」と深く考えず、数万円程度を購入し、指定の銀行口座に振り込みをしました。

　ところが、内装工事の完成が近づき、家具類の搬入のタイミングになっても、一向に品物が届きません。受注の通知メールは受けていたので、誤発注ではありません。

問い合わせても一切連絡つかず

　S氏はさすがにおかしいと思い、ネットショップのホームページの連絡先に電話をかけてみましたが、つながらず、メールで問い合わせをしても全く返信がありません。そこでようやく、だまされたことに気づき、ネットで調べてみると、同じような被害を受けた人たちの書き込みが幾つか掲載されていました。

　最近は、診療所の備品などをネットで購入するケースが増えてきましたが、ネット購入にはこのようなリスクも伴います。リスク回避のためには、電話連絡して、会社の事務所が近くにあれば訪問してみるなど、会社が実在するのか確認するというのが一つのやり方です。また、可能であれば、着払いなど商品と引き換えの支払いを求める方がよいでしょう。

　S氏は「どうせお金は戻ってこないだろう」と泣き寝入りしてしまったようですが、被害に遭った後もまずは公的機関などに相談してみることをお勧めします。

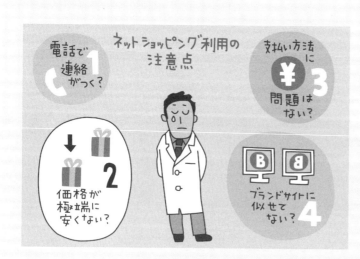

● 医療機器・什器備品の選定

内装工事の完了は、おおむね開業の1カ月前。そこから、待合の椅子や文房具など什器・備品類を運び入れ、設置・収納していく作業が始まる。最近は備品のネット購入も多いだろうが、Pitfallの事例のようなリスクも認識しておくべきだ。日本通信販売協会のウェブサイト「通販110番」ではネット通販の注意点などを解説しており、「取り扱い商品が市価に比べて大幅に安い」「支払い方法は複数から選択できるように表示しているが、申し込み時に前払い、銀行口座も併せて指定される」といったものを要注意例として挙げている。

スケジュールの管理がポイントに

一般的に、什器・備品類の搬入スケジュールはかなりタイトになる。

例えば、開業の挨拶や内覧会の告知に使うパンフレットに待合や診察室の写真を掲載するのであれば、パンフレットのデザインや印刷にかかる期間（早くても10日から2週間）を見込んだ上で、その前に基本的な什器、医療機器を運び込み、写真撮影をする必要がある。職員研修や模擬診療にも2週間はかけたい。つまり、内装工事の完了が開業の1カ月前であれば、搬入・設置の期間は最長でも2週間ほどしかないのだ。

内装工事を早め、什器類の搬入・設置期間に余裕を持たせる考え方もあるが、テナント開業の場合、基本的に着工日から賃料が発生することになる。できるだけ出費を減らすためには、着工から最短スケジュールで開業しなくてはならない。

■ 主な什器・備品類

場所	品目	場所	品目
待合	ロビーチェアー 傘立て マガジンラック 掲示板 ウォーターサーバーなど	処置室	診察ベッド 点滴用椅子 採血作業台
受付	受付用椅子 キャビネット プリンター台	リハビリ室	診察ベッド 順番待ち用椅子 掲示板
診察室	診察ベッド 診察机 診察椅子 キャビネット シャーカステン	レントゲン室	フィルムラック 脱衣かご 操作台用椅子
		スタッフルーム、院長室	椅子 テーブル 院長机 本棚

什器・備品類の準備においては、発注スケジュールの管理が重要なポイントとなる。短期間で多くの品目を手配する必要があるため、事前に発注すべき品目の一覧表を作成するといい。このリストに、発注担当者、発注先、発注数、予算、納品日などを盛り込めば、手配漏れや重複を回避できる。

待合のベンチシートなどのサイズを指定して特注する場合は、製作期間として1カ月程度を要することもある。納期を加味した早めの手配が必要だ。

なお、単価の高い什器の選定では、数社の見積もりを比較し、什器別に発注先を決める方がコスト削減につながる。ただし、単価の低い細かな什器・備品類は、よほどの大量注文でない限りコストダウンの余地も限られるため、できるだけ発注先を絞った方が混乱を防ぎやすい。

THEORY 什器・備品の導入では、品目、発注担当者、発注先、発注数などを盛り込んだリストを作成しスケジュールを管理

20 職員募集

Pitfall
直前の内定辞退で受付職員がゼロに！

4月に開業を控えた内科医のT氏は、1月中旬に求人広告の掲載、2月初めに書類選考、2月中旬に採用面接を行う計画を立て、準備を着々と進めました。広告会社と綿密に打ち合わせ、募集広告も工夫した結果、履歴書だけで50通も集まり、その中から15人を面接することにしました。

T氏は夫人と面接を実施し、受付の医療事務スタッフについては経験豊富で人当たりの良いUさんに好印象を持ち、面接翌日に採用内定の電話連絡を入れました。入職の了承も得て、受付業務のめどは立ちました。

不採用者に改めて入職を依頼

3月に入って内装工事も終わり、開業まで約3週間となって、職員のトレーニングを始めるため、T氏は採用内定者に招集をかけました。するとUさんから、「内定を辞退したい」との申し出が……。T氏は驚きを隠せませんでした。開業直前に、受付医療事務がゼロの状態になってしまったのです。どうやらUさんは、内定をもらった後も就職活動を続け、より良い条件だった別の診療所で勤めることに決めたようでした。

T氏は、既に不採用の連絡をしていたものの2番手として考えていたVさんに事情を説明。何とかオープニングスタッフとして働いてもらえるようお願いしました。幸い、Vさんの了解を得られ、何とか開院に間に合わせることができました。

今回のケースでT氏は、内定の連絡などを電話で済ませましたが、最低限、書面を取り交わし、内定承諾書に署名押印をもらうべきでした。内定承諾書に法的な拘束力はありませんが、本当に働く気持ちがあるのかを確認する手段になります。

もし相手が承諾書の提出をためらう場合、何らかの不安や不満があることも考えられます。内定前にじっくり話し合っておき、内定から研修開始までの間のフォローも続けるべきです。

また今回のように、不採用にした人に改めて声をかける事態は十分あり得ます。不採用者の中でも好印象だった人には、今後のスタッフ増員などの際に入職を依頼する可能性がある旨を伝えておくことをお勧めします。

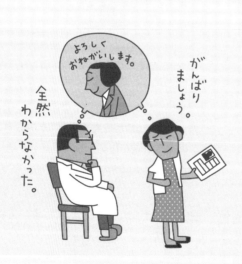

●院長を悩ませる職員採用

　新規開業においては、パートタイマーの職員を中心としたスタッフ構成を前提とする例が多い。

　立ち上がりの売り上げが不安定な期間に常勤職員を多く雇うと、シフト調整などによる人件費コントロールの余地が狭まり、資金繰りを圧迫する要因になるからだ。同時に、一度正職員を雇用すると解雇は非常に難しく、雇用責任も重くのしかかる。パート職員の採用人数は、面接の過程で勤務可能な時間帯をヒアリングし、各時間帯における必要人員を確保できるかを確認しながら柔軟に決めていく。

事務職員は地域を絞った折り込みチラシで

　職員雇用の詳細条件を決定し、募集を出す媒体の選定、求人広告の手配を開始するのは、開業の約3カ月前となる。

　事務職員の場合は、比較的狭い地域に新聞折り込み広告を出すだけでも、一定数の応募者が見込めるケースが多い。レセプト作成などの医療事務や、電子カルテの操作経験者を優先的に採用したい場合は、配布エリアを広げることで対応する。ただ、通勤距離が近い方が急なシフト変更などに柔軟に対応しやすいことも考慮しつつ、エリアを検討すべきである。

　無床診療所では、看護師を配置する義務がないことから、医師だけで患者対応が可能な診療科では、人件費を抑える目的で看護師の採用を見送るケースもある。それでも、医療者の立場で患者に対応し、職員のリーダーともなり得る看護師の存在は、経営者である医師にとっては心強い。

　看護師を募集する場合は、看護職に特化して広域をカバーするネット求人媒体が主流だ。求人サイト、新聞折り込み広告のほか、タウン情報誌、看護関連の雑誌も候補となる。

　優秀な看護師を1人採用するだけでも苦労する時代であり、雇用条件や募集媒体の選定には、十分な検討が必要である。

　看護師と同様に、理学療法士や診療放射線技師などの専門職を雇用する場合は、一般的な求人媒体以外に、それぞれの職能団体が実施している紹介事業に登録したり、業界専門誌に募集広告を出すのも効果的だ。

募集要項に「女性優遇」は違法

　募集要項には、職種や必要な資格、正職員・パートの区分、勤務形態、給与、社会保険の有無、休日規定、応募方法・締め切りなどを明示する。加えて、診療所の理念や診療方針などを記載し、自院が求める人材に応募してもらえるよう工夫する。

　雇用対策法では募集・採用の際に年齢制限を設けることを基本的に禁じている。また、男女雇用機会均等法では、募集要項に「女性優遇」と書くなど、男女に区別をつけて採用する行為を禁じている。

　新規開業の場合、職員募集の時点では、施設が内装工事の途中であるケースも多い。そのため、応募先を診療所の住所や電話番号にすると、スムーズに受け付けられないケースが生じる。この場合、コンサルティング会社を応募窓口とする選択肢もあるため、状況に応じて相談するといい。

THEORY 事務職員、看護師など職種に応じて、募集の方法を変える。
募集条件の設定には法的なルールがあるため要確認

21 面接・採用でのチェックポイント

Pitfall
紹介された看護師の経歴を突っ込んでみると…

東京23区内で開業準備を進めていたU氏。「求人広告を出しても、スタッフの応募は少ない」と聞かされていたため、紹介会社にも人材紹介を依頼することにしました。実際、求人広告を出しても応募はなく、医療専門職のみならず受付医療事務の応募も想像していたより少ない状況でした。

そんな中、複数の紹介会社から看護師の紹介がありました。まず送られてきたのが、本人を特定できない「キャリアシート」。これを基に、面接するかどうかを判断するのです。一方で、面接前には紹介会社と契約を締結する必要があるとのことでした。

契約書には、採用の際の紹介手数料（推定年収のおおむね20～30％）の規定や、採用した人材の都合で退職した時の紹介手数料の返金規定が盛り込まれていました。例えば年収400万円の看護師を採用し、80万円の紹介手数料を一括で支払った場合、入職後1カ月未満で退職されても48万円（紹介手数料の60％）しか戻ってこないようです。

前の勤務先への確認も必要に

人材紹介の高額な費用や早い段階で退職された場合のリスクを理解していたU氏ですが、背に腹は代えられず、紹介された看護師と面談することに。紹介会社の担当者は看護師を持ち上げて売り込んできました。しかし、履歴書にある経歴について質問したVコンサルタントは、答えの矛盾に気づきました。

職歴の入職・退職時期などに嘘があったのです。履歴書を正確かつ丁寧に書いているかどうかは、採用後の本人の仕事ぶりを推し量る材料にもなります。Vコンサルタントは採用をやめるべきだと考えました。U氏も、後でトラブルになる可能性が高いと判断し、採用を見送ることにしました。後日、U氏は求人広告を見て応募してきた看護師を採用。近隣住民で人柄も良く、うまくいっているようです。

本人が作成した履歴書の経歴詐称を見抜くことは容易ではありません。今回は面接の質問で発覚しましたが、気になる点があれば、本人の同意を得た上で、前の勤務先に働きぶりなどを確認すべきでしょう。

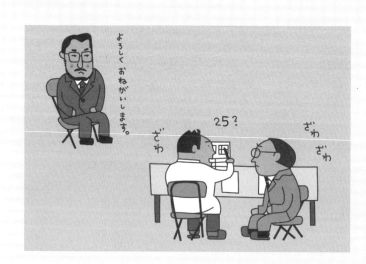

●院長を悩ませる職員採用

職員の採用は、書類（主に履歴書）による選考で候補者を絞り、面接を経て採用者を決定するのが一般的な流れだ。

まず書類選定では、履歴書の記載内容から人物像を想像し適性を判断する。例えば、誤字・脱字が多かったり、明らかに文字が殴り書きされている場合は、仕事が雑な可能性がある。

職歴欄を見れば、応募者に医療機関の勤務経験があるかどうかが分かる。ただ、数カ月などの短期間で転職を繰り返しているケースでは、協調性や業務のスキルに問題がある可能性も否定できない。このほか、通勤距離も候補者を絞り込む上での判断材料になる。

チェックシートを活用

面接ではまず、診療所の職員になるのに相応しい身だしなみ、マナーが備わっているかどうかをチェックする。メイクが派手、爪を伸ばしている、強い香水をつけているといった応募者は、医療機関に勤務しようとする姿勢に欠けると考えられ、大きな減点要素になるだろう。

短時間の面接で効率的に必要事項を聞き出すためには、シフトの希望や外見の印象、評価などを書き込める「面接記入シート」を作っておくとよい（84ページ図）。

募集広告の出し方にもよるが、事務職員は10人を超える人数から選考することも珍しくない。面接しながらこのシートに評価を書き込んでいけば、後で応募者を比較検討する際に役立つ。

実践的な質問で仕事に対する姿勢を見る

応募者への質問では、仕事に対する意識や姿勢の確認に重点を置きたい。

例えば、「患者は、診療所の受付職員に何を求めていると思うか」「受付で初診患者を対応している途中で、院長からの呼び出しがあった場合どうするか」など、医療現場に則した具体的な質問をすれば、応募者の考え方がつかめる。また、過去に勤務経験があれば、そこでやりがいを感じたことや、逆にストレスに感じたことなどの体験談を話してもらうのも人物像の把握に役立つ。

これらの質問に対する受け答えを見ながら、院長が職員に求める「ホスピタリティー」「とっさの対応力」「協調性」「向上心」などの能力が備わっているかを確認していく。

事務職員の採用では、技術や能力については特別重視しなくてもいいだろう。過去に電子カルテやレセプトコンピューターを利用したことがある人が1人でもいると心強いという気持ちは分かる。ただ、研修期間において、こうした機器の操作については専門インストラクターによる指導を実施できる。面接では、パソコンの初歩的な操作ができるかどうかを確認すれば問題ない。

面接時に院長の側から、経営理念、診療方針、望ましい人材像、求めるスキル、院内のルールなどを説明することも効果的だ。採用後のトラブル防止につながる上、院長の話に応募者が共感しながら聞いているか観察すれば、自院に合う人材かどうかを判断できる。

本籍や家族構成の質問はNG

なお、面接時は、本籍や家族構成、家族の職業や、思想・信条、宗教、尊敬する人物など、本人の適性や能力と関係のないことを直接質問してはいけない。ただ、応募者には当然主婦も多く、家庭の事情で働く時間が限られる人もいる。

質問内容には十分に配慮しつつ、「急にシフトを変えなくてはいけない事態になるような要因がある

第1章　開業の手順

第2章　人事・労務管理

第3章　経営の課題と対策

21 面接・採用でのチェックポイント

か」については、必ず確認しておきたい。また、病気やケガなどでシフトに穴が空いたり、季節によっては急に業務量が増えることもあり得るので、採用する人数は少し余裕を持たせるようにした方が賢明だ。

診療所における採用では、人材募集をかけるエリアが狭く、近隣からの応募者が中心になる。そのため、「応募者＝患者候補」の側面があり、不採用の通知に関しては相手の気持ちを逆なでしないものにするよう、十分な配慮が必要だ。

心配であれば、コンサルタントなどに内容を確認してもらうのもいいだろう。

雇い入れ時には健康診断を

労働契約を締結する際、労働者には労働条件をきちんと明示することが定められている（労働基準法第15条第1項、労働基準法施行規則第5条）。書面での提示が義務付けられているのは、(1)労働契約の期間、更新する際の基準、(2)就業の場所および従事する業務内容、(3)始業・終業時刻、所定労働時間を超える労働の有無、休憩時間、休日など、(4)賃金の決定・計算・支払い方法、締切日、支払い日、昇給に関する事項、(5)退職に関する事項—である（右表）。職員採用の前に、こうした労働条件は明確に設定しておきたい。

なお、使用者が定めていれば、退職手当や賞与などの臨時の賃金、労働者が負担すべき食費、作業用品、災害補償・業務外の傷病扶助などの事項も示さなければならない。

また、労働安全衛生規則第43条では、正職員や勤務時間が正職員の4分の3以上の職員に対して、雇い入れ時の健康診断を実施するよう定めている。この健診に関しては、必ずしも雇い入れ後に行う必要はなく、入職前3カ月以内に職員自身が別の場所で受けた健診でも代用可能である。採用時に提出を求める書類の一つに、健診の結果を含めるのも一法だ（採用時の提出書類については、2章第1項を参照）。

■ 従業員採用面接に用いる「記入シート」の例

従業員採用面接　記入シート

（ふりがな）
応募者氏名

基本情報

住所				年齢	
職種		シフト		通勤時間	
備考					

	質問内容	面接者の回答
1	募集広告の中から当院を選んだ理由	
2	前職の退職理由	
3	希望勤務曜日、時間、最低勤務希望日数	
4	急に休みや早退が必要になるような要因はあるか	
5	希望する給料の手取り額	
6	これまで打ち込んできたことについて	
7	ご自身の長所、短所について	
8	過去の勤務先における自分のポジション	
9	過去の勤務先で一番やりがいを感じたこと	
10	過去の勤務先で一番ストレスに感じたこと	
11	過去に医療機関に通院して良かったと感じたサービス	
12	過去に医療機関に通院して悪かったと感じたサービス	
13		
14		

●院長を悩ませる職員採用

勤務シフトの希望

	月	火	水	木	金	土	日
午前							
午後							

外見印象（面接中に適宜チェック）

	A	B	C	特記事項
健康	血色良く頑健	普通	弱そうな感じ	
服装	清潔で端正	普通	だらしがない	
態度	落ち着きがある	普通	ソワソワしている	
明朗さ	明るく社交的	普通	暗く内向的	
協調性	人付き合いが良さそう	普通	孤独な感じ	
話し方	良く考えて発言をする	普通	思いつき、矛盾が多い	
好感	好感が持てる	普通	好感が持てない	
特記				

概評（面接を終えての特記事項）

優れている点	欠点と感じた点	調査を要する点

評価

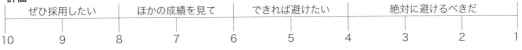

```
  ぜひ採用したい    ほかの成績を見て   できれば避けたい   絶対に避けるべきだ
10    9    8    7    6    5    4    3    2    1
```

■ 労働契約の締結時に明示すべき事項（青字は書面での提示を義務付け）

- 労働契約の期間、更新の基準
- 就業の場所、業務内容
- 始業・終業時刻、所定労働時間を超える労働の有無、休憩時間、休日など
- 賃金の決定・計算・支払い方法、締切日、支払い日、昇給について
- 退職に関する事項

（以下は使用者が定めていない場合は明示しなくてもいい）
- 退職手当について
- 賞与など臨時の賃金について
- 労働者が負担すべき食費、作業用品など
- 安全、衛生について
- 職業訓練について
- 災害補償、業務外の傷病扶助について
- 表彰、制裁について
- 休職について

THEORY 評価やシフトの希望などを書き込む「面接記入シート」を作って、効率的な面接を

22 開業前研修

Pitfall
内定者の食事会で漏れ聞こえた意外な「本音」

夜8時まで診療するクリニックの開業を決めたV氏。開業時には看護師の採用に苦戦することを聞いていたため、開業3カ月前に求人広告の掲載を手配し、2カ月前には面接する計画を立てて人材確保に当たりました。

しかし、求人広告掲載から1週間たっても看護師の応募はゼロ。そこでV氏は、コストがかかるものの紹介会社を通じて募集することにしました。結果、夜遅い時間まで勤務できる看護師Wさんを何とか確保できました。専門用語を多用することに少し抵抗感がありましたが、経験豊富で優しそうなので採用を決めたのです。

その後、コンサルタントの提案で内定者の顔合わせ会を企画。カジュアルな食事会を通じて、経営方針の浸透を図ったり、各スタッフの性格を見極める目的がありました。最初はぎこちなかったスタッフたちですが、食事会が進むにつれて打ち解けてきました。ところが、たまたま室外に出たV氏が戻ろうとしたときに聞こえてきたWさんの発言に、V氏は耳を疑いました。

院長の方針に従わないよう扇動

ドア越しに聞こえてきたのは、「院長は○○と言っているけれど、それはできないよね。みんなやらないようにしよう」と、院長の方針に従わないことに同意を求めたり、「看護師と看護助手が同じ制服なのはおかしい」といった協調性に欠ける発言。このまま開業準備を進めると問題が生じると懸念されるものでした。

V氏はコンサルタントに相談し、各スタッフと個人面談をすることにしました。Wさんには問題発言が漏れ聞こえた事実を話し、ほかのスタッフにも意見はV氏に直接言ってもらうよう伝え、今後も個人面談を開いて悩みや要望をしっかり聞くことを約束しました。

スタッフが10人未満の同院には策定義務がなかった就業規則も作成。こうした取り組みが奏功し、Wさんがほかのスタッフを扇動してV氏の方針に背くといった動きは出ず、無事に開業にこぎ着けることができました。

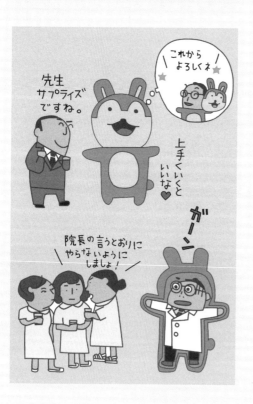

●院長を悩ませる職員採用

職員の役割が組織的に細分化されている病院とは異なり、診療所職員の業務範囲は広い。しかも少ない人数で運営しなければならないため、組織の雰囲気とチームワークが事業の成否に大きく影響する。そのため、組織としての活動の第一歩となる開業前の職員研修は非常に重要だ。

職員研修のスケジュールは、医療機器メーカーのインストラクターや、接遇研修の講師などの予定と擦り合わせて決定する。88ページに研修のメニューとスケジュール例を示すが、接遇研修や電子カルテ、レセプトコンピューターなどの機器操作のトレーニング、関係者が患者に扮する模擬診療、会計処理の練習など、内容は盛りだくさんだ。職員は基本的に全員参加だが、都合上、研修に参加できる人が限られる場合などは、掲載したスケジュール例より時間に余裕を持たせる場合もある。

前もって参加できる職員を把握したり、それぞれの研修で使用するレジュメ、達成目標などを用意しておくのが望ましい。

まずは院長の思いを伝えて一体感を醸成

職員研修の冒頭にはオリエンテーションを行う。ここでは、院長や職員の自己紹介や今後のスケジュールの説明に加えて、「なぜ開業しようと思ったのか」「患者や地域に貢献するために、どういう診療所をつくりたいのか」などといった院長の経営理念を職員に周知徹底する。

理念の共有は、今後、同じ思いを持って行動する「組織」をつくりあげていく上で欠かせない作業だ。院長の思いを伝えることは、職員のモチベーションアップや組織の活性化にもつながる。そのため、職員たちには院長自身の言葉で直接、語りかけるようにしてほしい。

採用した職員の中には、別の診療所や病院での勤務経験がある人もいるだろう。こうした人には、新たなルールに沿って業務に当たってもらうよう伝えることも大切だ。

患者のサインに気づける職員に

職員研修のメインテーマを「接遇スキルの向上」に置く診療所は多い。身だしなみ、笑顔、マナー、言葉遣いに関する研修は、一般的なサービス業でも行われるが、患者本位のサービスを提供する上で職員に最も求められるのは「気づき」である。

受診者は心身に何らかの問題を抱えている人であり、不安や緊張感を持って来院する。そうした患者の声や表情から何に気づき、どう対応するのかが大切であり、これが医療機関に求められる接遇の特徴だろう。

例えば、患者がつらそうにしていたら、患者のもとに歩み寄り、冷たい水やひざ掛けなどを欲していないか聞く。緊急な診察を要すると考えられる場合は、医師や看護師の指示を仰ぎ、診察の順番を入れ替えるなど臨機応変な対応が必要だ。開業前の研修ではこうした基本的な接遇の知識や心得を伝え、模擬診療を繰り返しながらスキルを高めていく。

接遇は定期的に質の確認を

院長が患者の診察に追われるようになると、待合の様子をうかがい知ることが難しくなる。職員が高い接遇スキルを身につけ、患者対応に当たっていれば、医師は安心感を持って診察に集中できる。

一方で、接遇の難しさは、技術の習得ではなく、質の維持にある。頭で理解していても、つい行動が疎かになってしまいがちだからだ。

例えば、午前の忙しい時間に電話応対や院長からの指示、会計業務などが重なると、往々にして接

第1章 開業の手順

第2章 人事・労務管理

第3章 経営の課題と対策

22 開業前研修

遇が雑になってしまうもの。1人の職員の患者応対が雑になると、その傾向はすぐ院内に蔓延する。

開業後も定期的に接遇研修を実施したり、患者満足度アンケートに職員の接遇の項目を入れて患者の目を意識させるなど、質の維持に取り組む必要がある。

カルテ研修は数日に分けて実施

電子カルテやレセプトコンピューターの操作研修も、この研修期間内で数日に分けて行う。通常、指導に当たるのは、機器メーカーや販売会社のインストラクターである。短期間で集中的に詰め込むのではなく、数日に分けて実施することで、疑問点を都度クリアしながら、全職員がほぼ同じレベルの技術を習得できるようカリキュラムが組まれる。

こうした研修によって、保険請求業務の初心者でも、パソコン操作によほどのアレルギーがない限り、問題ないレベルまで達するはずだ。また、開業後も保険請求のタイミングで機器メーカーやコンサルタントのサポートを受けられるのであれば、習熟状況をあまり不安視する必要はないだろう。

開業直前の数日は、模擬診療によってこれまでの研修の最終確認をする。機器メーカーや製薬会社、医薬品卸などの営業担当者やコンサルタントなどに協力を仰いで患者に扮してもらうケースが多い。患者の立場から受付・診察・会計の流れを確認したり、時にはわざとトラブルなどを起こしたりして、患者対応のスキルが身についているかをチェックし、改善すべき点があれば皆で話し合う。

職員が相談し合うプロセスが大事

研修期間は、業務をスムーズに進めるために、全職員が相談し合いながら職員間の業務分担や院内ルールなどを決めていく時期でもある。文具などの

■開業前研修のスケジュール例
（火曜日に開院する場合）

月	火	
	【午前】 オリエンテーション 労務契約の説明 発注する院内備品のリストアップ 院内警備設備の説明 【午後】 医療関連基礎知識の研修 電子カルテ研修 医療機器研修	

月	火	
【午前】 電子カルテ研修 医療機器研修 【午後】 電子カルテ研修 医療機器研修 院内備品の確認・整理	【午前】 接遇研修 事務用品の確認 会計説明 【午後】 事務用品の確認 会計説明 院内ルール検討	

月	火	
【終日】 模擬診療 釣り銭準備	開 院 日	

備品のリストアップや発注、内覧会の準備など、職員共同で行う作業は意外と多い。

開業日までの緊張感を院長と職員で共有することは、職場の一体感の醸成やコミュニケーションを促す良いきっかけになる。こうした作業を雑務と感じさせるのではなく、一つひとつが診療所をつくり上げていくための重要なステップであることを伝え、職員の意識をうまく高揚させていきたい。院長の経営者としての手腕が、最初に問われる場面ともいえるかもしれない。

● 院長を悩ませる職員採用

水	木	金	土	日
【午前】 電子カルテ研修 医療機器研修 発注する院内備品のリストアップ 【午後】 電子カルテ研修 医療機器研修 院内備品の発注	【午前】 電子カルテ研修 医療機器研修 【午後】 電子カルテ研修 医療機器研修 院内備品の確認・整理	【午前】 電子カルテ研修 医療機器研修 【午後】 電子カルテ研修 医療機器研修 院内備品の確認・整理	休み	休み

水	木	金	土	日
【午前】 電子カルテ研修 医療機器研修 【午後】 電子カルテ研修 医療機器研修 院内備品の確認・整理	【終日】 模擬診療	【終日】 模擬診療	内覧会	内覧会

水	木	金	土	日

　Pitfallの事例では、採用面接の段階で人材に一抹の不安を感じたものの、職員の確保を優先して採用を決めたことで、問題が起きそうになった。採用に当たって気になる点があれば、面接の同席者や信頼できる人に相談すべきだろう。

　また、この事例からも分かるように、初顔合わせ会（食事会）には様々な利点がある。ポイントは話が盛り上がるようにカジュアルな雰囲気にすることで、内定者の素の性格を知れば、問題を事前に察知しやすくなる。

 THEORY 開業前研修は、職員同士の一体感やより良い組織風土を醸成する場になるよう心がける

23 職員の労務管理

Pitfall

レセプト業務を任せた職員がほぼ毎日残業

開業に当たり、医療事務の経験者の採用が必要と考えた内科医のW氏。応募してきたXさんは、導入予定だった電子カルテの使用経験があったため、面接後、すぐ採用を決めました。

開業後、事務職員のうちレセプト請求の経験があったのはXさんだけで、W氏も知識に乏しかったので、請求業務の多くをXさんに依頼。レセプト請求期間中、Xさんは毎日夜遅くまで残業しましたが、W氏は何の疑問も持たず、「大変な思いをさせて申し訳ない」と感じていました。

やがて、Xさんはレセプト請求の時期以外にも、業務改善マニュアルの作成などを理由にほぼ毎日残業。ところがある日、顧問税理士から「特定の職員にこれだけ残業手当を出しているクリニックはありません」と指摘され、W氏は不安を覚えました。

「残業承認制」の導入も視野に

そこでW氏は、残業の詳細を文書で報告するようXさんに依頼。しかし一向に提出されず、代わりに残業は大幅に減りました。不審に思ったW氏がXさんを問い詰めると、レセプト請求以外は残業時間にほとんど仕事をせず、残業手当が目的だったことを認めました。

今回のケースではまず、W氏がスタッフの採用時に電子カルテの使用経験を重視し、人柄などのチェックがおろそかになった可能性があります。また、レセプト請求業務をXさんに任せきりにした点も反省材料です。院長や院長夫人などが職員の仕事をある程度把握しておかないと、適切な注意ができません。

もっとも、レセプト業務の負担や要する時間を院長が正しく判断するのは容易ではありません。開業から数カ月はレセプト業務を外部委託し、要する時間や負担の程度を把握するという方法もあり得ます。その期間中、「プロ」の仕事を見ながら学べるメリットもあります。

なお、残業代の差額分については、本人同意の下で勤怠の修正をしてもらい、翌月の給与で調整することも可能です。ただし、社会保険労務士などに相談して慎重に行うことを勧めます。

※参考文献 『病医院のための職員トラブル解決マニュアル』(日経BP社、2011) 労働時間を巡るトラブル (p.72、福間みゆき分担執筆)

● 院長を悩ませる職員採用

　開業医がコンサルタントに持ち込む相談の大半は、労務関連のトラブルだ。院長は、病院の勤務医から突然、経営者になることがほとんどであるため、職員の人事・労務管理に関与した経験が乏しいのが、その大きな原因だろう。

　Pitfallの事例で示したような残業の管理はコスト面でも重要で、専門家などのアドバイスを受け、職種ごとに適正な残業水準になっているかを把握する必要がある。所定時間内の終業が基本である旨を職員に指導することも欠かせない。

　院長には経営者として、職員をまとめ上げていくリーダーシップが求められる。「知らないから」という理由で労務管理を他人任せにするのではなく、職員が安心して働ける環境をつくれるよう、積極的に関わる必要がある。そのためにも、労働基準法や労働契約法などの基本的な知識は身につけておきたい。

10人以上の職場では就業規則の作成が義務

　就業規則は、職員の雇用における労働条件や服務規則を明文化したものである。

　パートタイム労働者を含めて10人以上の労働者がいる事業場では、必ず就業規則を作成し、所轄の労働基準監督署に届け出なければならない。また、労働者が10人未満であっても、職場のルールが定まっていないことで労使間のトラブルに発展するケースが多いため、作成することが望ましい。

　就業規則に盛り込む内容は、労働基準法第89条で定められている（上表）。作成した就業規則は、

■ **就業規則の記載事項**

＜必ず記載しなければならない事項＞
- 始業・終業の時刻、休憩時間、休日、休暇、交替勤務制の場合は就業時転換に関する事項
- 賃金（賞与など臨時の賃金を除く）の決定、計算および支払い方法、賃金の締切、支払いの時期、昇給に関する事項
- 退職に関する事項（解雇の事由を含む）

＜定めを行う場合に記載しなければならない事項＞
- 退職手当（適用される労働者の範囲、退職手当の決定・計算・支払いの方法、退職手当の支払いの時期）
- 臨時の賃金（退職手当を除く）、最低賃金に関する事項
- 職員の食費、作業用品その他の負担に関する事項
- 安全および衛生に関する事項
- 職業訓練に関する事項
- 災害補償、業務外の傷病扶助に関する事項
- 表彰、制裁に関する事項
- 全労働者に適用される定めに関する事項

全職員に周知する必要があり、職員採用時に内容を説明したり、いつでも閲覧できるように事務室の所定の場所に置いておくなどの対応を取らなくてはならない。

　就業規則の例を92ページ以降に示すが、こうしたひな型やほかの診療所のものをそのまま流用するのは望ましいとはいえない。自院の実情に即した内容になっているか、直近の法改正に適合しているかといったチェックおよび修正が必要だ。

　なお、就業規則の不備で労使間トラブルが生じた場合、労基署などは労働者に有利な判断を下す傾向が強いことを、経営者は心得ておくべきである。

 THEORY 労務トラブルを防ぐためにも就業規則の作成は欠かせない。自院の実情に即したものを作ること

23 職員の労務管理

■ 就業規則の例

第1章　総則

（目的）
第1条　この就業規則（以下規則という）は、○○内科（以下医院という）の職員の就業および労働条件に関する事項を定めたものである。
　2　この規則および付属する諸規定において定められていない事項については、労働基準法その他関係法令の定めるところによる。

（適用範囲）
第2条　この規則は、全ての職員に適用する。ただし、次の者は別段の定めをした場合はこの限りではない。
　　（1）パートタイマー
　　（2）臨時に雇用される者
　　（3）特別な契約により雇用される者
　　（4）嘱託として雇用される者

（職員の定義）
第3条　この規則で職員とは、所定の手続きを経て採用され、医院の業務に従事する者をいう。

（規則順守義務）
第4条　医院および職員は、この規則を誠実に順守し、相互の協力と人格の尊重により、各々の職務について責任を持って遂行しなければならない。

第2章　採用

（採用）
第5条　職員の採用は、就職を希望する者の中から面接を行い、人格、技能、健康等を総合的に審査し、合格した者を採用する。

（職員選考書類）
第6条　就職を希望する者は、次の書類を医院に提出しなければならない。ただし、医院が認めた場合は、その提出を省略することができる。
　　（1）履歴書（写真添付）
　　（2）卒業（見込）証明書および学業成績証明書
　　（3）免許証、その他各種資格証明書
　　（4）その他医院が必要と認めた書類

（採用決定時の提出書類）
第7条　職員として採用された者は、速やかに次の書類を提出しなければならない。ただし、医院が認めた場合は、その提出を省略することができる。
　　（1）誓約書
　　（2）身元保証書
　　（3）秘密保持に関する誓約書
　　（4）健康診断書
　　（5）卒業証明書
　　（6）扶養控除等申告書
　　（7）通勤経路、振込先申請書
　　（8）源泉徴収票、年金手帳、雇用保険被保険者証
　　（9）その他医院が必要と認めた書類

●院長を悩ませる職員採用

2　　前項の提出書類について異動を生じた場合は、遅滞なく、必要な書類を添えて届けなければならない。

（試用期間）
第8条　新たに職員として採用された者は、採用の日から3カ月間を試用期間とする。
　2　　試用期間中に医院が不適格と認めた場合は、採用を取り消すことがある。
　3　　試用期間は勤務年数に算入する。

（異動）
第9条　医院は、業務上必要がある場合は、職員に職務、職種を変更させることがある。この場合、職員は正当な理由以外これを拒むことができない。

第3章　勤務時間・休憩時間・休日

（始業・終業の時刻および休憩時間）
第10条　医院の始業・終業の時刻および休憩時間については次のように定める。

曜日	始業時刻	終業時刻	休憩時間	就業時間
月・火・木・金	9時30分	18時30分	13時00分〜14時00分	8時間00分
土・日	9時30分	14時00分	無	4時間30分

　2　　具体的な職員の勤務時間は、週40時間を超えない範囲で各人ごとにあらかじめ勤務表において定めることがある。
　3　　始業時刻とはただちに業務を開始する時刻をいう。
　4　　パートタイマーおよび期間を定めて雇用している者については、労働契約書に示すとおりとする。

（始業・終業の時刻および休憩時間の変更）
第11条　業務上または交通事情等により必要のある場合は、全部または一部の者について、前条において決められる始業・終業の時刻および休憩時間を変更する事がある。
　2　　休憩時間について、業務に支障が出ないよう適宜繰り上げ、または繰り下げることができる。

（休日）
第12条　医院の休日は次のとおりとする
　　　　（1）水曜日
　　　　（2）国民の祝日および休日
　　　　（3）年末年始（原則として　12月29日〜1月3日）
　　　　（4）夏期休暇（原則として　　8月13日〜8月16日）
　　　　（5）その他医院が指定する日
　2　　上記、（4）および（5）においては、曜日により調整することがある。
　3　　パートタイマーおよび期間を定めて雇用している者については、労働契約書に示すとおりとする。

（振替休日）
第13条　業務上必要があるときは、前項で定めた休日に出勤させ、他の日を振替休日とする事がある。
　2　　休日を振り替えた場合、出勤した休日の勤務は通常勤務とする。

（適用除外）
第14条　次の職員は、この章に定める就業時間、休憩および休日に関する規定については適用しないものとする。
　　　　（1）医師
　　　　（2）管理監督の地位にある者
　　　　（3）機密事項を取り扱う者

次ページへ続く➡

23 職員の労務管理

■ 就業規則の例（続き）

(4) 監視または断続的業務に従事する者
(5) 日直または宿直業務に従事する者

（時間外勤務および休日勤務）
第15条　業務上必要とする場合は、時間外勤務または休日勤務をさせる事がある。

（災害時等の勤務時間）
第16条　災害時等その他避けることのできない事由によって必要のある場合においては、労働基準法第33条の定めより、その必要性の限度において、勤務時間を延長し、または休日に勤務させる事がある。

（時間外勤務、休日勤務の手続）
第17条　業務上時間外または休日に勤務を必要とする場合は、所定の手続きにより命を受けて就業するものとし、急を要するためあらかじめ命を受けることができないときは、事後速やかに承認を受けなければならない。
　　2　命令または承認を受けないものは、時間外勤務および休日勤務と認めないことがある。

（出退勤）
第18条　職員は、出勤および退勤の際は、その時刻を定められた方法で記録し医院に報告しなければならない。
　　2　職員は、始業時刻と同時に業務が開始できるよう出勤し、終了後は特別の用務の無い限り遅滞なく退出しなければならない。

（欠勤）
第19条　職員は、欠勤の場合は、事前に、事情によっては事後に理由を明確にした上、院長に届け出てその承認を受けなければならない。
　　2　欠勤は無給扱いとする。
　　3　私傷病による欠勤が1週間以上に及ぶ場合は、医師（医院が医師を指定する場合はその医師）の診断書を提出しなければならない。

（遅刻・早退・私用外出）
第20条　職員は、勤務時間に遅刻、早退または私用外出する場合には、事前に、事情によっては事後に理由を明確にした上、院長に届け出てその承認を受けなければならない。

（年次有給休暇）
第21条　継続勤務年数に応じ、前1年間（採用当初は6カ月）の全労働日の8割以上出勤した職員に対しては、下記の表のとおり勤続年数に応じた日数の年次有給休暇を与える。
　　2　年次有給休暇の起算日は本人の入職日とする。
　　3　年次有給休暇の申請については、事前申請を原則とし、理由を明確にした上院長に届け出てその承認を受けなければならない。ただし、業務に支障があるときは変更されることがある
　　4　年次有給休暇の残日数は、翌年に限り繰り越すことができる。ただし、1年間の日数は20日を限度とする。
　　5　パートタイマーおよび期間を定めて雇用している者で、労働基準法に基づく比例付与の対象者であるものには、比例日数分を与える。

（常勤者）

勤続年数	6カ月	1年6カ月	2年6カ月	3年6カ月	4年6カ月	5年6カ月	6年6カ月
付与日数	10日	11日	12日	14日	16日	18日	20日

●院長を悩ませる職員採用

（比例付与対象者）

週所定労働日数	勤続年数						
	6カ月	1年6カ月	2年6カ月	3年6カ月	4年6カ月	5年6カ月	6年6カ月
5日	10日	11日	12日	14日	16日	18日	20日
4日	7日	8日	9日	10日	12日	13日	15日
3日	5日	6日		8日	9日	10日	11日
2日	3日	4日		5日	6日		7日
1日	1日	2日			3日		

（生理日の就業が困難な女性職員に対する措置）
第22条　医院は、生理日の就業が著しく困難な女性職員が休暇を請求したときは、その者を就業させることはない。ただし、無給とする。

（産前産後休暇）
第23条　6週間以内（多胎妊娠の場合14週間以内）に出産予定の女性職員は、その申し出によって6週間以内（多胎妊娠の場合14週間以内）の休暇を取ることができる。
　　2　女性職員が出産したときは8週間の産後休暇を与える。ただし、産後6週間を経過した女性職員が勤務を申し出た場合は、医師が支障ないと認めた業務に就かせることがある。
　　3　産前産後の休暇は、無給とする。
　　4　妊娠中または産後1年を経過しない女性が請求した場合は第15条による時間外労働および休日労働または深夜労働を命じることはない。
　　5　妊娠中または産後1年を経過しない女性が請求した場合は、母子保健法による保健指導、健康診査を受ける時間を確保し、これに基づく指導を守ることができるよう勤務時間の変更等の措置を講ずるものとする。

（育児・介護休業）
第24条　職員のうち必要のある者は、医院に申し出て育児休業または育児短時間勤務の制度の適用を受けることができる。ただし、制度の適用時間分は無給とする。
　　2　職員のうち必要のある者は、医院に申し出て介護休業または介護短時間勤務の制度の適用を受けることができる。ただし、制度の適用時間分は無給とする。
　　3　パートタイマーおよび期間を定めて雇用している者は、関係法令の基準に達しない場合は適用しない。

第4章　賃金

（賃金）
第25条　職員に対する賃金については別に定める「賃金規程」による。

第5章　休職

（休職）
第26条　職員が次の各号の一つに当たるときは休職とする。
　　　　（1）自己の都合による欠勤が引き続き1カ月に達したとき
　　　　（2）業務外の傷病による欠勤が引き続き1カ月に達したとき
　　　　（3）刑事事件に関し起訴されたとき
　　　　（4）その他医院が必要と認めたとき
　　2　前項第1号から第3号までは、試用期間中の職員および第2条ただし書きの各号に掲げるものには適用しない。

（休職期間）

次ページへ続く➡

23 職員の労務管理

■ 就業規則の例（続き）

第27条　前条による休職期間は次の通りとし、別段の定めがない限り勤務年数に算入しない。

前条1項	1カ月まで
前条2項	4カ月まで
前条3項および4項	医院が必要と認めた期間

　　2　医院が必要とする場合は、近況報告をしなければならない。
　　3　休職期間は勤続年数に算入しない。

（休職期間中の取り扱い）
第28条　休職期間中の賃金は無給とする。
　　2　休職期間中は昇給を行わず、賞与その他の臨時給与も支給しない。

（復職）
第29条　休職期間満了までに休職事由が消滅したときは、復職願いを届け出て復職を申し出なければならない。
　　2　業務の都合上、従前の職務と異なる職務に配置することがある。

第6章　退職・定年および解雇

（退職）
第30条　職員が次の各号の一つに当たるときは退職とする。
　　(1) 退職を願い出たとき
　　(2) 死亡したとき
　　(3) 定年に達したとき
　　(4) 期間を定めて雇用した者の雇用期間が満了したとき
　　(5) 休職期間を満了しても復職できないとき
　　(6) 前各号に準ずるとき

（退職の手続き）
第31条　職員が自己の都合により退職しようとするときは、退職希望日の1カ月前までに退職届を提出し、院長の承認を受けなければならない。
　　2　退職に当たっては、業務引継・金品返還・債務完済をしなければならならない。

（定年）
第32条　職員の定年は満60歳とし、定年に達した日をもって自然退職とする。ただし、本人が定年後の再雇用を希望する場合は、最大満65歳に達した日まで雇用する。ただし、医院が認める場合は、65歳以降も再雇用することがある。
　　2　再雇用を希望する者のうち、前項の規定が適用されるのは、次の全ての要件を満たすものとする。
　　イ　本人が再雇用を希望し、勤務に精勤する意欲のある者
　　ロ　人事考課の結果、定年前の2年間が平均評価以上の者
　　ハ　直近の健康診断の結果、医師が業務遂行に支障がないとされた者

（普通解雇）
第33条　職員が次の各号の一つに当たるときは解雇する。
　　(1) 精神または身体の障害により業務に耐えられないとき
　　(2) 職務の怠慢や勤務成績が悪く、改善の見込みが無く、今後も満足な勤務が不能のとき
　　(3) 業務上の傷病が3年経っても治らず、打切補償をしたとき
　　(4) 休職期間を満了しても休職事由が消滅しないとき
　　(5) 試用期間中、職員として不適格と医院が判断したとき
　　(6) 懲戒解雇の事由に該当する事実があると認められるとき

●院長を悩ませる職員採用

(7) 事業の運営上のやむを得ない事情、その他これに準ずるやむを得ない事情により、事業の継続が困難なとき

(8) その他各号に準ずるやむを得ない事由があったとき

（解雇予告）
第34条　前条の定めにより職員を解雇するときは、30日前に予告をするか、平均賃金の30日分以上の解雇予告手当を支払い解雇する。ただし、次の各号の一つに当たるときはこの限りではない。
(1) 試用期間中の者で14日を経過しない者
(2) 懲戒解雇、その他本人の責に帰すべき重大な事由があるとき
(3) 天災事変、その他やむを得ない事由のため業務の継続が不可能なとき
(4) その他各号に準ずるやむを得ない事由があったとき
2　前項の予告日数は、1日について平均賃金を支払ったときは、その日数分だけ短縮する。

（金品の返還）
第35条　職員は、解雇または退職の際は、医院から貸与されている金品を返還しなければならない。

第7章　安全衛生

（順守）
第36条　職員は、安全および衛生に関する規定ならびに法令を守り、環境の整備と安全および衛生の保持に努めなければならない。

（安全衛生の基本心得）
第37条　職員は、次の全てを必ず順守することを要する。
(1) 安全および衛生について院長の命令・指示・合図等を守り実行すること
(2) 常に職場の整理・整頓・清掃・清潔・しつけに努めること
(3) 身体・着衣・履物等には常に気を配り、清潔を保つこと
(4) 職場に関わる安全衛生上の情報については院長に届け出ること
(5) 療養中と病後の就業および精神障害の疾病に関しては、主治医の指示に従うこと
(6) 健康診断、伝染病予防のために行う検査または予防接種などを受けること
(7) その他安全衛生に関して指示された内容に従うこと

（災害等の防止）
第38条　職員は、災害の防止に努めるとともに、危険の発生を知ったときは、臨機の処置を取るとともに責任者に報告しなければならない。

（就業禁止）
第39条　医院は、伝染性の疾病、精神病または就業することによって病状が増悪する恐れのある疾病にかかった職員については、就業を禁止することがある。
2　就業を禁止された職員が就業する場合には、医院の指定する医師の診断書を提出しなければならない。
3　就業禁止により就業しないときは無給とする。
4　職員は、本人もしくは家族、同居人が伝染病にかかり、あるいはその疑いがあるときは、ただちに院長に報告するとともに必要な措置をとらなければならない。

（健康診断）
第40条　医院は職員に対し、毎年定期に健康診断を行う。
2　健康診断の結果、通常の勤務に従事することが不適応と認められたものに対し、院長は就業制限、その他健康保持の上で必要な措置をすることがある。

次ページへ続く➡

第1章　開業の手順

第2章　人事・労務管理

第3章　経営の課題と対策

23 職員の労務管理

■ 就業規則の例（続き）

第8章　業務上災害補償

（業務上災害補償）
第41条　職員が業務上、または通勤途上において災害を被った場合には、労働者災害補償保険法に基づく保険給付をもって災害補償に代える。あるいは、加害者である第三者により補償を受けたときは、その金額に相当する額は支給しない。
　　2　前項の災害による欠勤は無給とする。

第9章　服務心得

（服務基本）
第42条　職員は、医院の業務内容をよく理解し、この規則を守り、院長の指揮命令に従わなければならない。

（服務心得）
第43条　職員は、次の事項を厳守しなければばらない。
　　　　(1) 常に健康に留意し、技術の習熟に努め、積極的な態度をもって勤務すること
　　　　(2) 患者・医院・職員の名誉・信用を傷つける行為をしないこと
　　　　(3) 業務上知り得た機密を守ること
　　　　(4) 職務上の権限を超えた行動をしないこと
　　　　(5) 業務に関し第三者から不当な金銭・物品を受領しまたは要求・約束しないこと
　　　　(6) 在籍のまま許可なしにほかに就業しないこと
　　　　(7) 服務時間中は許可なく私用外出をしないこと
　　　　(8) 医院内での宗教、団体、政治活動は医院の許可なくしないこと
　　　　(9) 他人の職務を妨げないこと
　　　　(10) 始業時刻には仕事が開始できる体制でいること
　　　　(11) 服務時間中に過失のあったときは、院長に申し出ること
　　　　(12) 医院の施設・備品は、注意して取り扱い、業務以外の目的でこれらを使用しないこと
　　　　(13) 医院の物品は、院長の許可なく使用し、また、持ち出さないこと
　　　　(14) 勤務時間中は医院の業務に専念すること
　　　　(15) 職場は常に整理整頓に注意し、盗難、火災の予防と衛生に留意すること
　　　　(16) 患者に対して信念と親切をもって処遇するとともに、その心情を理解し応対に細心の注意を払い、患者、その近親者の安心と信頼を損なうような言動を慎むこと
　　　　(17) 勤務その他に関する届け出を怠たり、また偽った届け出をしないこと
　　　　(18) 前各号のほか、本規則その他諸規則に違反するような行為をしないこと

（研修・教育）
第44条　医院は、職員の技能・安全衛生・資質の向上を図るために必要な研修・教育を行う。
　　2　医院は、職員に対し業務上の必要により研修・教育に参加させることがある。
　　3　職員は、前項の計画に積極的に参加し、資質の向上を図るとともに後進の指導に努めなければならない。

第10章　制裁

（制裁の種類）
第45条　制裁は次の5種類とし、適用は医院が定める。なお、情状により二つ以上合わせて行うことがある。
　　　　(1) 訓戒：始末書を取り、その責任を確認し将来を戒める
　　　　(2) 減給：1回の額の限度は平均賃金の1日分の半額とし、1カ月における減給額の合算額は、当期間の賃金額の10分の1の範囲内とする
　　　　(3) 出勤停止：10日以内の自宅謹慎とする。その期間中は賃金を支給しない
　　　　(4) 諭旨：説諭し退職届を提出するように勧告し退職させる
　　　　(5) 懲戒解雇：予告をせず即時解雇する。行政官庁の認定を受けたときは、予告手当を支給しない

●院長を悩ませる職員採用

（訓戒・減給・出勤停止および諭旨退職）
第46条　次の各号の一つに当たるときは、訓戒、減給、出勤停止、または諭旨退職に処する。
　　　(1) 正当な理由なく遅刻・早退・私用外出・欠勤を重ねたとき
　　　(2) 過失により災害または業務上の事故を発生させ、医院に損害を与えたとき
　　　(3) 院長の許可を得ないで、しばしば職場を離れたとき
　　　(4) 入退場・物品の持込持出、出勤もしくは退社の時刻の記録ならびに勤務・諸休暇・医院施設の利用、その他に関する手続・届出を怠ったとき
　　　(5) 医院の施設・設備・機材・備品・その他消耗品等について定められている用法もしくは通常の使用方法に反してこれを使用し、医院に損害を与え、またはこれを私用したとき
　　　(6) 患者やその家族および取引先の不信を招く応対方法、ずさんな接客サービス等、対外的業務に誠実を欠き、医院の信用を傷つけたとき
　　　(7) 風紀を乱し、もしくはほかの職員の業務を妨げて、医院内の秩序を乱したとき
　　　(8) 医院と利害関係にあるものに対し、金品の貸借・取引およびその周知をしたとき
　　　(9) 医院の諸規則、指示命令に違反したとき
　　　(10) 前各号に準ずる規律違反の行為があったとき

（懲戒解雇）
第47条　次の各号の一つに当たるときは、懲戒解雇に処する。
　　　(1) 無届欠勤が引き続き14日以上にもしくは4カ月以内に4回以上に及んだとき
　　　(2) 不正な方法により、出勤もしくは退社の時刻を偽って記録し、または報告したとき
　　　(3) 在籍のまま許可なしにほかに就業したとき
　　　(4) 院長の許可を得ないで職場を離脱し医院の業務に支障を与えたとき
　　　(5) 医院の業務命令または指示に従わないとき
　　　(6) 業務上知り得た機密を洩らしたり、信用・名誉を損なったとき
　　　(7) 医院が所有もしくは保管中の金品を窃取もしくは横領し、または不正方法により持ち出し、あるいはその物により、営利行為をしたとき
　　　(8) 医院の承認を得ないで、院内および附属設備内において、集会・演説・貼紙・掲示・その他これに準ずる行為をしたとき
　　　(9) 故意または過失により災害または業務上の事故を発生させ、または医院の施設・設備・機材・備品・その他消耗品等を損傷し、医院に重大な損害を与えたとき
　　　(10) 許可なく医院の金品・資料・薬品・器具等を持ち出したとき
　　　(11) 医院もしくは院長の印章もしくは署名のある文書を偽造もしくは変造し、またはこれを行使したとき
　　　(12) 刑事事件で有罪の判決を受けたとき
　　　(13) 経歴を偽り入職したとき
　　　(14) 第43条に定める服務規律について、再三の改善指導によっても改まらず、同じ行為、行動、違反を繰り返し、職場に悪影響を及ぼすと判断されるとき
　　　(15) 前各号に準ずる規律違反の行為があったとき
　　2　前項に掲げる事項に当たる場合でも情状酌量し、普通解雇、または自己都合退職とすることができる。

（弁償）
第48条　職員が制裁を受けた場合でも、医院に加えた損害については、不注意または故意の程度により損害の全部もしくは一部について賠償の責任を負う。

附則

1.この就業規則は、○○年○月○日より実施する。
2.この規程に記載のない事項や解釈上の疑義については院長がこれを決定する。
3.この規程は関係諸法規の改正および社会事情の変化などにより改廃することがある。

第1章　開業の手順

第2章　人事・労務管理

第3章　経営の課題と対策

24 給与・社会保険

Pitfall
昇給が前の職場より少ない！

開業場所も決まり、内科診療所のオープンに向けて準備に余念のないX氏。勤務先の病院の上司や先輩に退職する意向を伝え、そろそろ自院の職員採用について考え始めていました。

ある日の昼食時のこと。病院の食堂で一緒になった女性看護師Yさんから、X氏の新しい診療所で働きたいとの申し入れがありました。X氏も日ごろからYさんを信頼していたので、渡りに船でこの申し入れを受けました。

待遇面に関してYさんは、病院でもらっているのと同額の給与と賞与を希望。X氏はこれを支払うことで了承しました。一方でX氏は、できるだけ費用負担を減らすために、(1) 協会けんぽではなく医師国民健康保険へ加入すること、(2) 厚生年金ではなく、Yさん自らの負担で国民年金に加入すること——などを求めたところ、Yさんも了解しました。

病院と同水準の昇給は困難

開業後、経営が苦しいながらもX氏は、以前の勤務先の病院と同じ給与・賞与額をYさんに支給。ところが、開業した翌年の春に問題が起こったのです。それは、給与の昇給額についてでした。

病院では看護師不足に直面していたため、引き留めを図る目的で給与のみならず昇給面でも厚遇していたのです。一般的に事業規模が小さい診療所では病院よりも人件費が重くのしかかる上、X氏の診療所はまだ開業後間もないので、病院と同水準の昇給など到底できません。

X氏とすれば、年2回の賞与を支給し、少ないながらも頑張って昇給させたつもりだったのですが、Yさんには、「病院勤務時よりも処遇が下がった」と感じられ、大きな不満となってしまったようです。

昇給の差は将来の給与の差に直結し、生活面にも大きく影響します。その点を考慮すると、Yさんからすれば当然の不満であったわけです。

X氏は職員の採用時に、昇給面まで考えが及ばなかったのを反省しました。結局、Yさんは昇給面の不満を理由に退職してしまいました。

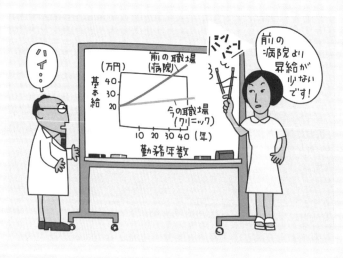

● 院長を悩ませる職員採用

　開業時に、勤務していた病院で一緒に働いていた職員を雇用したいと考える院長は少なくない。確かに顔なじみの職員がいれば、開業当初からスムーズに意思の疎通を図れるメリットがあり、職員のリーダー格に据えて院長の右腕として働いてもらうことが可能だ。

　ただ、以前勤務していた病院と同じ処遇で迎えるのは難しいもの。特にPitfallの事例のように、看護師となると、病院並みの給与を支払うのは難しい。以前勤めていた病院の医療従事者を採用するときは、その点をしっかり伝えておくべきである。

人事評価制度の導入も考慮

　診療所では、パートタイム職員の比率が高いこともあって、看護師などの専門職を除くと、基本的に給与や賞与を横並びで固定化しているケースが多い。ところが、仕事への適性や能力に職員間の差があると、「あの人よりも働いているのに努力が報われない」という感情が職員に芽生え、モチベーションに少なからず影響を与えることになる。

　こうした事態を防ぐため、最近では人事評価制度を導入し、給与に反映させる診療所が出てきた。

　診療所における人事評価制度は、運用のしやすさの観点からシンプルに組み立てている例が多い。例えば、ある診療所では医師が望む人材像に対して、10項目ほどの達成目標を設定し、職員別に5段階の評価をつけている。業務経験や保有する資格等から初任給与を設定しつつ、この人事評価制度の結果を昇給や賞与に反映させているという。

　職員にとっては、努力の成果が給与に反映されれば達成感が生まれやすい。職員の優劣を決めるのではなく、成長を促すツールにするには、評価の公平性の担保や、制度を浸透させる努力が必要になる。こうした人事制度を導入する際は、労務関係に詳しいコンサルタントの協力を仰ぐのも一考だ。

事業主が保険料を一部負担

　職員を雇用すると、給与を支払う必要に加え、社会保険に加入し、事業主が保険料を一部負担（労使折半）する義務も生じる。

　パートを含め職員を1人でも採用した場合は、労働者災害補償保険への加入が義務付けられる。また、1週間の所定労働時間が20時間以上で、31日以上雇用する見込みがある場合は、雇用保険に加入しなければならない。

　法人立か、職員が5人以上いる個人立の診療所では、健康保険・厚生年金保険への加入義務がある。パートであっても、1カ月の所定労働日数が正規職員の4分の3以上の場合は、健康保険・厚生年金保険の加入対象となる。

　社会保険の適用事業所となる場合は、労働保険に関しては労働基準監督署、雇用保険に関してはハローワーク、健康保険・厚生年金保険に関しては社会保険事務所に、事業主が所定の届け出をしなくてはならない。

　社会保険への加入を怠ると、過去に遡って保険料を徴収されることもあるため、加入適用条件などをしっかりと確認しておきたい。

**THEORY　給与制度を工夫して職員のモチベーション維持を。
社会保険への加入義務があるかどうか要確認**

25 職員への接し方

Pitfall
経験が壊した職場の和

30歳代で開業を志した小児科医のY氏。オープニングスタッフの中で最も期待していたのが、事務職のZさんでした。小児科クリニックに以前勤務し、レセプトチェックやオンライン請求など一通りの経験がありました。開業の準備期間、Zさんは不慣れなY氏を支え、備品の購入や業務マニュアルの作成などを担当。患者が来院した後の業務フローも考えてくれました。

小児科の診療所が少ない地域でもあり、Yクリニックには開業当初から多くの患者が来院。昼休みもほぼ取れない状況が何日か続きました。そんな中、Zさんから「経験が豊富で仕事もたくさんしているのに、ほかの人と時給が同じなのは納得できない」と不平を言われました。

その言い分をもっともだと思ったY氏は、Zさんに辞められると診療が回らなくなるという不安もあり、彼女の時給を1.2倍に上げることにしました。

「仕事を教えてもどうせできない」

その後も患者数は順調に増えたので、Y氏はさらに職員を複数採用しました。ところが、新しい職員は数カ月で立て続けに辞職。その後、経験豊富で人柄も良いAさんを新たに採用しましたが、数日後に「辞めたい」と申し出てきました。職員の辞職が続き、Aさんまで辞職を願い出るのは何かあると感じたY氏は、Aさんと個別に面談することにしました。

結果、分かったのはZさんが職場の雰囲気を壊していた実態。Aさんいわく、朝の診療前にスタッフルームで院長や同僚、患者の愚痴を言ったり、新人の育成係なのに仕事を全て囲い込んだりしているとのことでした。

現状打開のため、Y氏はZさんと個別に面談。Aさんから聞いたことは伏せて事実を確認したところ、「どうせ仕事を教えても十分にできないだろうから私がやっているんです。患者さんも面倒な人が多いし、悪口だって言いたくなります」と言い放ちました。

Y氏が諭すと、Zさんは一応の理解を示したものの、後日自ら退職しました。その後、職員は定着するようになりました。

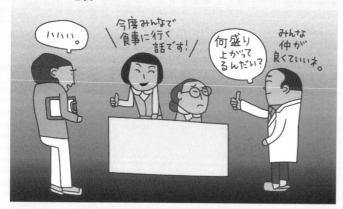

● 院長を悩ませる職員採用

■ 院長が職員に関与する場面とそのポイント

場面	ポイント
採用時	労働条件だけでなく、診療所の経営理念や診療方針、望ましい人材像、行動目標などを説明する。職員の適性などを判断し、期待する役割なども伝えられるとよい
朝礼（場合によっては終礼）	基本的に毎日開催。当日の予定を共有するほか、前日にあった問題点などを職員に報告させて改善策を検討、職員に周知する。参加できない職員には「申し送りノート」に問題点を記入してもらい、朝礼で決まった改善策も追記する
職員ミーティング	月1回程度、昼休み時間を使って開催。「患者サービス向上」「接遇スキルアップ」「院内感染防止対策」「診療所内の業務改善」などのテーマを設け、院長も含めた職員全員で話し合う。それぞれの職員に「患者サービス向上係」などの役割を与え、数カ月に1回、取り組みを発表してもらいながら、その内容について話し合う形式も
個別面談	人事評価や賞与査定のタイミングなどで、院長がそれぞれの職員と面談。職場への不満や希望を聞き出す。この場面でも、それぞれの職員に期待する役割や院長の思いなどを伝える

　少人数で運営される診療所は、医師、看護師、事務職員との間に濃密な人間関係が形成されやすい。気持ちが同じ方向を向いていれば強固な組織になる一方で、1人の職員の不満や問題行動がとたんに連鎖する脆さを持ち合わせている。そこで考えなければならないのが、職員への関わり方だ。

　職員の定着率の低さを分析すると、医師が診療に専念するあまり、現場のトラブルや問題職員の存在に気づかない、もしくは逆に職員に対して一方的に要求したり指導が厳し過ぎるなど、医師自身の対応に起因することが少なくない。

改善策を検討する際は職員を巻き込む

　こうした小さな組織を運営していくに当たって、院長は「プレーイングマネジャー」の姿勢で職員に接するべきだ。つまり、患者にとってより良く、職員にとって働きやすい診療所にするために、問題を共有し、一緒に改善していこうとする姿勢である。

　改善策を検討する際は、院長がトップダウンで決めるのではなく、できるだけ職員を巻き込んで考えた方が、良好な職場風土を醸成できる。

　院長が職員に関わる場としては、採用時や日々の朝礼、ミーティング、個人面談などがある（上表）。こうした場を積極的に活用し、自分の思いを伝えたり、職員の不満や希望を聞き出すなど、職員に関わる機会を増やすようにする。この中で職員トラブルの存在を早めに察知できれば、解決も容易になるはずだ。

　Pitfallの事例では、立て続けに退職者が出た段階で、院長のY氏が各職員への個人面談などを行い、職場の問題点を確認すべきだった。Zさんのスキルを評価するにしても、給与規程をしっかり作成した上で、レセプト処理などの熟練度に対する手当を払うのが妥当な対応だっただろう。

THEORY 院長は職員に関わる機会を増やすよう心がける。
改善策を検討する際は、できるだけ職員を巻き込む

26 医院の広告

Pitfall
広告を一切打たずに開院したら…

診療所のオープンを翌月に控えた整形外科医のZ氏は、開業を決意してからこれまでの2年間に思いをはせていました。一番苦労したのは、何といっても開業場所の選定でした。

物件は表通りから小道を一本奥に入ったところにあり、立地としてはあまり良いとはいえません。

しかしテナント面積は50坪あり、広いスペースが必要な整形外科にはとても魅力的でした。手ごろな賃料で築年数も浅かったので、Z氏は思い切ってこの物件に決めたのです。

人目に付きにくい場所での開業の場合、オープン前の広告活動が重要になります。Z氏も広告代理店から、(1) 内覧会の実施、(2) ポスティング、(3) 新聞折り込みチラシ、(4) 近隣施設への挨拶回り——といった宣伝方法の提案を受けました。

資金節約のために広告打たず

ところがZ氏は、最終的にどれも行わないことにしました。その最大の理由は、運転資金の確保。先輩の開業医から、開業当初は患者が少なく運転資金に困ることを聞かされていたのです。

広告に費やす予定だったお金は全て運転資金に回し、開業準備以外の空き時間もアルバイトをして資金をためました。競合する近隣の整形外科診療所は、高齢の医師が古い建物で診療している1軒しかなかったことも、広告に力を入れなかった理由でした。「新しい診療所ができれば、住民は必ずこちらを選ぶはず」とZ氏は自信を持っていました。

結局、広告らしい広告は一切せずに診療所はオープン。Z氏は「開業初日なのだから、多くの患者が来るだろう」と考えていました。

ところが結果は、近所の患者が数人来院しただけ。広告活動をしなければ、地域住民に対する診療所の認知度は上がりません。ましてや、新しい診療所がオープンしたからといって、かかりつけ診療所からすぐ替えようと思う患者はあまりいないでしょう。

完全に目論見が外れたZ氏は、広告を軽視したことをとても後悔しました。

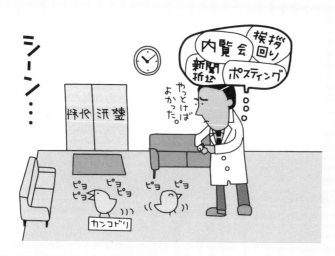

● 開院前に行う広告・広報の準備

診療所にとって「開業の告知」は、最大の広告機会であるといっても過言ではない。承継開業や医療モールの中での開業であれば、地域住民からの認知度が比較的高い状態からスタートできるが、それ以外の場合は認知度ゼロからのスタートとなる。これまで通っていた診療所から自院に移ってきてもらうためにも、まずは「診療所の存在を知ってもらうにはどうしたらいいか」を考える必要がある。

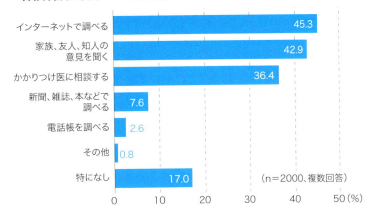

■医療機関を選ぶときの情報源（健康保険組合連合会「医療・医療保険制度に関する国民意識調査」[2017年10月]より）

- インターネットで調べる　45.3
- 家族、友人、知人の意見を聞く　42.9
- かかりつけ医に相談する　36.4
- 新聞、雑誌、本などで調べる　7.6
- 電話帳を調べる　2.6
- その他　0.8
- 特になし　17.0

（n=2000、複数回答）

それぞれの広告媒体に長短

診療所の広告媒体としては、駅看板などの交通広告、野立て看板、電話帳などの継続性の高い媒体のほか、新聞折り込みなどの一過性の広告、診療所自体が情報発信源となるパンフレットやホームページなどが挙げられる。

駅看板は、都市部の医療機関でよく使われる媒体だ。主な患者が駅の乗降客だと想定する場合に、診療所の存在をアピールする上で有用になる。一方で、広告料金が比較的高いため、開業後に患者数が安定してきたら更新を見直す必要があるだろう。電車・バス内広告やバスのアナウンス広告は、診療圏が比較的広い科目に適した広告媒体だ。

野立て看板は、車での来院が多い地域で有効な広告媒体。道案内の役割も果たせる。制作費用や設置料金は高めで、汚れが目立つと逆効果になる点に注意したい。

電話帳広告は、かつては診療所にとって一般的な広告手法だったが、患者への訴求効果でインターネットに押されている。健康保険組合連合会が2017年に国民2000人を対象に実施した「医療に関する国民意識調査」では、患者が医療機関を選ぶときの情報源として、「口コミ」や「インターネット」が上位にランクされている一方で、以前から広く利用されてきた電話帳は2.6％（複数回答）まで下がっている（上図）。口コミが期待しにくい精神科や婦人科などでは広告効果があるかもしれないが、やや限定的だろう。

電柱広告は診療所の存在をアピールするというよりは、主として道案内の役割を果たす媒体だ。掲出場所によっては、街路樹などに隠れて歩道から見えにくかったり、付近に人通りがほとんどないケースもある。掲出場所の候補地を実際に歩いて、自分の目で確認するとよい。

開業前にはインパクト重視で

新聞の折り込みチラシやポスティング（葉書やチラシのポストへの直接投函）などの一過性の広告は、伝える情報を明確に絞り込むことでインパクトがあり、特に内覧会の開催告知などの「ここぞ」というタイミングで高い効果を発揮する。これらは配布地域を指定できるため、地域密着型の診療所に特

26 医院の広告

に適した広告媒体といえるだろう。

　診療所のパンフレットやホームページなどの自院が作る媒体は、広告（advertising）というより広報（public relations）と捉える方が理解しやすい。ここには、院長から地域へ向けたメッセージ、経営理念、院長のプロフィール、診療方針の解説など、直接的な医療の枠を超えた診療所をより身近に感じられる情報を盛り込む（ホームページ作成上の注意点については本章第27項を参照）。

　パンフレットは企業でいうところの会社案内であり、ホームページはパンフレットの情報をより深く補足するとともに、診療所のリアルな情報を伝える媒体。それぞれが機能を補完し合う性格を持つため、デザイン上の色使いやトーン、表記にも統一感を持たせたい。パンフレットは内覧会で利用するため、制作スケジュールをしっかり管理しておく。

■広告が禁止されている事項（厚生労働省「医療広告ガイドライン」より）

専門外来（例外あり）、死亡率、術後生存率、未承認医薬品による治療の内容

内容が虚偽にわたるもの
- × 「絶対安全な手術です！」
- × 「厚生労働省の認可した○○専門医」（本当は学会が認定）

ほかの医療機関との比較広告（比較優良広告）
- × 「肝臓癌の治療では日本有数の実績があります」
- × 「当院は県内一の医師数を誇ります」

誇大広告
- × 「知事の許可を取得した病院です！」（当然のことなのでNG）
- × 「○○手術は効果が高く、お勧めです」（科学的根拠が乏しい場合）

患者の主観に基づく治療内容や効果に関する体験談
個人が運営するウェブサイト、SNSの個人のページや第三者が運営するいわゆる口コミサイト等への体験談の掲載は広告に該当しないが、医療機関が広告料などの便宜を図って掲載を依頼している場合などは認められない

治療内容や効果について、患者を誤認させる恐れのある治療前後の写真
術前または術後の写真に通常必要とされる治療内容、費用に関する事項や、治療の主なリスク、副作用に関する事項などの詳細な説明を付した場合は可

公序良俗に反する内容の広告

その他、品位を損ねる内容、他法令に抵触する内容
- × 「期間限定で○○療法を50％オフで提供しています」
- × 「○○錠を処方できます」（医薬品医療機器等法の広告規制に抵触、「ジェネリック医薬品を採用しております」は可）

広告内容には厳格な規制

　医療機関の広告行為は、医療法第6条5の規定によって、厳格に規定されている。これは、医療という極めて専門性の高いサービスについて、不当な表現や情報の氾濫を制御することで患者の混乱を防ぐことを目的としたものである。

　2017年6月の医療法改正で医療機関のウェブサイトも広告規制の対象となり、2018年6月からは改正された「医業若しくは歯科医業又は病院若しくは診療所に関する広告等に関する指針（医療広告ガイドライン）」が運用されている。

　この改正でまず注意すべきは、自院の広告やウェブサイトに、「広告が禁止されている事項」（いわゆるネガティブリスト左表）の項目が含まれていないかを確認することだ。

　さらに、自院の広告が「(1) 看板やテレビCM、折り込みチラシなど、患者に対して医療機関側から積極的な情報発信を行う広告」なのか、それとも「(2) 患者が自ら求めて情報を入手しに行く医療機関のウェブサイト、患者が希望して購読するメールマガジン、患者の求めに応じて送付するパンフレットなどの広告」なのかを区別する。

　(1)の場合、掲載できるのは従来通りの「広告可

●開院前に行う広告・広報の準備

能な事項」(いわゆるポジティブリスト、下表)の13項目のみとなる。

ガイドラインをよく理解し、自院の認知度を高めるためのアピール手段をしっかり検討したい。

■広告可能な事項（厚生労働省「医療広告ガイドライン」より抜粋）

1. **医師である旨**
2. **診療科名（「広告可能な診療科名の改正について」(2008年3月31日医政発第0331042号通知)で規定）**
   (1) 単独での広告が可能なもの（内科、外科、精神科、アレルギー科など）
   (2) (1)に身体や臓器の名称を組み合わせたもの（呼吸器内科、循環器内科など）
   (3) (1)に患者の年齢、性別等の特性を組み合わせたもの（老年内科、女性内科など）
   (4) (1)に診療方法の名称を組み合わせたもの（内視鏡内科、人工透析内科など）
   (5) (1)に患者の症状、疾患の名称を組み合わせたもの（糖尿病内科、脂質代謝内科など）
   (6) (2)から(4)の複数の事項を組み合わせたもの（老年・呼吸器内科、消化器内科（内視鏡）など）
   ・医療機関に勤務する医師1人につき、主たる診療科名は原則2つ以内とし、広告に当たっては主たる診療科名を大きく表示するなど、ほかの診療科名と区別する
   ・不適格な組み合わせのものや、法令に根拠のない名称は広告できない（内科と整形の組み合わせや、女性科、ペインクリニック科、呼吸器科、循環器科はNG）
3. **診療所の名称、電話番号、所在地、診療所の管理者の氏名**
   ロゴマーク、最寄り駅からの道順、案内図なども含む
4. **診療日、診療時間、予約による診療実施の有無**
   診療日ではなく休診日を明示しても可。予約を受け付ける電話番号、ホームページのURL、Eメールアドレスを示してもよい
5. **法令の規定に基づき一定の医療を担うものとして指定を受けた診療所または医師である旨**
   保険医療機関、労災保険指定診療所、生活保護法指定医療機関など
6. **入院設備の有無、病床種別ごとの数、医師、看護師などの人数など**
   敷地面積、床面積、階層数、医療機器の配置状況・写真（MRI、CT、ガンマナイフなど一般名称で広告可）、建物の外観、内装の写真を表示してもよい
7. **医師、薬剤師、看護師などの氏名・年齢・性別・役職・略歴など**
   非常勤の医療従事者に関しては非常勤である旨や勤務する日時も示すこと。専門医資格の認定を受けた旨も表示可能
8. **患者または家族からの医療に関する相談に応じるための措置、医療安全を確保するための措置、個人情報の適切な取り扱いを確保するための措置など**
   休日・夜間の診療の実施、診療録の電子化、セカンドオピニオンの実施、医療機関内で症例検討会を開催している旨、個人情報の保護ポリシー、平均待ち時間、開設日、診療科別の診療開始日など
9. **紹介できるほかの医療機関、介護サービス事業者などの連携体制**
   共同利用できる医療機器や紹介率・逆紹介率なども表示可能
10. **診療録などの提供に関する事項**
    診療録その他の諸記録の情報について、その開示等の手続きに関する事項、相談窓口の連絡先、提供の実績等
11. **厚生労働大臣が定める範囲における検査、手術などの医療に関する事項**
    検査、手術その他の治療の方法を分かりやすい表現で表示可能、往診の実施なども含む
    ＜記載例＞
    「術中迅速診断を行い、可能な限り温存手術を行います」
    「PET検査による癌の検査を実施しております」
12. **平均的な入院日数、外来患者数、入院患者数など**
    手術件数、分娩件数、在宅患者の数、平均病床利用率、セカンドオピニオンの実績、患者満足度調査を実施している旨なども含む
13. **その他、厚労大臣が定める事項**
    健康診断、人間ドックの実施などの表現は可。ただし遺伝子検査、アンチエイジングドックなどの表現は不可。予防接種の実施、治験の実施、クレジットカード使用の可否、駐車設備に関する事項、送迎サービスの有無なども表示可能

**THEORY　広告媒体の長所・短所を把握して効果的な広告を。
広告規制に抵触しないよう、内容を確認する**

27 ホームページの活用法

Pitfall
ホームページが間に合わず、開院1週間で患者数人

都心のビジネスマンをターゲットに心療内科クリニックの開設を計画するA氏は、開業コンサルタントからホームページによる広告戦略の重要性を聞かされ、開院までに万全の準備を整えるつもりでした。開業時の新規患者獲得に効果を発揮した実績のあるホームページ制作会社をコンサルタントから紹介されたものの、デザインの好みが合わず、A氏は自ら探した他社に制作を頼みました。

しかし、開院の前月になっても制作は滞ったまま。契約では制作工程の進捗に応じて料金を払う予定でしたが、「人員を増やして制作スピードを上げる」という理由で料金の前払いまで督促されました。A氏は一瞬「詐欺かも」と警戒しましたが、ホームページがなければ開院しても患者が集まらないと考え、前払いに渋々応じました。

リスティング広告を出せない！

しかし結局、開院日にホームページは完成せず、来院患者はほぼゼロ。開院から3日たっても完成する気配がないため、コンサルタントはA氏に、ホームページ制作会社を変更し、リスティング広告をすぐ出すよう進言しました。リスティング広告とは、検索エンジンでキーワード検索した際、その検索結果と連動してトップページが表示される広告です。

A氏は制作会社に途中解約を申し入れ、別の制作会社に依頼。引き継いだ制作会社は至急ホームページの体裁を整え、そこにリンクさせる形でリスティング広告を掲載できるようにしました。この時点で開院から1週間が経過していました。

広告の効果はすぐ表れ、掲出当日に約10人が来院。1カ月後には1日平均20人台、2カ月目は30人台、3カ月目には40人台と、順調に患者数は伸びました。最初の制作会社には、前払いした制作費に少し色を付けて返金してもらいました。

制作会社を選ぶ際のチェックポイントとしては、(1) 会社の経営が安定しているか、納期やトラブル時の対応などが契約書に明記されているか、(2) ホームページの制作実績や人員体制はどうか、(3) 開院後の来院患者増加に向けたフォロー体制はどうか——といった点が重要になります。

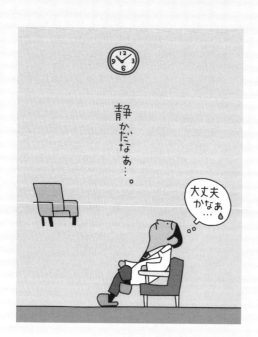

●開院前に行う広告・広報の準備

　Pitfallの事例でも分かるように、新設の診療所が認知されるのは、思った以上に時間がかかる。病気にかかっていない人の多くは、普段、診療所の存在を気に留めておらず、病気になって初めてインターネットなどで情報収集を始めるからだ。こうした患者に診療所の存在を知ってもらうためにも、開業時のホームページ開設は必須といえる。

　診療所のホームページに掲載すべき基本事項としては、(1) 診療所名、(2) 診療日・時間、(3) 診療内容 (疾患名や症状など)、(4) 診療所の所在地 (分かりやすい地図付きで)、(5) 院長の経歴 (できるだけ顔写真も掲載する)──などが挙げられる。患者がホームページを見たときに、「自分の症状で受診してもよさそうか」「診療時間・場所は」「医師はどんな人なのか」といった情報を簡単に入手でき、受診に結びつくようなレイアウトにするとよい。

患者の利便性を重視したコンテンツを

　ホームページは看板などと異なり、収載できる情報量が多い。しかも、リアルタイムな情報更新が可能であることが、ほかのPR媒体にはない大きなメリットとなる。

　とはいえ、開業前後の忙しい中で、ホームページのコンテンツを充実させる手間はできるだけ少なくしたい。重要なのは、むやみに情報量を増やすのではなく、患者の利便性につながる機能と、インターネットならではのコンテンツを重視して盛り込み、メリハリを付けることだ。

　患者の利便性を高めるサービスとしては、問診票のダウンロードや予約システムの採用、疾患別の診療内容や検査内容の分かりやすい説明、紹介を行う際の提携医療機関などが挙げられる。一方、インターネットならではのサービスとしては、生活習慣病を予防するための方法や健康管理のアドバイ

スを日替わりで表示したり、医師によるブログの展開などがある。

　自院のホームページの中でブログを書いたり、ツイッターやフェイスブックなどのソーシャルネットワーキングサービス (SNS) をホームページに連携させて、近況などを投稿している医師は多い。

　医療現場から一歩離れ、素顔に接することができる内容であれば、白衣姿しか知らない患者も医師を身近に感じられるだろう。意外な趣味や、愛読書、医学生時代のエピソードなどを公開することで患者が親近感を持ち、評判になった診療所もある。ただ、投稿の内容が海外旅行や高級レストランのような話題ばかりだと、地域住民から反感を持たれる恐れもあることに留意する。

Q&Aコーナーなどの個性も大切

　ホームページを有効に活用した例としては、アレルギー内科の開業医が自院のサイト内に「Q&Aコーナー」を設けたことで患者が集まるようになったケースがある。

　ホームページ上でアレルギー疾患に関する質問を募集し、答えられる質問に対しては遅くても1週間以内にメールで回答。相談者を匿名にした上で、そのやり取りを自院のサイトに掲載していった。徐々にそのやり取りがたまってくると、Q&Aコーナーは別の患者にとっても参考になる優れたコンテンツになった。その結果、医師への信頼感は増し、増患につながったようだ。

　また、糖尿病内科を標榜するある診療所のホームページでは、勤務する管理栄養士がブログの中で、糖尿病患者に向けた料理のレシピを紹介している。今や糖尿病患者やその家族だけでなく、健常者にも閲覧者が多く、口コミで来院する患者が絶えないという。こうした「個性」を打ち出せるの

第1章　開業の手順

第2章　人事・労務管理

第3章　経営の課題と対策

109

27 ホームページの活用法

もホームページならではといえる。

検索の順位を上げるには

　ホームページを使って診療所の認知度アップを期待するのであれば、検索サイトで「地名」と「診療科目」で検索した際に、自院のサイトが上位に表示されるようにすることも大事になる。これを「検索エンジン最適化（SEO）対策」と呼び、この作業を専門に請け負う業者もあるが、その選び方には注意が必要だ。

　大手検索サイトを運営するGoogleなどは、多くの人が役立つコンテンツが自動的に検索エンジンの上位に表示されるように、毎年のように検索アルゴリズムを更新している。このあたりの事情を詳しく知らない業者が小手先でSEO対策をしても、コンテンツが伴っていないと、数カ月後にはまた検索順位が下がってしまい、思ったような費用対効果が得られない事態にもなる。

　前述したQ&Aコーナーや糖尿病患者向けのレシ

ピのようにコンテンツを充実させたり、こまめに新しい内容に書き換えることで利用者がよく閲覧するようなホームページを作ることが、SEO対策の一番の早道だろう。

ウェブサイトも「広告」規制の対象に

　本章第26項で述べたように、2017年6月の医療法改正で医療機関のウェブサイトも広告規制の対象となった。106ページの「広告が禁止されている事項」（ネガティブリスト）に抵触すると、都道府県による行政指導や立入検査が行われ、是正されない場合は罰則や行政処分の対象になる。

　106ページでも述べたが、自院の広告が「(1) 看板やテレビCM、折り込みチラシなど、患者に対して医療機関側から積極的な情報発信を行う広告」、「(2) 患者が自ら求めて情報を入手しに行く医療機関のウェブサイト、患者が希望して購読するメールマガジン、患者の求めに応じて送付するパンフレットなどの広告」のどちらに当たるかで、規制の範囲

■ **広告可能事項の限定が解除される要件（厚生労働省「医療広告ガイドライン」より）**

広告可能事項の限定解除が認められるのは、以下の1〜4のいずれも満たした場合とする。ただし、3および4については自由診療について情報を提供する場合に限る。

1. 医療に関する適切な選択に資する情報であって、患者等が自ら求めて入手する情報を表示するウェブサイト、その他これに準じる広告であること

2. 表示される情報の内容について、患者等が容易に照会できるよう、問い合わせ先の記載その他の方法により明示すること

3. 自由診療にかかる通常必要とされる治療等の内容、費用等に関する事項について情報を提供すること

4. 自由診療にかかる治療等にかかる主なリスク、副作用等に関する事項について情報を提供すること

●開院前に行う広告・広報の準備

は異なる。(2) のウェブサイトに該当する場合、広告可能事項(107ページ表)の限定が解除され、それ以外の内容も、ネガティブリストに抵触しない範囲で、幅広く表示できる。

例えば、「雑誌や新聞で紹介された旨の記載」は (1) の看板やテレビCM、折り込みチラシなどで広告することはできないが、(2) のウェブサイトであれば表示可能だ。ただし、他の医療機関より優れていることを示唆するようなコメントを掲載するとネガティブリストに抵触する恐れがあるので、注意が必要だ。

広告可能事項の限定解除が認められるには、4つの要件が求められる(左表)。保険診療に関しては、「患者等が自ら求め入手する情報を表示するウェブサイトやそれに準じる広告であること」「表示内容に関して患者が容易に照会できるよう、問い合わせ先などを明示していること」の2つを満たすことが必要だ。

インターネット上のバナー広告からリンクされたサイトや、検索サイトの運営会社に費用を支払うことで意図的に検索結果として上位に表示される状態にしたサイトは左表の1を満たさず、(1) の看板などと同様の扱いになるため、ポジティブリストの

■医療機関に対する「ネットパトロール」事業を紹介したサイト
厚労省の委託を受け、日本消費者協会が実施している

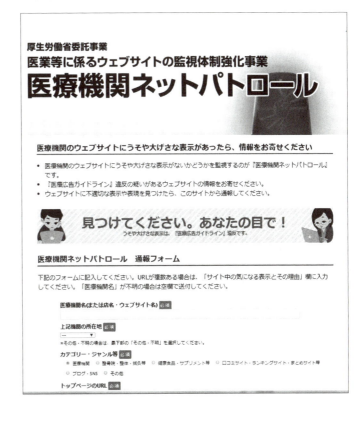

内容しか表示できない。また、患者を紹介することで医療機関から報酬を得るアフィリエイターによるブログ記事、医療機関が費用を負担してウェブサイトや雑誌などに記事の掲載を依頼して患者を誘引する「記事風広告」も (1) の広告とみなされるため、記事内容の確認が必要になる。

 THEORY　ホームページは集患に欠かせないものに。ただし、広告規制の対象になるので、ガイドラインの順守が必須

28 内覧会

Pitfall
内覧会での即興「個別カウンセリング」が不評

B内科クリニックの内覧会は、事前の細やかな告知活動が奏功し、2日間で予定数を大幅に上回る300人超の参加者が集まりました。地元の商店主や近くの病院などからも開業祝いの花を持った人が多数来訪。キーパーソンに対しては、院長自らが内覧会のパンフレットを持って挨拶に回ったのが有効だったようです。

職員たちも、院内の案内や来訪のお礼にてんこ舞い。これだけ地域から注目されているのであれば、好調な立ち上がりが期待できるだろうと誰もが感じました。

ところが、多数の来場者に気を良くした院長のB氏は、挨拶もそこそこにその場で無料個別カウンセリングを始めてしまったのです。

相談を受けたのは30人ほどでしたが、結果的に、内覧会のほとんどの時間、B氏はこのカウンセリングに費やしてしまい、予定していた診療方針の説明や職員の紹介などはできずじまいでした。

担当コンサルタントは、B氏が始めた全くの想定外の行動に「これはまずい！」と焦ったものの、B氏が一方的に始めてしまった以上、途中で中止させることもできません。

院長と話せなかった参加者が多数

院長の即興カウンセリングを受けた相談者は、「多少の体調不良はありましたが、先生と話して不安が解消しました。まずは生活改善ですね」と満足げ。逆にB氏と会話すらできなかった大多数の参加者には、さしたる情報が得られないイベントとなりました。

担当コンサルタントは、この状況を見て大きな不安を感じました。有力な患者候補と見込まれた人はカウンセリングで満足してしまい、院長と話せなかった住民には不満を抱かせてしまった可能性が高いからです。

悪い予感は的中し、開業当日の患者数はわずか5人。その後もしばらく苦戦が続き、患者がコンスタントに10人を超えたのは開業から半年後のこと。以降も患者数は緩やかに伸びましたが、損益分岐点の時期の見直しや、それに伴う資金繰りに狂いが生じてしまい、苦労したそうです。

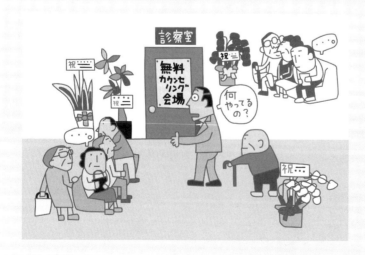

● 開院前に行う広告・広報の準備

地域の医療資源が乏しく、住民待望の診療所が開業するケースなどは別として、通常、住民の多くは新規の診療所の開設に注目しているわけではない。そうした環境で、十分な告知もないままに開業すれば、立ち上がりに苦戦する可能性が高い。

開業前の内覧会の役割は、必ずしも現状に大きな不満を抱いているわけではない住民に対して、「次はこの診療所に行ってみようか」と受診行動を変えてもらうきっかけづくり。そこを十分に意識して、イベントを企画したい。

キーパーソンには直接訪問

内覧会は開業直前の土曜日、日曜日の2日にわたって実施することが多い。成功の鍵は、何と言っても事前の十分な告知活動だろう。内覧会の告知は、地域の認知度を高める最大のチャンスでもある。

参加者を集める方法は様々だが、一般的には診療所から半径1km程度の広域なエリアに向けた新聞折り込み広告と、診療所から半径500m圏内のエリアへのポスティング広告が中心になる。

チラシは、開院のお知らせも兼ねた形にして、診療所の地図や診療日・時間、連絡先などを盛り込む。院長の専門科目など、提供する医療の中身に踏み込んだ記載をしてもいい。開院までの数週間、診療所の外壁にポスターを掲示するのも有効だ。

また、自治会長や商店街の振興組合長などの地域のキーパーソンに直接アプローチするのも大切。彼らは地域のスピーカー役を担うことも多く、口コミ効果が期待できる。こうしたキーパーソンを招待する際は、ポスティング広告などを利用するのではなく、院長もしくは診療所の職員が出向いて、直接パンフレットを手渡しする方が思いが伝わる。

加えて、開業後に連携を図る周囲の病院や診療所、介護事業所の関係者や、勤務医時代の恩人、地区医師会の先輩医師なども招待する。こうした来賓を招待すれば、一般参加者には院長の幅広い人脈と信用の証として映るはずだ。

ハード面よりソフト面を知ってもらう

内覧会当日は院長による挨拶や診療方針の説明、職員や設備の紹介などがメインになる。

ここで気をつけたいのが、よほど専門特化した診療所でない限り、設備や医療機器の説明を手厚くし過ぎないこと。地域住民にとって知りたいのは、通いやすい診療所かどうかであるため、診療機能の説明は最小限にとどめ、医師・職員の人柄など、ソフト面を知ってもらうことに主眼を置く。

開業時に予約受付システムを導入したある診療所では、患者が診察予約をするのに診察券の番号が必要となるため、内覧会当日、希望者に診察券をつくるサービスを実施した。受診のハードルを下げるこうした取り組みも効果的だ。

内覧会には基本的に全職員が参加し、院長もできるだけいろいろな人と挨拶ができるよう心がける。Pitfallの事例では、B氏が即興で個別カウンセリングを始めてしまったが、参加者の一部にしか院長の人柄を伝えられなかったという点で、内覧会の趣旨から外れた行動だったといえるだろう。

THEORY　内覧会は、設備や医療機器の説明に終始するのではなく、院長や職員の人柄や診療所の雰囲気が伝わるよう心がける

29 届け出における注意点

Pitfall
免許の手続き漏れで売りの日帰り手術を実施できず

　日帰り手術をセールスポイントにしたクリニックの開業準備にまい進していた外科医のC氏。下肢静脈瘤や鼠径ヘルニアなどの日帰り手術の設備を整え、オープニングスタッフも無事そろえました。一方、院内で備蓄しておくべき医薬品については、あまり早く準備しても意味がないと考え、直前まで発注しませんでした。

　開院の告知チラシを広域に配布し、ホームページ上でも診療内容と設備の充実ぶりをアピール。大勢の地域住民が集まった内覧会では、日帰り手術の設備を実際に見てもらうなど抜かりありません。結果、その場で診療を予約する患者も現れました。

　開院に無事こぎ着け、C氏はこの時点で初めて手術に必要な麻酔関係の医薬品を発注しました。すると、医薬品卸業者のD氏から、業務で麻薬を使う際に必要な麻薬施用者免許の提出を求められました。ところが、C氏は以前の勤務病院に免許を預けっぱなしで、手元にありません。幸い病院は同じ県内にあるので、急きょ連絡して取り寄せることができました。

「この免許では納品できません」

　しかし、問題はこれで終わりませんでした。「ちゃんと免許はあるから納品を頼むよ」と改めて発注しようとしたC氏に対して、「この免許では貴院に納品できません」と、D氏からは意外な答えが返ってきました。

　理由を聞くと、D氏は「麻薬施用者免許に記載された施設の場所にしか納品できない」と説明します。つまり、C氏の免許には元の勤務病院が記載されているため、Cクリニックには納品できないということでした。

　麻薬施用者免許の記載への注意について、C氏は以前に話を聞いたことがあり、認識はしていました。しかし、開業前の様々な手続きに追われて失念していたのです。

　麻薬が納品されなければ手術はできず、予約してくれた患者に迷惑がかかります。C氏はすぐに保健所に出向いて免許の記載変更手続きをしようとしましたが、結局間に合わず、手術を延期せざるを得ませんでした。

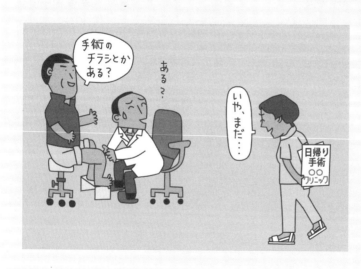

●届け出関係、税務の注意点

■ 開業時に発生する主な手続き

申請・届け出	内容	手続き先
診療所開設届	法人・個人立を問わず、診療所開設の際に必要	所轄の保健所または自治体の担当部署
診療所使用許可申請	有床診療所を開設する際に必要	所轄の保健所または自治体の担当部署
診療所開設許可申請	法人が診療所を開設する際に必要	所轄の保健所または自治体の担当部署
診療用エックス線装置備付届	定格出力の管電力が10kV以上の診療用X線装置を備える場合に必要	所轄の保健所または自治体の担当部署
麻薬施用者免許申請書	疾病治療の目的で、麻薬を使用する際に必要	所轄の保健所または自治体の担当部署
保険医療機関指定申請	保険診療を実施する際に必要	地方厚生局の各事務所
保険医の異動に伴う申請	地方厚生(支)局の管轄を越える場合は「保険医管轄地方厚生(支)局長変更届」、管轄内で都道府県が変わる場合は「保険医管轄地方厚生(支)局内の管轄事務所等変更届」を提出	異動前に登録した地方厚生局の各事務所
公費負担医療関連の手続き	生活保護法や障害者自立支援法などに基づく医療を提供する際に必要	所轄の福祉事務所または自治体の担当部署
税務関連の手続き	個人事業の開廃業等届出書、所得税の青色申告承認申請書など	所轄の税務署
労災保険指定医療機関指定申請	労災保険指定医療機関の指定を受ける際に必要	所轄の労働局、労働基準監督署
医師会入会申込書	医師会に入会する際に提出。入会金、年会費などは地区によって異なる	郡市区医師会

　診療所の開設前後には、官公庁への申請や届け出などの手続きが数多く発生する（上表）。

　開設から10日以内に保健所に提出しなければならないのは診療所開設届である。診療内容に応じて、診療用エックス線装置備付届や、麻薬施用者免許申請書なども保健所に提出する。

　保険医療機関指定申請は地方厚生局の各事務所に提出する。申請後の審査期間を経て保険医療機関としての医療コードが発行されるまでにはおおむね1カ月を要するため、開業予定日から逆算して早めに申請する必要がある。

　届け出の適切なタイミングや、必要書類、届け出た内容がスムーズに受理されるかどうかについては、前もって手続き先に相談しておくことを勧める。直前にあわてて作業しようとして、PitfallのC氏のようなことにならないよう、万全の準備をしたい。

医師会の加入にはメリットも

　医師会は、開業に際して入会が義務付けられているわけではない。

　ただ、近隣の医師と親睦を深める機会が増えるほか、厚生労働省などから発出される法令通知に関する情報入手が容易になるなど、入会にはメリットもある。また、公費で実施する健康診断は医師会に委託するのが一般的で、日本医師会医師賠償責任保険（医賠責）に加入できるのも利点だ。

THEORY 開業時の届け出作業は煩雑。
あらかじめスケジュールや必要書類などを確認しておく

30 税務の基礎知識

Pitfall
確定申告できるのか？ 頼りない税理士に怒り

開業して初めての確定申告を迎える内科医のD氏。経理関係は、開業時にお世話になった人から紹介してもらったE税理士に依頼していました。しかしE税理士は、新規開業の顧問経験がなく指導が不十分。そのため、D氏は何が必要なのかよく分からないまま領収書を保管したり、取引企業との取引条件を決めたりしていました。

確定申告の時期が迫り、E税理士から、取引企業からの請求書や領収書について質問が来るようになりました。「医療機器の種類別の購入金額は？」「打ち合わせの会食でどこの会社の誰とどんな話をした？」といった具合です。

医療機器の購入費は複数をまとめて請求されることが多いですが、税務上は種類ごとに切り分け、耐用年数なども勘案して計上する必要があります。打ち合わせ時の会食の領収書については、その内容を記録して保管すべきですが、開業作業で忙しい医師は忘れがちです。

ろくな指導もせずダメ出しばかり

ところが、E税理士はD氏にこれらの注意点を伝えておらず、「確定申告に必要だから」と情報を求めてくるだけ。揚げ句、「情報をくれないのなら、経費に計上できないかもしれない」と告げてきました。ろくに指導もせずダメ出しばかりするE税理士に、D氏は怒りさえ覚えるようになりました。

業者への支払いに関するアドバイスももらえなかったため、「○日締めの○日払い」といった取引企業への支払い条件もバラバラです。D氏は月に何度も振り込みに行く羽目になりました。

先に開業していたF氏に愚痴をこぼすと、「税務会計に精通する事務所であれば、事前にそうした指導を受けられるし、経理システムの構築後はシンプルに書類を整理でき、振込手続きなどの事務作業も短時間で済む」とのこと。これを聞いたD氏は肩を落としました。

その後、E税理士に不満を伝えて改善を求めたものの変化がなかったため、D氏は別の税理士事務所と新たに契約を結びました。

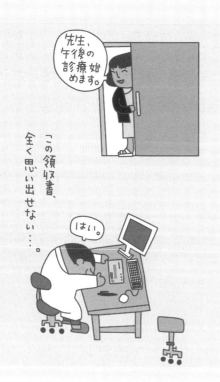

・届け出関係、税務の注意点

　税務に関する事務作業は、税理士や会計士などの専門家に委託するのが一般的だ。開業準備の中で、事業計画や資金計画の作成に取りかかるまでには税務会計事務所と契約し、資金繰りに関するアドバイスを受けたい。開業後は、月次会計管理や確定申告などについて委託することになる。

　事務所を選ぶ際は、実績に着目する。将来的に医療法人化による分院展開や介護事業への参入などを考えた場合、顧問先に医療機関や介護事業所を多く持つ税務会計事務所の方が、適切な助言を期待できるからだ。

　税務会計事務所の業務領域は事務的な会計処理だけにとどまらない。開業前後や開業後の運営について、コンサルタントとは異なる視点からアドバイスを受けることもできる。顧問契約を交わす際は、業務内容を確認した上で、それを書面にしておく必要がある。

開業費は減価償却が可能

　開業準備中は「開業費」の扱いにも気をつけたい。開業費は、開業準備のために支出した関連費用で、事業初年度に一括して損金計上したり、会社法上の繰延資産として定期的に減価償却することができる。

　開業費は、診療圏調査などの調査費、交通費、接待交際費、広告宣伝費、開業までに要した賃料、水道光熱費など、かなり広範囲にわたる。税理士などから範囲を確認した上で、これらの領収書はしっかり管理したい。支出日、支出目的、支出金額を記載する一覧表を作成し、こまめに書き留めておくようにする。

　事業主になると、税金の申告形態を白色申告と青色申告から選択することになるが、通常は、特別控除や優遇税制などの特典を受けられる青色申告を選択する（上表）。青色申告をする場合は、業務を開始した日から2カ月以内に青色申告承認申請書を納税地の所轄税務署長に提出すれば、その年からの申告が可能だ。

■ **青色申告のメリット**

● **青色申告特別控除を受けられる**
(1) 日々の取引を正規の簿記の原則（複式簿記）に従って記帳する、(2) 確定申告期限内に確定申告書を提出する、(3) 確定申告書に貸借対照表と損益計算書を添付し、控除を受けようとする青色申告特別控除額を記載する――の3条件を満たしていれば、事業所得から最大65万円を控除できる。これらの要件を満たさない場合も、10万円を控除できる

● **青色事業専従者給与を必要経費に算入できる**
青色申告者は、生計を一にする15歳以上の親族に給与を支払った場合、その金額を必要経費に算入できる

● **純損失の繰越控除、繰り戻し還付が可能**
事業所得が赤字になり、損失が生じたときには、その損失額を翌年以後3年間、繰り越すことができる。また、前年も青色申告をしていれば、純損失の繰り越しに代えて損失額を前年の所得から差し引き、前年分の所得税の還付を受けることもできる

● **設備投資に関する優遇税制を受けられる**
医療機器等の設備投資を行った場合、特別償却（取得した事業年度に、通常の減価償却費のほかに一定額を必要経費に算入できる）や税額控除（取得した事業年度に、取得額の一定割合を税金から差し引くことができる）などの優遇制度が受けられる

THEORY 税理士の選任時は医療機関の顧問実績を確認。
開業前の経費の扱いにも注意

第2章

開業医のための
人事・労務お悩み相談室

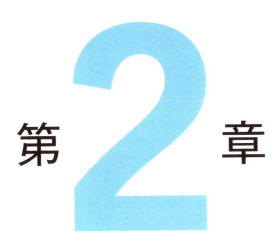

　開業準備の場面だけでなく、開業後も悩まされがちなのが人事・労務関連のトラブル。本章では、医療機関や介護施設に特化した人事労務コンサルタントとして㈱名南経営コンサルティングで活躍する、社会保険労務士の服部英治氏に、開業医の悩みの種になりやすい事例を基にした「お悩み相談」の形で、人事・労務管理の基本を解説してもらった。

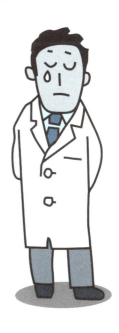

1 職員採用時の提出書類は万全か

住民票は原則禁止、資格免許証は原本チェックを

> A内科診療所では、開業に向けてハローワーク経由で採用した看護師のB子に、入職手続きに必要な書類を提出してもらうことにした。しかし、顧問の社会保険労務士との話の中で、提出を求めるのにふさわしくない書類があることが判明。不安に思ったA院長は、社会保険労務士に具体的なアドバイスを求めた。

A院長 採用が難しいのではないかと不安に思っていた看護師ですが、B子という経験者を確保することができました。

社労士 それは良かったですね。最近は、どの医療機関も看護師の確保に相当苦労しているようですから。

A院長 ええ。ハローワーク経由で採用できたので、幸い人材の獲得費用がかからずに済みました。本当に運が良かったです。

社労士 それで、B子さんはいつから勤務を始めるのですか。

A院長 2週間後の月曜日から開業準備を手伝ってもらう予定です。来週末までは、現在働いている医療機関に勤務して、そこを退職後、すぐに当院で働いてくれることになっています。既に先日、業務用のユニホームも発注しました。あとは当日、年金

■ 住民票の提出を原則として禁止する厚生労働省の通達

・1975年2月17日、基発第83号、婦発第40号通達
戸籍謄（抄）本及び住民票の写しは、画一的に提出または提示を求めないようにし、それが必要となった時点（例えば、冠婚葬祭等に際して慶弔金等が支給されるような場合で、その事実の確認を要するとき等）で、その具体的必要性に応じ、本人に対し、その使用目的を十分に説明の上提示を求め、確認後速やかに本人に返却するよう指導すること

手帳など保険加入に当たっての確認資料と住民票を持ってきてもらうだけです。ただ、手続きに必要な書類に抜け落ちがないか、正直不安に思う部分もあります。

社労士 B子さんに住民票の提出を求めているのですか。

A院長 はい。そうですが、何か問題があるのでしょうか。

社労士 用途によりますが、住民票は何に使う予定ですか。

A院長 身元や住所の確認に使おうと考えています。何か問題でもありますか。

住民票や写しの提出は原則禁止

社労士 身元の確認に使うのは適切ではありませんね。厚生労働省が通達で、住民票やその写しの提出を原則として禁止しています。「戸籍謄（抄）本及び住民票の写しは、画一的に提出または提示を求めない」としているのです（左表）。

A院長 えっ！ それは全く知りませんでした。

社労士 住所地を把握することが差別につながると考えられ、勤務する人の能力と異なる要素で不採用にするのを防ぐ狙いがあります。この扱いは、通達の通り、住民票だけでなく戸籍謄本や戸籍抄本も同様です。

A院長 住民票やその写しの提出が原則として禁止されるようになったのは、最近のことですか。

社労士 そうではありません。厚労省の通達は

●職員採用ではここを押さえる

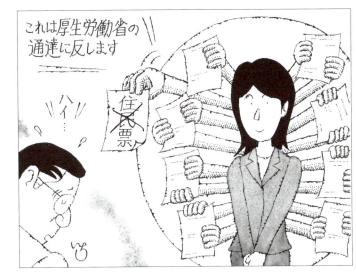

イラスト◎市原 すぐる

1975年に出されています。

A院長　そうなのですか。そういえば採用時の提出書類について、詳細をきちんと検証していませんでした。

社労士　住民票や戸籍謄本・抄本の提出は、客観的な必要性がある場合に限られます。例えば職員の冠婚葬祭で慶弔金を支給する際、居住地を確認する必要がある場合などは認められやすいと考えられますが、身元の確認が目的では問題がありますね。B子さんの住所を確認する主な目的は、毎月の通勤手当の算定根拠を明確にする点にあると思いますが、通常、履歴書に住所地が書いてあります。入職早々、住所地を偽って通勤手当の水増しを狙う人はあまりいないと思いますので、履歴書の住所地を信じて今後は住民票やその写しの提出を求めない方がいいでしょう。

A院長　分かりました。

社労士　住民票の代わりに「住民票記載事項証明書」を活用する方法もあります。これは、氏名や生年月日、住所などの確認したい内容を、市町村役場で住民票の記載事項と突き合わせてもらうものです。しかし、わざわざこの仕組みを利用する医療機関も最近は、非常に少なくなってきています。

A院長　そこまでこだわってはいないので、提出は求めないように改めます。

資格免許証の原本確認を忘れずに

社労士　それがいいと思います。先ほどのお話で一つ気になったのですが、B子さんに提出を求めようとしていた書類は、住民票以外には社会保険や雇用保険用の確認資料くらいでしょうか。

A院長　B子は看護師ですので、免許証の写しの提出も求めています。それ以外は特に考えていないのですが。

社労士　そうですか。看護師の免許証は、写しの提出のみですか。

A院長　はい、そうです。

社労士　労務管理を徹底するためには、原本を提示してもらった方がいいと思います。

A院長　なぜ原本が必要なのですか。

社労士　頻度としては極めて低いのですが、看護師の免許証の写しを偽造して、本来は無資格であるにもかかわらず看護師と名乗って業務を行っていたことが発覚し、ニュースとして報道されるケースがあります。万が一、貴院でこうした事態が起こり、マスメディアに報道されてしまうと、地域における評判が一気に落ちかねません。念には念を入れた方がいいでしょう。

A院長　なるほど。その通りですね。早速、B子には原本の提示を求めたいと思います。

社労士　それ以外にも、正職員や勤務時間が正職員の4分の3以上の職員には、雇い入れ時に健康診断を実施するか、採用までの3カ月以内に受けた健診の結果を提出してもらう必要があります（労働安全衛生規則第43条）。また、マイカー通勤者には、運転免許証や自動車任意保険の加入証券の写しの提出も労務管理上、重要です。

1 職員採用時の提出書類は万全か

A院長 マイカー通勤者に、そこまで書類の提出を求める必要があるのですか。

社労士 ええ。事故などのリスクに備えて、そうした方がよいでしょう。

A院長 リスク回避になるのですか。

社労士 はい。例えば、マイカー通勤者が通勤途中で事故を起こして相手に被害を与えたとします。その際、万が一ですが、貴院のスタッフが無免許運転だった場合、被害者から「A診療所が無免許運転かどうかの確認を怠っていた」として、労務管理体制の不備を指摘される可能性があります。

A院長 うちが悪いことになるのですね。

社労士 最終的にA先生の責任は問われなかったとしても、トラブルが起きたこと自体が住民に知られると、評判が落ちて患者が離れていってしまう恐れがあります。

さらに、仮にマイカー通勤者が業務に必要な物品を購入するため、帰宅途中にホームセンターに立ち寄った際、事故を起こしたとします。この場合には、業務の延長という扱いになり、民法で定める「使用者責任」の問題が生じ、貴院も賠償責任を負うことになるのです。

A院長 そのために免許証や任意保険の加入証券の写しを提出してもらって、無免許運転でないことや、任意保険の加入状況を確認するのですね。

社労士 その通りです。特に最近は、保険料が高いことに加えて「自分は事故を起こさない」という根拠のない自信から、任意保険に加入しない人が

■採用時に提出を求める書類のチェックリスト例

提出書類一覧　チェックリスト

○○　○○　様

○○クリニック
院長　○○　○○

当院への入職に伴い、以下の書類を　　　月　　　日までにご用意してください。なお、入職日までに準備できない書類がある場合は事前に院長に連絡をしてください。

書類名	ポイント	チェック欄
源泉徴収票	本年中に前職収入のある方のみ提出してください	☐
年金手帳、雇用保険被保険者証	年金手帳は基礎年金番号が記載されているものを提出してください。不明の場合は事前に最寄りの年金事務所で確認してください	☐
誓約書（◆）	内容を確認して署名、捺印してください	☐
健康診断の結果明細	過去3カ月以内の健康診断結果明細を提出してください	☐
資格免許証、資格証明書	写しとともに必ず、原本を提示してください	☐
所得税の扶養控除等申告書（◆）	扶養対象となる家族がいない場合でも提出してください	☐
給与振込依頼書（◆）	金融機関名、支店名、口座番号が分かる部分の通帳の写しを添付してください	☐
運転免許証、自動車保険証	自動車通勤を希望される場合は、写しを提出してください	☐

◆はこの封筒に同封されています

●職員採用ではここを押さえる

採用時に提出を求める書類に関する 3 つのポイント

1. 住民票やその写しの提出を求めるのは原則禁止
身元確認を目的に住民票やその写しを提出させるのは原則として禁止。履歴書に記載された住所などで確認を

2. 有資格者の場合は資格免許証の原本チェックを
虚偽申請による入職を防ぐため、看護師などの有資格者は免許証の原本を忘れずにチェック

3. マイカー通勤者には免許証の写しなども求める
マイカー通勤者には運転免許証や任意保険の保険証券の写しを提出するよう求め、リスク管理の徹底を

若者を中心に増えています。そのため、入職時だけでなく、年に1回程度、定期的にマイカー通勤者全員に運転免許証と任意保険の加入証券の写しを提出してもらった方がいいでしょう。

A院長 そのほか、採用時に提出してもらう書類としては何がありますか。

社労士 B子さんのように入職時と同一年に前職に就いていた人の場合、前職の源泉徴収票が必要になります。あとは年金手帳や雇用保険被保険者証、入職に当たって就業規則を守ることなどを約束する誓約書、所得税の扶養控除等申告書、給与振込依頼書などが必要になります。

A院長 承知しました。B子に提出してもらう書類を再確認してみます。

社労士 その方がいいですね。

チェックリストで書類の提出漏れを防止

A院長 とはいえ、採用時に提出してもらう書類が増えると、提出漏れが発生しないか心配になります。マイカー通勤の人もいれば、そうでない人もいますし。どう管理すればいいですか。

社労士 提出書類を口頭で伝達するのではなく、事前に提出が必要な書類のチェックリストを作成して入職が決まった職員に渡し、一括で提出してもらってはいかがですか。

A院長 なるほど。具体的にはどのようにすればいいでしょうか。

社労士 書類名やポイントを分かりやすくまとめてください（左図）。チェックリストを大きな封筒と一緒に渡し、その封筒に書類一式を入れた上で提出してもらえば、抜け落ちが防げると思います。

A院長 それは妙案ですね。早速、チェックリストを作成したいと思います。

しかし、何となく得た知識を基に、採用時の書類提出を求めようとしていましたが、今回盲点が数多くあることに気づかされました。もっと早く確認すべきだったと反省しています。

社労士 トラブルが発生してからでは遅いですからね。

A院長 ええ。アドバイスを基に採用の方法を見直していこうと思います。本日はありがとうございました。

第1章 開業の手順

第2章 人事・労務管理

第3章 経営の課題と対策

123

2 試用期間を上手に使いこなす
解雇のハードルは高い、本採用の条件を明確にして教育を

> B耳鼻咽喉科診療所のB院長が事務職員を募集したところ、今まで事務経験のない女性が応募してきた。面談時には利発な印象を受けたが、医療事務は未経験なのが気がかりだった。そこで、採用すべきかどうか、顧問の社会保険労務士に相談した。

B院長 職員の採用のことで悩んでおりまして……。相談に乗ってください。

社労士 どうされたのですか。

B院長 実は、事務職員の1人が家庭の都合で退職することになり、新規に職員を募集していました。すると早速、C子から応募がありました。

社労士 そうですか。

B院長 とても賢そうな人物なのですが、医療事務の経験はないそうで、採用すべきか悩んでいます。地元の進学高校の出身で、○○大学を卒業後、オフィス機器の販売会社に総合職として就職し、何年間か営業を担当していたようです。

社労士 なるほど。

B院長 ところが腰を悪くして、一日中外を歩き回る仕事は難しいとのことでやむなく退職。それで、当院に応募してきたのです。営業と事務業務は仕事内容が全く異なるので、彼女が本当にやっていけるのかどうか不安を感じます。本人は「何でも頑張ります」とは言っているのですが……。

試用期間を巡るトラブル多数

社労士 そうであれば、試用期間を定めてみてはいかがでしょうか。確か、先生の診療所の就業規則には試用期間についての定めがありましたね。

B院長 3カ月間と定めています。

社労士 その期間を最大限活用する方向で考えましょう。

B院長 分かりました。しかし、どうすればよいの

でしょうか。今までは雇用契約書に「試用期間・有」と明記している程度で、試用期間中だからといって、何か対応を変えたことはありません。

社労士 就業規則に試用期間を定めただけで何も運用していない医療機関は少なくありません。しかし、試用期間を巡ってトラブルが多いのも事実です。

B院長 トラブルですか。

社労士 試用期間中であれば自由に解雇できると考えている経営者もおり、その誤解がトラブルを生む一因となっています。就職した本人は頑張っているのに、経営者からある日突然、「能力不足」「協調性欠如」といった理由を告げられて、試用期間中や満了と同時に解雇されるケースが後を絶たないのです。その解雇が有効か無効かを争う労働裁判も増えています。

B院長 そうですか。試用期間中は自由に解雇できるという話を聞いていたのですが……。

社労士 試用期間の仕組みからお話しましょう。労働基準法第20条では、職員を解雇する場合、30日前までに該当職員にその旨を予告しなければならないとしているのですが、第21条では「試の使用期間中はその限りではない」と定めています。この表現が独り歩きして、「試用期間中は自由に解雇できる」と誤解している経営者が多いのです。ただ第21条ではこの文言に引き続き、採用後14日を超えれば少なくとも30日前に解雇の通知をする必要があることが明示されています。つまり、労基法第21条は解雇の手続きの仕方を定めているだけで、

124

●職員採用ではここを押さえる

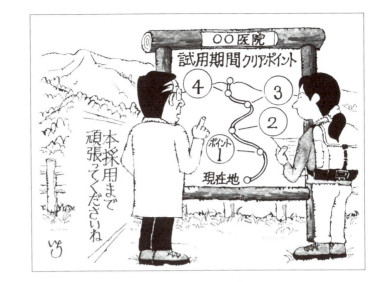

自由に解雇できることを示しているわけではなりません。

B院長　とすると、試用期間は普通の雇用期間と何が違うのでしょうか。あまり意味がないように思えます。

社労士　試用期間は、あくまでも本人の能力や協調性などを確認するための期間であり、法律用語を用いれば、「解約権を留保された労働契約」ということになります。平易に言うと、この期間は労働契約を解約する雇用側の権利は留保され、どうしても職場に合わなければ、期間終了後、本採用を拒否してもその有効性が認められやすくなるということです。

合わなければ自由に解雇できる？

B院長　当院に合わなければ、比較的自由に解雇できるということですね。

社労士　自由に解雇できるわけではありません。試用期間満了に伴って解雇が許される場合は、客観的に合理的な理由があり、社会通念上相当と是認されるものでなくてはなりません。また、不採用となるような重大な事実が試用期間中に判明するなど、その人物を引き続き雇用することが不適当だと判断するのに客観的かつ合理的な理由がある場合も、解雇は有効とされる傾向にあります。

「確認書」で本採用の条件を共有

B院長　ハードルが高いですね。そうなると、今回のC子については、どう対応すればよいでしょうか。

社労士　まず採用に当たって、C子に対して試用期間がある旨をきちんと説明しておきましょう。「試用期間とはあなたの能力や協調性などを確認する期間であり、3カ月間で本採用するかどうかを判断させてもらう」という点を伝えるのです。

B院長　なるほど。本人も緊張感を持って仕事に取り組んでくれますね。

社労士　加えて、どのような要件を満たせば本採用とするのか、あるいは、本採用しない要件は何なのかを具体的に明記して本人に通知した方がよいでしょう。場合によっては、双方の認識のズレを防止するために「試用期間についての確認書」があった方がよいかもしれませんね（126ページ図）。

B院長　それは良い考えですね。

社労士　もちろん、試用期間中に求める能力の内容や程度は厳し過ぎないように配慮すべきです。例えば、F事件の判例（東京地裁2013年7月23日判決）では、動物病院で働く獣医師が、試用期間中に顧客に対する請求金額のミスを繰り返したり、必要な教育の受講を拒否したりして、試用期間満了に伴って解雇されたことが有効かどうか争われました。

　裁判所は、獣医師の請求ミスそのものは3回程度でその後繰り返されているわけでもなく、勉強会への欠席についても明確な業務指示はなかったと判示。解雇は「社会通念上相当」とは認められず、留保解約権の濫用として、解雇は無効と判断しました。

2 試用期間を上手に使いこなす

まずは能力習得のための指導を

B院長 そうですか。どのレベルで解雇にするかという判断が難しいですね。

社労士 多くの労働裁判例をひもとくと、ささいな

ことの積み重ねによって、その職員への憎悪感が増した結果、経営者が、解雇する要件に無理やりつなげようとする傾向があります。

本来は、新入職員に何か問題が見られれば、本人にきちんと注意や指導をして改善へと導くため

■**試用期間についての確認書の一例**

試用期間についての確認書

○○診療所　院長　○○○○殿

　○○診療所の試用期間の運用について、以下の点を理解した上で採用されることにつき確認いたします。

1. 試用期間の意味
新規に採用する職員の方には、能力や協調性などを確認するために試用期間という制度を設けています。

2. 試用期間の長さ
採用から3カ月間となります。ただし、○○診療所が必要であると認めた場合には、さらに3カ月間延長することがあります（最大6カ月間）。

3. 試用期間中の処遇
○○手当は付与されません。

4. 勤続年数への通算
試用期間中の勤続年数は、通常の勤続年数と同様に扱って通算します。

5. 試用期間終了後に本採用されない場合
以下の場合には、本採用されません。
(1) 他の職員との間で協調性の欠如が見られ、指導を重ねても改善されない場合
(2) 求める能力レベル（別途、提示します）に到達せず、指導を重ねても向上や改善が見られない場合
(3) 就業規則に定める解雇事由に該当した場合
(4) 本来であれば採用されないような事由が採用後に判明した場合

　　　年　　月　　日

　　氏名：　　　　　　　　　　　　　　（署名）

●職員採用ではここを押さえる

試用期間を活用する際の 3 つのポイント

1. 試用期間中でも自由に解雇はできない
労働基準法第21条をもって、試用期間中なら職員を自由に解雇できると勘違いしている経営者は多い

2. 解雇には客観的・合理的な理由が必要
試用期間満了に伴って解雇が許されるのは、客観的・合理的な理由があり、社会通念上相当だと認められるケースのみ

3. 入職者には、本採用の要件を明確に示すべき
入職者には、試用期間がある旨を説明し、どのような要件を満たせば本採用とするのかを「確認書」などを用いて明確にしておく

の努力をする必要があります。実際、「レキオス航空事件（東京地裁2003年11月28日判決）」では、航空会社が職員の試用期間中の勤務態度が良好ではないといった理由で解雇しましたが、その具体的な事由の多くが一部の労働者からの伝聞によるもので客観的な裏づけがないと判断されて解雇が無効となりました。

　一方で、試用期間中に同僚などとの協調性が乏しく、業務習得への熱意や責任感が感じられなかった職員に対して、改善を期待して試用期間を延長したケースもあります。結局その態度が改まらず、問題行動まで起こしたため解雇したところ、その解雇の有効性を争って裁判になったのですが、判決では解雇は有効と判断されました（松江木材事件・松江地裁1971年10月6日判決）。

B院長　経営者として、責任を持って新入職員と接しないといけませんね。

社労士　その通りです。特に今回は、事務経験が全くない人物なので、試用期間中に確実に習得してもらいたい仕事内容を具体的に列挙し、定期的に教育やフォローをすることが重要です。こうしたプロセスを経ることなく、能力が低いとか事務職として向いていないといった理由で試用期間終了と同時に解雇すれば、先の労働裁判例のように「社会通念上相当ではない」と判断され、解雇が無効となるリスクがあります。

　未経験でも努力して戦力になってもらうことが本来の目標だと思いますので、B院長や先輩職員の指導に期待したいところです。

B院長　そうですね。職員を採用するということは、その職員の人生を背負うことでもありますので、気を引き締めてサポートしていきたいと思います。今日はありがとうございました。

3 職員に人材紹介料を支払ってよいか

直接的な報酬ではなく、紹介の貢献度を賞与などに反映する

> C整形外科診療所のC院長は、人材確保で思うような成果を得られず困っていた。そこで、現在働いている職員に知り合いを紹介してもらう制度の導入を決めた。紹介者が入職すれば、紹介してくれた職員に対して紹介料を支払う仕組みにしようと思い、顧問の社会保険労務士に相談した。

C院長 人材確保で、またもや頭を抱えています。看護師のD子が夫の転勤で来月退職することになり、早急に補充しなければならないのです。ハローワークへ求人票を出しているのですが、なかなか応募がありません。それ以外にも、雑誌に毎号のように求人広告を掲載しているのですが、雑誌の配布エリアが広域なためか、これまで応募者は1人もいません。何ともむなしくなります。

社労士 それは困りましたね。

C院長 はい。そこで最後の手段として、職員紹介制度を導入することにしたのです。

社労士 多くの医療機関や介護施設で導入している、「職員が職員候補者を紹介する」制度ですね。

C院長 そうです。職員が誰も紹介してくれなかったらどうしようかと思い、これまで踏み切れなかったのですが、いよいよ導入してみることにしました。

■賃金規程の追記例

```
第○条 (紹介手当)
  職員は、現在当院において雇用関係のない
者を職員候補として当院に紹介し、その後、面
談などを経て採用された場合には、紹介手当と
して○万円支給する。
 2  紹介手当は、入職3カ月後に支給する。
 3  紹介手当は、紹介を受けた者が入職して
   3カ月経過後に在籍している場合に支給
   する。
```

社労士 具体的には、どのように運用しようとお考えですか。

C院長 紹介で入職した職員には5000円、紹介してくれた職員にも5000円支払う形での運用を考えています。

社労士 そうですか。ほかの医療機関の例に比べると支払い金額がやや低い印象ですね。実際にこの制度を導入している医療機関に話を聞くと、インパクトのある金額でなければ職員がなかなか紹介してくれないようです。紹介者と入職者に対してそれぞれ10万円ずつ支給しているところも少なからず存在しており、それによって小遣いを稼ぐ職員もいるようです。医療機関側にとっても有料の求人雑誌にお金を払うより安上がりで済むほか、職員の紹介の方が想定外の人材を採用するリスクが少ないといったメリットがあるようです。

職業安定法違反の可能性も

C院長 10万円とは思い切った金額ですね。しかし、よく考えると人材紹介会社に紹介してもらうと年収の数十%を紹介料として取られますから、それよりは安いかもしれませんね。

社労士 ただ、この職員紹介制度には、職業安定法違反となる可能性があるので注意が必要です。

C院長 法律違反?

社労士 ええ。職業安定法第40条において、「労働者の募集を行う者は、その被用者で当該労働者の募集に従事するものまたは募集受託者に対し、

●職員採用ではここを押さえる

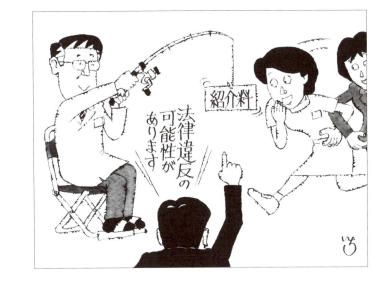

賃金、給料その他これらに準ずるものを支払う場合または第36条第2項の認可にかかる報酬を与える場合を除き、報酬を与えてはならない」と定めています。

C院長 何だかよく分からないですね。

社労士 要は、紹介料の支払いは報酬と解釈できるため、職業安定法違反となる可能性があるということです。

C院長 でも、医療機関や介護施設では、こうした職員紹介制度をよく見かけますが、それらは皆、法律違反になるのですか。

社労士 この法律の条文には例外が定められているのです。「賃金、給料その他これらに準ずるものを支払う場合」と「認可を受けて行う場合」は除かれることになります。認可を受けるとは、職業紹介業について行政による認可を受けるということですが、これはちょっと医療機関や介護施設では考えにくいです。

一方、「賃金、給料その他これらに準ずるものを支払う場合」に紹介料の支払いが該当すると解釈することができます。ただ、そもそも賃金とは労働の対価として支払われるものですので、職員候補者を紹介したことを労働の対価として考えることが適切なのか否かの判断は難しいところです。

C院長 であれば、賃金規程で明確に運用ルールを定めればよいのではないでしょうか。

社労士 その方法で100％大丈夫というわけではありませんが、賃金規程に何も記載しないで運用するよりはよいかもしれません。この場合、例えば賃金規程に紹介手当といった手当名を設けて、支給ルールもそのように記載する方法が考えられます（左図）。もっとも、こうした場合でも、労働基準局などの行政機関によって労働の対価としての賃金とみなすかどうか見解が分かれており、明確に合法と位置づけられる根拠がないのが実際のところです。

C院長 弱りましたね。

社労士 実際には、こうした点について労働基準監督署などから指導を受けたという話を耳にすることはありません。しかし、先ほどお話したように、小遣いを稼ぐために看護部長クラスの人材が前職の病院から大量に職員を引き抜いて紹介料を多額にもらった場合などは、さすがに賃金台帳においても目立ちます。労働基準監督署から何らかの調査を受けた際に、それらの根拠やルールなどについて聞かれることも考えられます。

C院長 なるほど。この法律の罰則はあるのでしょうか。

社労士 はい。職業安定法違反だと、第65条により「6カ月以下の懲役または30万円以下の罰金刑」が科せられることがあります。

C院長 どうしましょうかね。

社労士 違法性を指摘されないためには、紹介料以外の方法を考えて運用するのが無難でしょう。

C院長 どんな方法がありますか。

社労士 例えば、賞与の支給時に当院への貢献度が高いことを理由に、一定の加算を行う方法が考えられます。

3 職員に人材紹介料を支払ってよいか

C院長 なるほど。直接現金を支払うという生々しさはなくなりますが、人材確保に貢献したという事実はありますので、説得力がありますね。ただ、職員に対するインパクトが少し弱いように思います。

社労士 確かに、「現金10万円プレゼント」というよりもインパクトは弱まりますが、「知人の紹介などで当院への貢献度が高い場合には賞与で加算を行います」という表現はできます。

C院長 そうですね。

■ **職員紹介に関する報告書の例**

職員紹介に当たっての飲食に伴う報告書

年　月　日

氏　　　名	

日　　時	年　　月　　日（　　）　　時　　分　～　　時　　分
場　　所	※公序良俗に反する場所は認めないことがある
費　　用	※本人分を含めて上限1万円まで許可する（領収書添付のこと）
相手の氏名	氏名： 相手との関係： 現在の勤務先：
飲食時およびその後の本人の予定や希望（詳細に記載）	
特記事項	

●職員採用ではここを押さえる

職員紹介制度の *3* つのポイント

1. 職業安定法違反に注意する
紹介料の支給は、労働の対価として職員に支払う賃金、給料その他に該当しないとみなされ、法律違反となる可能性がある

2. 職員紹介の貢献度を賞与に反映させる
違法性を指摘されないためには、紹介料を支払うのではなく、職員紹介の貢献度を賞与に反映させるとよい

3. 知人を勧誘する際の飲食代を補助する手も
知人を職場へ誘う際の食事代などを福利厚生の一環として補助する方法も。その際には報告書の提出を義務づけるとよい

勧誘時の飲食代を負担

社労士　知り合いを勧誘する場合、いきなり電話やメールで「当院においでよ」と誘うのは抵抗があるので、会食をしながら自然な形で誘うのが普通ですよね。もっと極端な言い方をすると、居酒屋で一緒に飲んでいる席で「ウチにおいでよ」と持ちかけるなどです。そうした場合の飲食代を福利厚生の一環として負担してあげるのもよいかもしれません。

C院長　面白いアイデアだと思いますが、悪用するようなケースは考えられませんか。例えば、異業種・異職種の人との単なる飲み会の請求書を回してこられると困りますね。

社労士　確かに、恋人や家族との飲食代を請求される可能性があるかもしれません。しかし、同じ人が何度も請求するとは考えにくいですし、性悪説で考えたらきりがありません。不正の予防策として、上限の額や人数などを決めておいたり、請求書と一緒に報告書（左図）も提出してもらうようにした

らどうでしょうか。

C院長　それはいい考えですね。一方で、採用された本人にも何らかのインセンティブを与える方がいいですよね。

社労士　「入職お祝い金」を支給する医療機関もありますね。単なるお祝い金のため、法に触れるものでもありません。医療機関によっては、入職お祝い金を支給する際には、すぐに退職されても困るので、入職時に半額を支給して、試用期間満了後の本採用時に残りを支給するところもあります。こうした運用を検討してもよいかもしれません。

C院長　確かにそうですね。職員の採用がなかなかうまくいかないので、「紹介料」というニンジンをぶら下げることばかり考えていましたが、法律のことも踏まえて運用方法を検討しないといけませんね。自分の中でも「お金、お金」という方法に何となく違和感があったので、よい勉強になりました。ありがとうございました。

第1章　開業の手順

第2章　人事・労務管理

第3章　経営の課題と対策

新卒採用の職員が出勤しなくなった
連絡取れなければ自宅を訪ねて安否確認、解雇の意思を伝える

> D整形外科診療所は今年4月、初めての新卒として理学療法士のE男を採用した。入職後は職場になじんでいるように見えたE男だったが、2カ月が経過したところで突然、出勤しなくなってしまった。どのように対処すべきか、困ったD院長は顧問の社会保険労務士の事務所を訪れた。

D院長 困ったことが起こりまして……。

社労士 どうされたのですか。

D院長 4月から当院で働き始めた理学療法士のE男が突然出勤してこなくなったのです。

社労士 それは困りましたね。

D院長 当院にとって初めての新卒採用者で、若くて初々しく、ほかの職員とのコミュニケーションも良好に見えました。職場になじんでいたと思っていたのですが、5月末から無断欠勤が続き、2週間がたちます。

社労士 何かあったのでしょうか。心配ですね。

D院長 先輩の理学療法士に聞いてみると、入職して少したってから「この仕事は自分には合わない」ということを何度も言っていたようです。恐らく、仕事が嫌になって突然来なくなったのだろうと思っています。

社労士 そうですか。新卒採用ということで、採用に時間も費用もかけたのに、働き始めてすぐにこうしたことになるのは残念ですね。

D院長 「辞めたい」というのならば、こちらは諦めざるを得ないと思っています。ただ、こうした辞め方をすると、今後この世界でやっていくのは難しくなるでしょうね。同じ職種における横のつながりは強固ですから、次の就職が決まっても「前の職場で無断欠勤を続けて辞めた」という話は伝わるでしょう。

新卒なので、業界のそうした狭さに気づいていないとは思いますが。

社労士 そうですね。守秘義務があっても、同じ職種同士だと、こうした話が広まることは多々ありますからね。

連絡を取れないと解雇はできない

D院長 今悩んでいるのは、いつまで職員としての籍を残しておくかです。私としては、解雇ということで、速やかに退職の手続きを進められないかと考えています。健康保険料や厚生年金保険料といった社会保険料は給料の支払いがなくても納付しなければならないし、このままでは本人負担分も回収できなくなる恐れがあるので。

社労士 社会保険料は労使折半負担とはいえ、それぞれ結構な金額になりますから、早く手を打ちたいというお気持ちはよく分かります。しかし、いきなり解雇の手続きを踏むのは問題です。

D院長 では、具体的にどうしたらよいでしょうか。職員が突然減った上に、余計な社会保険料も払わなければならず、本当に困っているのです。

社労士 E男さん本人と連絡を取ることは難しいですか?

D院長 E男の携帯電話にかけても、全く反応がありません。何度もしつこく連絡しているので、さらに避けられてしまって、逆効果になっているような気もしています。賃貸アパートに独り暮らしで、こちらは携帯電話の番号しか把握していないので、携帯電話で出てくれないと、連絡の取りようがありません。

●職員採用ではここを押さえる

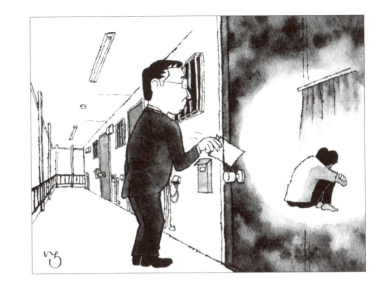

社労士　家族や親戚はいかがですか。

D院長　当院では、職員に身元保証書を提出させていないので、本人以外の連絡先を把握していないのです。

社労士　そうですか。今回のように従業員が突然出勤してこなくなるというケースは、ほかの業界でも多く発生しているようです。通常の退職であれば、「一身上の都合で〇月〇日に退職をしたい」といったような申し出が口頭や書面であり、それに基づいて退職に向けた手続きを進めます。

D院長　通常はそうですよね。

社労士　しかし、そうした意思表示がなく、突然出勤してこなくなり、上司や管理者が携帯電話に何度連絡しても無視され続けるというのは、若い年齢層の従業員に多い傾向もあります。今回のケースはまさに典型的です。

D院長　コミュニケーションが苦手なのでしょうかね。患者さんとのコミュニケーションはきちんと取れていたようですが、経営者である私に対しては話しにくいということなのでしょうか。全く困ったものです。

社労士　D院長は「解雇したい」と言いましたが、今回のようなケースで、解雇は現実的ではありません。というのも、解雇とは経営者側からの一方的な意思表示によって雇用契約を解消することをいいますが、法的には、その意思が当該職員に伝わらなければ効力が生じないことになっています。

民法第97条1項において、「隔地者に対する意思表示は、その通知が相手方に到達した時点からその効力を生ずる」と定めています。今回のE男さんのように突然出勤してこなくなり、連絡も取れないということであれば、解雇の効力が生じないことになります。

D院長　困りましたね。どうしたらよいでしょうか。

自宅を訪ねて居所を確認

社労士　民法第98条で定める「公示による意思表示」という方法も考えられます。これは一般的に「公示送達」と言われており、簡易裁判所に申し立てて、裁判所の掲示場への掲示と官報への掲載などを行います。官報掲載から2週間たてば、相手側から連絡がなくても意思は伝わったとみなすというものです。

もっとも、今回のように電話が通じないだけといったケースでは、居所が不明、つまり行方不明であることを示すことができず、裁判所は受理しないだろうと思われます。申し立てに当たっては、その職員が住んでいるアパートの部屋の電気やガスのメーターが動いているかなどを調べて「住居所調査報告書」を提出しなければならず、手間も時間もかかります。そのため、実際にはあまり活用されていません。

D院長　そうでしょうね。

社労士　今回のケースですと、E男さんへの連絡を続けるとともに、アパートを訪ねてみてはいかがでしょうか。事件に巻き込まれていたり、自室で倒れ

4 新卒採用の職員が出勤しなくなった

ている可能性もゼロではありませんから。

D院長 そう言われると、心配になってきました。独り暮らしの部屋で、仕事を苦に自殺……などと考えると、気が気でないです。

社労士 ただ、インターホンを押したところで、居留守を使われてしまうことが大いに想定されます。そこで、置き手紙を残しておくとよいでしょう。「心配しています。すぐに院長宛に連絡を下さい。連絡先XXX-XXXX-XXXX」といったメモでも結構です。

D院長 配達記録が残る郵便物を送るのはどうでしょうか。宅配便でも、相手が受け取ったかどうか、インターネット上で確認できますしね。

社労士 そうした方法でもよいでしょう。しかし、診療所からそれほど遠くなければ、直接足を運ぶのが早くて確実でしょうね。

D院長 分かりました。行ってみます。

社労士 ちなみに置き手紙については、ポストや郵便受けへの投函ではなく、ドアのすき間に挟めるようならば、そうすることをお勧めします。ポストや郵便受けでは、気づかれずに放置される可能性があるので。また、ドアを開けたら手紙が落ちるので、部屋を出入りしていることは少なくとも確認できます。

D院長 まるで探偵のようですが、そうでもしないと連絡のすべがないということですね。とても参考になります。

社労士 最初に訪ねて会えなかった場合、できれば数日後に再度訪問してください。最初の訪問時にドアに挟んでおいた置き手紙がそのままの状態であれば、室内で亡くなっている可能性も否定できません。大家や不動産管理会社、警察などに連絡して、状況を確認してもらうべきです。

逆に手紙がなければ、読んでいると見込めます。その場合は、「○月○日までに連絡がない場合には、△月△日付けで退職手続きを進める」「健康保険証や鍵の返却等を求める」といった内容を記載した置き手紙を改めて残しておきます。後は記載したスケジュールに沿って、事務的に手続きを進めることになると思います。

D院長 手順がよく分かりました。早速アパートに行ってみて、そのように進めてみます。

就業規則にも退職条件を追記

社労士 今回のようなケースは今後も発生する可能性があります。就業規則でも、連絡が取れなくなった場合に退職とする旨を追記しておいてもよいでしょうね（左表）。根拠を持って対処したという客観性を保てます。

D院長 そうですね。今後の対策として、追記を検討します。

社労士 ほかの医療機関では、入職時に緊急連絡先として、本人以外に両親など複数の連絡先を申告させているところがあります。今回のように突然出勤してこなくなった際に、本人への連絡が取りやすくなるためです。同時に、震災などの災害発生時においても安否確認をしやすくなります。

D院長 確かに安否確認のためにも、連絡先は複

■ **就業規則への記載例**

> 第○条（居所不明による退職）
>
> 職員が届け出なく欠勤し、居所不明等で当院が本人と連絡を取ることができない場合に、欠勤開始から30暦日を経過した日に退職として扱う。

●職員採用ではここを押さえる

無断欠勤が続く職員に対応する際の3つのポイント

1. 連絡が取れないと解雇はできない
雇用者側の解雇の意思が職員に伝わらないと、解雇はできない。行方不明者に対しては「公示送達」という手段の利用も可能

2. 自宅を訪ねたら置き手紙をドアに挟む
職員と連絡が取れない場合、自宅を訪ねることを検討する。居留守を使われることも多いが、ドアに手紙を挟んでおくと、生活の確認ができる

3. 親や親族など複数の連絡先を申告させる
本人への連絡が取れない場合に備え、家族の連絡先も入職時に申告させておく。震災など災害発生時の安否確認もしやすくなる

数を把握するのが望ましいですね。

社労士 中には、SNS（ソーシャルネットワーキングサービス）のIDを申告させているところもありますが、個人情報ですから無条件に申告させるのは賛成できません。目的をきちんと伝えた上で、自分の意思で情報提供してもらい、その管理は厳重に行う必要があります。出勤してこなくなった際に、その個人情報を同僚の職員に渡して連絡を取って

もらうといった運用は、情報管理面で問題があります。院長自身が適切に管理や運用をすべきです。

D院長 そうですね。まずは今日の診療が終わったら、E男が住んでいるアパートに足を運んでみます。電気がついているのか確認し、会えなければ、置き手紙を残してきます。これからの対応について、道筋が見えてきました。どうもありがとうございました。

第1章 開業の手順

第2章 人事・労務管理

第3章 経営の課題と対策

135

5 トラブル招く「超過勤務」の解釈ミス
労働時間の運用は適正か、労基法の確認を

> E耳鼻咽喉科クリニックのE院長は、職員から、「労働時間の運用の仕方がおかしい。残業代を支払うべきではないか」との苦情を受けた。だが、職員の指摘が正しいかどうかよく分からない。対応に困ったE院長は、顧問の社会保険労務士に相談してみることにした。

社労士 E先生、今日はどうなさったのですか。相当困った顔をされていますが。

E院長 実は、職員から、労働時間の取り扱いについて苦情を受けました。当院の労働時間の運用方法は、法律に違反しているというのです。

社労士 それは一体どういうことでしょう。もう少し詳しく教えてください。

E院長 当院の診療時間は、平日の午前は9時から12時までの3時間、午後は16時から19時までの3時間で、合計6時間としています。土曜日は午前9時から12時までの3時間のみで、日・祝日は休診

■**労基法と同法施行規則の労働時間に関する部分（抜粋）**

【労働基準法】
第32条　使用者は、労働者に、休憩時間を除き1週間について40時間を超えて、労働させてはならない。
2　使用者は、1週間の各日については、労働者に、休憩時間を除き1日について8時間を超えて、労働させてはならない。

【労働基準法施行規則】
第25条の2　使用者は、法別表第1第8号（物品の販売、配給、保管もしくは賃貸または理容の事業）、第10号（映画の映写、演劇その他興行の事業）、第13号（病者または虚弱者の治療、看護その他保健衛生の事業）および第14号（旅館、料理店、飲食店、接客業または娯楽場の事業）に掲げる事業のうち常時10人未満の労働者を使用するものについては、法第32条の規定にかかわらず、1週間について44時間、1日について8時間まで労働させることができる。

にしています。午前・午後の診察前後の30分を準備や後片付けの時間と考え、労働時間は、午前は8時30分から12時30分までの4時間、平日の午後は15時30分から19時30分までの4時間です。

社労士 つまり労働時間は、平日は1日合計8時間で、土曜日が4時間ということですね。

E院長 はい、その通りです。しかし先日、職員から、「労働基準法では、1週間の労働時間は40時間までと決まっているのに、うちは44時間もある。土曜日の4時間分は超過勤務であり、残業代が支払われていないのはおかしいのではないか」という苦情を受けたのです。

社労士 なるほど。

E院長 インターネットで労働基準法の規定を調べてみましたが、確かに1週間の労働時間は40時間となっているようで、慌てて開業時に勤務シフトを考えてくれたコンサルタント会社に連絡を取ってみました。しかし、担当者は、「同じ運用の診療所がほかにもあるので、問題はないと思う」とのことで、どちらを信じたらよいのか分からなくなりました。

　その開業コンサルタントは、もともと建築関係が専門で、人事・労務についてはあまり詳しくないようです。どこかほかの診療所で運用しているルールをそのまま当院に当てはめただけだったのではないかと、疑心暗鬼になっています。

法定労働時間には例外規定も

社労士 そういうことですか。結論から申しますと、

●労働時間はトラブルの温床

Eクリニックで1週間の労働時間を44時間に設定していることに特に問題はなく、労働基準法に違反した運用をしているわけではありません。

確かにE院長がお調べになった通り、労働基準法では、第32条で「使用者は、労働者に休憩時間を除き1週間において40時間を超えて労働させてはならない」と定めています。しかし、これは原則であり、「特例措置対象事業場」と呼ばれている特定の業種でかつ少人数の事業所では、例外扱いとすることができます（左表）。

E院長 当院には、その特例が当てはまるのですか。

社労士 そうです。特例措置対象事業場では、1日の法定労働時間はほかの事業所と同じく8時間までですが、1週間の法定労働時間は44時間までと定められています。この適用を受けることができる業種は、常時労働者数が10人未満の「商業」「映画・演劇業」「保健衛生業」「接客娯楽業」のみです。Eクリニックでは、スタッフの数が常勤3人とパート3人の合計6人であり、かつ「保健衛生業」に該当するので、特例措置対象事業場として扱われ、1週間44時間制の適用を受けられるのです。

E院長 そうであれば安心しました。しかし、労働者数が10人未満の保健衛生業であれば、多くの診療所や歯科医院が該当することになりそうですね。

社労士 ええ。この労働者数というのは常勤職員のみでなく、パートやアルバイト職員も含めて計算しますが、多くの診療所が該当するでしょう。

E院長 当院の労働時間の運用について誤解をしている職員が何人かいるので、法的根拠を含めた説明をしなければなりません。場合によっては、同席をお願いすることがあるかもしれませんが、その際はよろしくお願いします。

社労士 分かりました。

昼休みの待機は勤務か休憩か

E院長 しかし、労働時間についてはよく分からないことばかりで、職員からの質問にはいつもお茶を濁してきました。今回、職員が私に詰め寄ってきたのも、これまではっきりとした回答を示していなかったので、相当業を煮やしていたのでしょう。

実は、半年前にも労働時間を巡って職員と軽いトラブルになったことがありますが、結局はお金で解決しました。今回もどうしようかと思いましたが、今後の診療報酬点数があまり上がりそうにない中、経営に大きな影響を及ぼすことになりそうなので、いったん保留しておいたのです。結果的に、それで良かったと思います。

社労士 半年前、何があったのですか。差し支えなければ教えてください。

E院長 昼の休憩時間の取り扱いを巡って職員との間でトラブルになりました。

当院の場合、午前の業務が終了する12時30分から午後の業務開始の15時30分まで、3時間の休憩時間があります。多くの職員は、自宅が近いこともあり、いったん帰宅するのですが、その間に患者さんからの電話を受けたり、業者への応対をする

5 トラブル招く「超過勤務」の解釈ミス

場合があります。そこで、休憩時間に、当番制で職員に受付で待機してもらっているのですが、実際には電話がかかってくることはほとんどありませんし、頻繁に業者が出入りすることもないので、待機している間は待合にある雑誌などを読むことを許可しています。

その時間帯について、私は「休憩時間だから」ということで給与計算にカウントしていなかったのですが、職員が少ないためすぐに順番が回ってきて、職員から「何で無給でこんな仕事をしなければならないのか」と不満の声が上がりました。

社労士 それで、どう対応したのですか。

E院長 退職をほのめかす職員も何人かいたので、慌てて全体ミーティングを開き、待機1回当たり5000円を支給することで折り合いがつきました。金銭での解決は避けたかったのですが、退職をほのめかした職員が看護職であり、辞めてしまった場合の補充が難しいと思ったので、やむを得ずこの形になりました。ただ、休憩時間の待機に対してお金

を払うことは、いまだに納得できません。そもそも、そのような時間帯は労働時間に当たるのでしょうか、それとも休憩時間の扱いなのでしょうか。

残業代の金額は妥当？

社労士 残念ながら、労働時間になります。そもそも休憩時間に関しては、労働基準法第34条3項で、「使用者は休憩時間を自由に利用させなければならない」と定めており、自由に過ごせる時間帯が休憩時間ということになります。自由な時間とは、使用者の指揮監督下から離れた時間のことを言います。今回のケースでは、たとえその時間帯に電話や来客がなかったとしても、実際にそれらがあればスタッフは即時に対処しなければならないので、自由な時間とはみなされないことになります。

仮に待機している時間に待合の雑誌を読むことを許可したとしても、気を抜くことが許されず、電話や来客にいい加減な対応をすることが注意や指導の対象となる可能性が高い場合には、労働時間

■労働時間か否か判断に迷いやすい事項と運用

事項	運用
朝礼	参加が強制されており、参加しないことで何らかの不利な扱いを受ける場合には、労働時間に該当する
勉強会	自主的な勉強会は、労働時間に該当しない
健康診断	一般健康診断の場合は、労働時間に該当しない
研修	参加が強制されており、参加しないことで何らかの不利な扱いを受ける場合には、労働時間に該当する
更衣の時間	制服の着用が感染防止などの観点から必要であり、半ば強制していることを考えると、労働時間としてみなすのが妥当
夜勤の仮眠時間	労働時間に該当する
昼間の電話当番	労働時間に該当する
清掃	任意で行う清掃は労働時間に該当しないが、院内で何らかのルールを定めて強制している場合には労働時間に該当する

・労働時間はトラブルの温床

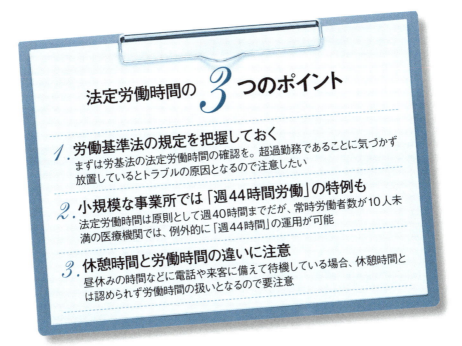

法定労働時間の3つのポイント

1. 労働基準法の規定を把握しておく
まずは労基法の法定労働時間の確認を。超過勤務であることに気づかず放置しているとトラブルの原因となるので注意したい

2. 小規模な事業所では「週44時間労働」の特例も
法定労働時間は原則として週40時間までだが、常時労働者数が10人未満の医療機関では、例外的に「週44時間」の運用が可能

3. 休憩時間と労働時間の違いに注意
昼休みの時間などに電話や来客に備えて待機している場合、休憩時間とは認められず労働時間の扱いとなるので要注意

として扱わなければならないのです。

E院長　「気を抜けない」と言われると、確かにそうかもしれませんね。

社労士　この考え方は、夜勤業務を行う職員の仮眠時間についても当てはまります。例えば、産婦人科診療所で助産師が夜勤を行う場合、分娩や緊急対応がない時間帯に仮眠を取ることがあります。特に有床診療所の場合、病院と違って夜勤業務を3交替ではなく2交替で運用しているケースが多く、必然的に拘束時間が長くなるので、多くの有床診療所が仮眠時間を設けた運用をしています。

　この仮眠時間も同様に、休憩時間ではなく労働時間として扱わなければなりません。それは、仮にその仮眠時間帯に分娩や緊急対応がなかったとしても、ナースコールがあれば通常と同様の業務を行う必要があるからであり、判例を見ても「仮眠時間は労働時間である」との判断がなされています（大星ビル事件、最高裁2002年2月28日判決）。

E院長　なるほど、よく理解できました。そうなると、当院の場合、職員に金銭を支払うという対応は、結果として正解だったわけですね。

社労士　そうなりますね。ただし、5000円という金額の妥当性や支払い方については改めて検討する必要があります。といいますのは、お昼の時間帯の3時間を加えると1日の労働時間は8時間を超えてしまい、残業代の支給が必要となります。そのため、本来支払うべき3時間分の残業代が5000円を上回っているのであれば、その差額分について支給する必要があります。そもそも特殊な勤務による対価であるのか、残業代であれば何時間相当か、賃金規定においても明確に定めておいた方が後々のトラブルを予防できます。細かな計算方法については、賃金台帳をお借りできれば、後で私がチェックしてみましょう。

E院長　ありがとうございます。とても助かります。今回、労働時間と休憩時間の違いが分かったのは、大きな収穫でした。

社労士　実際の運用の中では、どこまでが労働時間に該当するのか、分からないこともあると思います（左表）。何かあればその都度ご相談ください。

E院長　分かりました。今日は本当にありがとうございました。

139

6 逆転の発想のパートタイマー活用法
パートの希望を優先してシフトを組み、正職員で調整

> F整形外科診療所のF院長は人材を確保できずに苦労している。資格が不要な事務の正職員を募集しているのだが、なかなか応募が来ない。このまま採用できなかったらどうしようかと困ったF院長は、顧問の社会保険労務士に、何か良い方法はないかと相談した。

F院長 いやあ、困りました。

社労士 どうされたのですか。

F院長 12月末にまた事務職員が退職するのです。しかも、後任の職員を募集しているのですが、なかなか応募がありません。このまま採用できなければ、残された職員が疲弊して次々に退職してしまうのではないかと不安です。

社労士 そうですか。地域や職種にもよりますが、人材確保難が顕著になってきていますね。介護の業界でも人材が集まらないことを理由に、一部のフロアを閉鎖したりする介護施設が少なからずあるようです。

F院長 本当にその通りです。看護師ならまだしも、資格が不要な事務職員の確保にまで苦戦するとは思ってもいませんでした。

社労士 それは困りましたね。

F院長 ですので、募集に当たり、賃金水準を上げてみたのですが、それでも応募がありません。一体、

■診療所と一般企業の勤務例

●診療所の勤務例

	月	火	水	木	金	土	日
8:30〜12:30	4時間勤務	4時間勤務	4時間勤務	4時間勤務	4時間勤務	4時間勤務	完全休日
12:30〜15:30	休憩	休憩	休憩	半日休日	休憩	半日休日	完全休日
15:30〜19:30	4時間勤務	4時間勤務	4時間勤務	半日休日	4時間勤務	半日休日	完全休日

比較的遅くまでの勤務が苦痛と考える人が多い　　完全休日1日ということが苦痛と考える人が多い

●一般企業の勤務例

	月	火	水	木	金	土	日
9:00〜12:00	3時間勤務	3時間勤務	3時間勤務	3時間勤務	3時間勤務	完全休日	完全休日
12:00〜13:00	休憩	休憩	休憩	休憩	休憩	完全休日	完全休日
13:00〜18:00	5時間勤務	5時間勤務	5時間勤務	5時間勤務	5時間勤務	完全休日	完全休日

比較的早く終業できることが魅力に感じる　　完全休日2日が魅力的に映る

• 労働時間はトラブルの温床

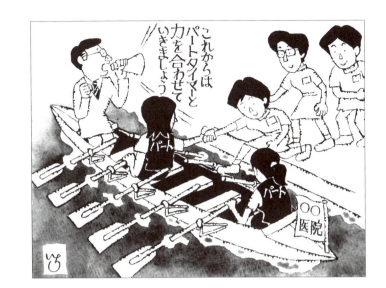

どうなっているのでしょうかね。

一般企業に比べ劣る労働条件

社労士 医療機関、特に診療所の場合、残念ながら労働条件が一般企業と比べて劣るケースが少なくありません。事務職で働きたいという希望の人は大勢いると思いますが、あえて医療機関ではなく、一般企業でよいと考える傾向があります。

F院長 確かにそうですね。

社労士 これは、事務職に限らず補助業務で働く人も同様で、特に資格が不要な職種では、一般企業に人材が流れやすいといった背景を十分に理解しておく必要があります。

F院長 なるほど。

社労士 特に診療所の場合には週2回程度の半日勤務があるものの、実質の休日が日曜日だけという勤務体制で運用しているところが一般的で、多くの企業が採用する完全週休2日制よりどうしても労働条件が悪く見えます。同じ1週間40時間労働であったとしても、「完全休日が2日」と「1日＋半日勤務2日」では、完全休日が2日の方が魅力的に映ってしまいます（左図）。

F院長 確かに、最近の若い人はガツガツ働きたいというよりも、自分のペースでゆっくり働きたいという人が増えているようですしね。ただ、そうはいっても人材の確保が進まないと当院の存続問題にも発展しますので、何か打開策を教えていただけませんか。

社労士 そうですね。パートタイマーを積極的に有効活用されてみてはどうでしょうか。

F院長 パートタイマーの積極活用ですか。

社労士 ええ。このところ、日本では圧倒的に非正規職員の割合が増え続けており、実際にパートタイマーが増加しています。子育てが一段落した主婦などにニーズがあるのか、募集広告を出したところ、「パートタイマーの応募はそれなりにあった」という話は少なからず耳にします。

F院長 確かに、当院においてもパートタイマーの求人広告を出すと、ある程度の応募があります。

社労士 そういった背景があるのであれば、それを積極的に活用していくことが、今後の人材確保難の打開策の一つになるものと思います。

　もう少し補足しますと、従来は正職員が「主」でパートタイマーは「副」、といった具合に、正職員だけでは十分に業務ができない時間帯にのみパートタイマーに働いてもらうというスタイルが一般的でした。

F院長 そうですね。

社労士 ところが、これだけ世の中全体で非正規職員の割合が増えているということは、あえて非正規雇用で働くことを希望する人も増えているということです。そこで、発想を転換して、パートタイマーが「主」で正職員が「副」と考えてみてはどうでしょうか。

F院長 おっしゃることは何となく分かるのですが、もう少し具体的に教えてくれませんか。

社労士 はい。勤務シフトを組む際、パートタイ

6　逆転の発想のパートタイマー活用法

マーの希望を最初に受け入れ、それに合わない時間帯に正職員に働いてもらうのです。ですから、必然的に正職員には周りが嫌がる時間帯や曜日などに働いてもらうことになります。

F院長　そういった運用をすれば、正職員が退職してしまいませんか。

社労士　確かにあまりに極端な運用をしたり、正職員にとって対価がなかったりすると、そうなる可能性がないとは言えません。そこで、正職員には変則勤務手当として「毎月○万円」を追加で付与するといった制度の導入を考えてみてはどうでしょうか。

F院長　なるほど、パートタイマーを補助者ではなく主たる戦力として捉え、正職員はそれを補完する役割を担う存在と考えるわけですね。何となくイメージが湧きました。

社労士　世の中には午前中にしか働くことができないという人も少なからずいるでしょうし、中には土曜日の午前だけ働きたいという人もいるでしょう。

それらをうまく組み合わせて運用していくとよいのではないかと思います。特に、一般企業で働いている人にとってプラスアルファの小遣い稼ぎに土曜日の午前だけ働くというのは、魅力的かもしれませんよ。

F院長　その発想はありませんでした。何だか希望の光が見えてきたように思います。

社労士　そうですね。土曜日は、その日の勤務を希望するパートタイマー中心でシフトを組めば、土曜日勤務を嫌がって正規職員の応募をためらっていた人が就職を希望してくることも期待できそうです。

F院長　土曜日の午前勤務は、私にとっては当たり前でしたが、働く職員にしてみれば抵抗があるかもしれないですね。

変形労働時間制で休日確保も

社労士　一方で、正職員については1カ月単位の変形労働時間制を取り入れて運用することを検討

■ 1カ月単位の変形労働時間制

　　1カ月単位の変形労働時間制とは、1カ月以内の期間を平均して1週間当たりの労働時間が40時間以内となるように、労働日および労働日ごとの労働時間をあらかじめ勤務シフトなどに設定することで、労働時間が特定の日に8時間を超えたり、特定の週に40時間を超えたりすることが可能になる制度（労働基準法第32条の2）。運用に当たっては、対象労働者の範囲や対象期間、起算日等を労使協定または就業規則に定める必要がある。

　　なお、対象期間を平均して1週間当たりの労働時間が40時間を超えないために、対象期間中の労働時間については、以下の式で計算した上限時間以下としなければならない。

$$上限時間 = 1週間の労働時間 \times \frac{対象期間の歴日数}{7}$$

これによって計算すると、1カ月当たりの労働時間の上限は以下となる。

1カ月の暦日数	労働時間の上限[※]
31日	177.1時間
30日	171.4時間
29日	165.7時間
28日	160.0時間

1カ月単位で起算日を1日とした場合、12月は1日から31日で177.1時間が上限となる。
※小数点2位以下は切り捨て

●労働時間はトラブルの温床

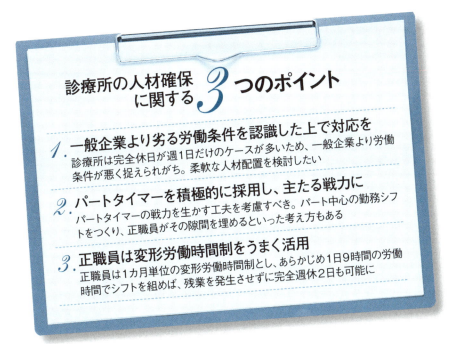

してもよいでしょう（左図）。もちろん、その分、パートタイマーの確保が余分に必要になる可能性もありますが、人材不足から少しは抜け出せるようにも思います。

F院長 1カ月単位の変形労働時間制とはどういった制度でしょうか。以前にも聞いたことがあったように思いますが。

社労士 1カ月単位の変形労働時間制とする場合、1カ月間の期間内の労働時間が平均して1週間で40時間以内であれば、特定の日が8時間を超えていたり、特定の週が40時間を超えていてもよいという制度です。例えば、1カ月が31日ある月であれば、177時間以内（計算方法／31日÷7日＜1週間の日数＞×40時間）で1カ月の勤務シフトを組めば、1週間当たり平均40時間以内になります。

F院長 ああ、思い出しました。変形労働時間制であれば、平日の労働時間を1日9時間勤務として、土曜日を休日にするということもできるわけですね。

社労士 はい。あらかじめ9時間と決めて勤務シフトを組んであれば、法定労働時間の8時間を超過しても残りの1時間分の割増賃金は不要です。上手にシフトを組めば完全週休2日が実現でき、残業代の削減にもつながります。

F院長 なるほど。先ほど提案してもらったパートタイマーの勤務を先に決め、それ以外の時間帯や曜日について、1カ月以内の労働時間枠の中で正職員の勤務シフトを組めばよいというイメージが湧いてきました。

社労士 ただし、パートタイマーばかりで人員を固めてしまえば、サービスの質の低下という問題に直面することがあるかもしれません。どの職員が行っても同じような結果を導き出せるように、業務の標準化やマニュアル類の整備、業務チェックリストの作成などを同時並行で行っていかなければならないと思います。

F院長 そうですね。今日は従来の延長線上にはない発想を教えていただいたので、とても参考になりました。労働力人口が減少しているという事実があり、かつ医療業界は一般企業と比べて労働条件が悪いと捉えられがちな点を十分に踏まえて、今後は可能な限りパートタイマーを積極的に活用していきたいと思います。ありがとうございました。

7 定額残業代制度を導入したい
定額分を上回る残業には追加の支払い必要、効果には疑問も

> G内科診療所では、患者数の増加に伴って職員の時間外労働が恒常化し、残業代の支払い額も膨らんでいる。G院長が悩んでいたところ、知り合いの病院長から、定額残業代制度を取り入れているという話を聞いて興味を持った。「当院でも検討したい」と考え、社会保険労務士に相談することにした。

G院長 お待たせしました。遅れてしまい、申し訳ございません。

社労士 いえいえ、忙しそうですね。

G院長 この時期は、風邪やインフルエンザがはやっており、余裕のない日々が続いています。春になれば少しは落ち着くのですがね。

社労士 大変な時期ですよね。今日は何かご相談があるとか?

G院長 そうなのです。今の時期のように、多くの患者が来院してくれるのは収入面ではありがたいのですが、一方で職員は毎日、法定外残業が続いています。頑張っている職員には何らかの形で評価したいのですが、中には、おしゃべりをしながらダラダラと非効率に業務を行っている人もいて、そういう職員に支払う残業代が増加しているのが気になっています。

社労士 よくある話ですね。

G院長 仕事を効率的に進める職員はさっさと帰るのですが、非効率な職員は結局最後まで残っているので残業代が多くなり、給与の総額も高くなってしまいます。どうも腑に落ちません。

社労士 お気持ちは分かります。

G院長 悩んでいたところ、ある病院の院長から、「定額残業代制度」を導入しているという話を聞きました。毎月、あらかじめ定めた一定額の残業代を支給すればよい制度のようですね。

社労士 一般企業の営業担当者など、外回りの仕事が多くて実際の残業時間を把握しにくいケースを中心に、「営業手当」などと称して取り入れている会社が多いですね。

G院長 そうですか。実は、当院でも定額残業代制度を採用したいと考えています。導入に当たっての流れなどを相談させてください。

追加の残業代未払いでトラブル

社労士 分かりました。定額残業代制度は、既に多くの企業が導入していますが、医療機関や福祉施設でも運用を検討するケースが少なくありません。実際、導入しているところも相当数あると思います。

G院長 そうであれば、当院もその流れに乗りたいところです。

社労士 ただ、制度の仕組みを正しく理解せずに運用してトラブルになる例が急増しており、裁判に発展することも珍しくなくなってきました。

G院長 裁判ですか?

社労士 ええ。多くは、残業代を定額で支給するのをいいことに職員に長時間労働を強いて、それに見合う残業代を支払わず、労働者から訴えられるケースです。最近の労働裁判例の動向を見ますと、事業主側が敗訴する判決が続いています。

G院長 もう少し詳しく教えてください。

社労士 まず、定額残業代制度の仕組みについてお話しします(146ページ図)。導入に当たって、注意すべきポイントは三つあります。

まず一つ目に、残業代が独立した手当として支給される必要があります。基本給の中に残業代を

●労働時間はトラブルの温床

含む運用では支払い根拠が不明確になってしまうため、定額残業代として「○○手当」といった名目を立て、基本給と区別して支給します。

G院長　当院で導入するときには、その方向で考えています。

社労士　二つ目に、定額残業代分の手当を設定する際には、その額が何時間相当の残業代に当たるのか、明確にしなければなりません。例えば、「20時間分の残業代として月額3万円を支給する」といったルールを作り、給与規程や雇用契約書などに記載しておく必要があります。もちろん、職員にもその制度を説明し、理解を得ていることが前提となります。

G院長　そうですか……。

残業少ないときも定額分は支給

社労士　当然ながら、手当に含まれる残業代の時間単価は、通常の時間外労働の時給かそれ以上に設定する必要があります。例えば、100時間分の時間外労働賃金として月額3万円を支給する設定では、時給換算で300円になってしまい、最低賃金法にも違反しますので認められません。

G院長　定額残業代手当の計算に当たり、基本給や諸手当を入れた基準額を所定労働時間で割って時間単価を算出すると、通常は端数が生じます。手当は、運用上分かりやすくするために100円単位か1000円単位で切り上げて支給することになりそうですね。

　例えば、割増分を含めた残業の時間単価が1250円で15時間分の残業代を計算すると、1万8750円となります。その場合、1万9000円の手当とするのでしょうか。

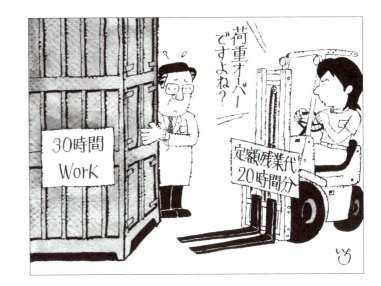

社労士　そうした運用が多いですね。ちなみに、定額残業代部分に含む残業時間は、45時間以内にした方がよいでしょう。厚生労働省から、「45時間超の時間外労働の長期継続が健康を害する恐れがある」といった通達（基発第1063号・2001年12月12日）が出ています。実際の裁判でも、95時間の残業代を手当に盛り込んだケースでは、公序良俗に反し、安全配慮義務違反に当たるとして敗訴しました。

G院長　分かりました。

社労士　そして、この制度の三つ目のポイントですが、実際の残業時間が、定額残業代相当として定めた時間を超えた場合は、別途割増賃金を支払う必要があります。仮に20時間相当の手当額を設定し、25時間の時間外労働が行われたのであれば、定額分に加えて5時間分の残業代の支払いが必要です。一方、15時間しか残業をしなくても、20時間分の定額残業代を支払わなければいけません。

G院長　そうなのですね。

社労士　先ほど申し上げたように、労働裁判例では、定額分を超えた残業代を支払っていないために事業主側が敗訴している判例が目立ちます。定額支給すればそれ以外には支払わなくてもよいと誤解されやすいのですが、定額残業代は、「20時間の時間外労働を行ったものとみなす」というもので

7 定額残業代制度を導入したい

はなく、「20時間の時間外労働の対価として、一定額をあらかじめ設定して支給する」という考えに基づくものなので、それを超えた分を支払わなければいけないのは当然といえば当然です。

ちなみに労働基準法上、賃金は毎月支払わなければいけないので、ある月の残業時間が定額残業代分を超過したものの、次の月は定額残業代分の時間に満たなかったから相殺して支払わないという運用も認められません。

制度導入のメリットはあるの？

G院長 定額残業代制度を導入しても、設定した時間を超えた分は別途支払いが必要になる上、設定時間に満たなくても全額支払わなければいけないなら、この制度を採用するメリットはあまりない気がします。なぜ多くの企業で導入されているのでしょうか。

社労士 そうですね。一定の条件の下、あらかじめ定めた定額分以上の残業代は支払わない方針にすることで、従業員に自主的な帰宅を促す効果を狙っています。実際、従業員が早く帰宅するようになったという効果が出ている企業もあるようです。

ただ、設定時間を超過した場合にその分の残業代を支払わないのはそもそも違法ですし、最近は、前述したような労働裁判例も増えていますので、その動向を察知して賃金体系の変更を検討する企業が増えています。

また、この制度を悪用したケースもあります。例えば、ある企業では、基本給を極めて低い金額に設定し、給与総額に占める「定額残業代」の部分を大

■ **定額残業代制度のルールのイメージ**

否定されやすい

定額残業手当 （20時間分） 基本給	基本給 （定額残業代含む）	定額残業手当 基本給	定額残業手当 （○○時間分） 基本給	定額残業手当 （95時間分） 基本給
残業20時間分は手当（法定通りの計算方法による額以上）とし、超過分は別途支払い	独立して手当が設定されていない	手当の内訳が就業規則などに記載されていない	手当の比率が高過ぎて、基本給を時給換算すると、最低賃金法で定められた時給より低い	定額残業手当に含まれる残業時間が長過ぎる（45時間超）

146

● 労働時間はトラブルの温床

定額残業代制度の導入で欠かせない 3 つのポイント

1. 残業代は独立した手当とし、内訳も明確にする
基本給の中に残業代を含むのは認められない。定額残業代分の手当を設定の上、何時間分の残業に当たるのかも明示する

2. 定額分を超えた残業をしたら超過分は別途支払いを
残業時間が定額分を超えた場合は、別途割増賃金を支払う。一方、定額分の残業時間に満たなくても、定額残業代は支払う必要がある

3. 職員の時間管理への効果は低いことも
あらかじめ決まった時間分の残業代が支給されることで、職員の時間管理に対する意識が低くなり、管理もずさんになりやすい

きくして、かなりの時間分の残業代を含むようにしていました。基本給を所定労働時間で割って時給換算したところ、同じ職場で働くアルバイトの時給よりも低いことが発覚し、事業主が訴えられて敗訴しました（トレーダー愛事件・京都地裁・2012年10月16日判決）。

G院長 なるほど。この制度は運用が難しそうですね。当院にとってはあまり意味がないかもしれません。

社労士 私も、定額残業代制度の導入は慎重に検討した方がいいと思います。

制度を採用している企業の職員は、「○時間の時間外労働を行ったとみなした残業代が支払われる」といった誤解の中で働いているように思えます。そうすると、職員の労働時間管理がずさんになり、労働効率性の観点からは逆効果になる可能性があります。

その上、一部の従業員から「定額を超えた残業代が払われていない」などと労働基準監督署に訴えられるリスクも出てきます。

非効率に仕事を行っている職員に対しては、G院長が繰り返し注意して、早く帰宅させるのが賢明でしょう。

G院長 確かにそうですね。最近、定額残業代制度を採用しようとしている同業者が何人かいたため興味を持ったのですが、職場がさらにだらけた雰囲気になるのは避けたいところです。

制度に頼ることなく、仕事が非効率な職員にまずは私が注意したいと思います。それで労働効率性が上がっても、仕事量が多くて職員の長時間労働が続くようなら、業務負担軽減のためにパートタイマーの雇用などを考えます。今日はありがとうございました。

8 外部研修は「みなし労働時間」？
時間が把握できれば適用外、残業代の支払いも

> H診療所では近々、職員が外部の研修に参加する。研修7時間、懇親会2時間の計9時間のスケジュールで、院長は通常通りの1日8時間労働とみなして賃金を支払う方針だが、職員は「残業代を払ってほしい」と言っている。院長は、顧問の社会保険労務士にアドバイスを求めた。

H院長　今日は、職員の労働時間の扱いについて相談に乗っていただけますか。ちょっと困っていまして。

社労士　どうされたのですか。

H院長　実は、看護職員I子から残業代のことで相談されたのですが、どう判断すべきか分からなくなってしまい、悩んでいました。

社労士　どんな相談だったのですか。

H院長　今度、I子に業界団体が主催する研修に参加してもらうことになったのですが、参加に当たってI子から、「残業代を出してください」と言われました。そのときは、「勉強のために参加するのに何を言っているのか！」と突き返しましたが、I子はそ

の対応に納得がいかなかったようで、周りの職員に私のことを悪く言っているようです。

社労士　そうでしたか。残業代を要求されるということは、長時間にわたる研修なのですか。

H院長　ええ。今回I子に参加してもらう研修は、平日の朝から夕方まで、ほぼ1日かけて行われる予定です。そのためI子には、自宅から研修会場まで直行して、終了後には直接自宅に帰ることを認めました。

　労働時間の計算方法としては、タイムカードの打刻ができないため、通常通り8時間勤務したものとして扱うことを伝えています。

社労士　なるほど。労働基準法で定める事業場外

■みなし労働時間制に関する労働基準法の規定（第38条の2）

1　労働者が労働時間の全部又は一部について事業場外で業務に従事した場合において、労働時間を算定し難いときは、所定労働時間労働したものとみなす。ただし、当該業務を遂行するためには通常所定労働時間を超えて労働することが必要となる場合においては、当該業務に関しては、厚生労働省令で定めるところにより、当該業務の遂行に通常必要とされる時間労働したものとみなす。

2　前項ただし書の場合において、当該業務に関し、当該事業場に、労働者の過半数で組織する労働組合があるときはその労働組合、労働者の過半数で組織する労働組合がないときは労働者の過半数を代表する者との書面による協定があるときは、その協定で定める時間を同項ただし書の当該業務の遂行に通常必要とされる時間とする。

3　使用者は、厚生労働省令で定めるところにより、前項の協定を行政官庁に届け出なければならない。

●労働時間はトラブルの温床

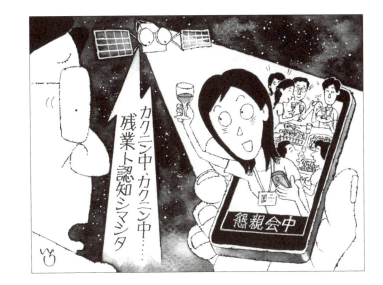

労働の「みなし労働時間制」として扱うわけですね。

H院長　はい。専門的な用語などは分かりませんが、普通に考えたらそのように扱うべきなんだろうなと思い、そう運用するつもりです。

社労士　「みなし労働時間制」とは、その日の実際の労働時間にかかわらず、あらかじめ定めておいた時間を労働したものとみなす制度です。確かに一般的には、事業場以外の仕事先と自宅を直行直帰するような場合には、この制度を使っているケースが多いですね。

業務命令なら懇親会も労働時間に

社労士　ところで、どういった理由で、I子さんから「残業代を出してくれ」という発言が出たのですか。

H院長　研修終了後に、ちょっとした懇親会があるようで、私が「それにも参加しなさい」と言ったことが原因のようです。同業種の仲間と交流を深めて情報交換をすることは、I子にとっても良い刺激になるのではないかと思い、参加を勧めたのですが……。まさか、お酒を飲んでいる時間帯について「残業代を出してくれ」と言われるとは、思いもしませんでした。

社労士　研修や懇親会による拘束時間は、どのくらいなのですか。

H院長　I子から提出してもらったプログラムによると、研修は午前10時～12時、午後は13時～18時の合計7時間です。その後、18時30分から2時間程度、懇親会があるようです。

社労士　研修が7時間で懇親会が2時間ということであれば、合計9時間になりますね。ちなみに、外部研修に参加してもらっている時間帯に、H院長からI子さんへの連絡は可能ですか。

H院長　ええ。何かあったときのために、当院の携帯電話を持たせる予定です。

時間把握できれば「みなし」はNG

社労士　なるほど、状況が把握できました。今回の件は、「みなし労働時間制の適用になるか」という問題と「懇親会への参加が労働時間に当たるか」という問題に切り分けてご説明しましょう。

H院長　お願いします。

社労士　まず懇親会参加の件ですが、これは業務命令である以上、いくらお酒を飲む席とはいっても、労働時間として考えなければなりません。お酒を飲んでいれば労働時間には該当しないという法律の規定や根拠はありませんし、I子さんに対して、懇親会への参加による情報交換などを命じているわけですから、労働時間になります。そもそも、泥酔して情報交換できなくなるような会ではないと思いますし。

H院長　えっ！ それは意外でした。

社労士　また、もう一つのみなし労働時間制の問題ですが、労働基準法第38条の2（左表）によると、この考えが適用できるのは、事業場外で業務を行い、その業務に当たって労働時間の算定が困難な場合に限られます。今回のケースでは、「事業場

8 外部研修は「みなし労働時間」？

外で業務を行う」という点は要件を満たしますね。

H院長 そうですね。

社労士 ただ、「労働時間の算定が困難な場合」というのは、果たしてどうでしょうか。

H院長 うーん……。

社労士 例えば、一般企業で一日中外回りをしている営業マンに対して、会社が本人に業務遂行に当たっての裁量権を与えて動いてもらっているとしましょう。この場合、「いつどこに営業に行くか」といった業務遂行方法を本人に任せているため、事業場外労働の、みなし労働時間制の適用を受けられる可能性があると考えます。

H院長 なるほど。

社労士 しかし一方で、1988年1月1日の旧労働省の通達（下表）では、「無線やポケットベルなどによって指示などを受けている場合」にはみなし労働時間制の適用ができないと明確に定めています。

今は「ポケットベル」を「携帯電話」や「スマートフォン」と読み替えてよいでしょう。

外回り営業をしている人の多くは携帯電話などを持っているため、本来は「労働時間の把握ができるはずだからその時間に応じた賃金を支払いなさい」ということで、みなし労働時間制の適用はできないとの解釈になります。

H院長 それは企業にとっては驚きでしょうね。

社労士 旅行会社の添乗員のみなし労働時間制適用を巡る裁判で、注目すべき判決が出ています（阪急トラベルサポート事件、東京地裁2011年9月14日判決）。添乗員が、未払いの時間外割増賃金および深夜割増賃金があると主張して会社を提訴。会社側は、事業場外のみなし労働時間制が適用されるとして争いました。結果、会社が敗訴し、働いた時間に応じた割増賃金を支払うよう命じる判決が下されています。

■みなし労働時間制に関する旧労働省の通達（1988年1月1日 基発第1号、抜粋）

~略~

事業場外労働に関するみなし労働時間制の対象となるのは、事業場外で業務に従事し、かつ、使用者の具体的な指揮監督が及ばず、労働時間を算定することが困難な業務であること。したがって、次の場合のように、事業場外で業務に従事する場合であっても、使用者の具体的な指揮監督が及んでいる場合については、労働時間の算定が可能であるので、みなし労働時間制の適用はないものであること。

1　何人かのグループで事業場外労働に従事する場合で、そのメンバーの中に労働時間の管理をする者がいる場合

2　事業場外で業務に従事するが、無線やポケットベル等によって随時使用者の指示を受けながら労働している場合

3　事業場において、訪問先、帰社時刻等当日の業務の具体的指示を受けたのち、事業場外で指示どおりに業務に従事し、その後事業場にもどる場合

~略~

●労働時間はトラブルの温床

事業場外での労働時間に関する3つのポイント

1. 業務命令があれば、研修後の懇親会も労働時間に
懇親会であっても、管理者の指示を受けて参加する場合には、その時間は労働時間になる。所定労働時間を超えるようなら残業代の支払いも

2. 時間の把握ができればみなし労働時間制の適用外に
研修予定表などによる労働時間の把握が可能で、携帯電話などにより状況を確認できる環境にあれば、みなし労働時間制の適用にはならない

3. 医療・介護現場で「みなし」の適用はほとんどなし
研修や出張などの際にも、多くは労働時間が把握できる。そのため、みなし労働時間制が適用になるケースはほとんどない

これは、労働問題を専門としている弁護士や社会保険労務士の間では大きな話題になった裁判例です。この判決を機に、特に一般企業の、社外で働く営業マンに対する労働時間管理方法の見直しが加速しているように思います。

H院長　そうですか。ただ、添乗員だと、会社は本人の労働時間を管理できませんよね。それでも労働時間の把握ができると判断されたのですか。

社労士　ええ。添乗員は旅行会社が策定したツアー行程表に従って動き、勝手に行程を変更することが原則許されなかったこと、緊急連絡や業務指示用に携帯電話の電源を常に入れておくよう指示されていたこと、事後の添乗日報で具体的な行程を把握できたことなどを理由に、裁判所は、労働時間の把握が可能であると判断したわけです。

「みなし」の適用例はほぼなし

H院長　I子の外部研修参加のケースと似ていますね。あらかじめ研修プログラムを提出してもらっていますから、労働時間は事前に把握できます。その上、当院の携帯電話を持たせており、研修参加後にはいつも、参加時間を含めた研修報告書を書かせていますので、今の話にあった労働裁判例と同じパターンです。

社労士　そうですね。となると、今回のI子さんの研修参加の件については、いくら直行直帰の形での終日外部研修とはいえ、様々な形で労働時間を把握できることから、懇親会参加の時間も含めて、みなし労働時間制の適用にはなりません。労働時間を計算し、残業代もきちんと支払わなければならないですね。

H院長　分かりました。

社労士　ちなみに、医療機関や介護事業所において事業場外で労働するケースとしては、研修や出張などが考えられます。ただ、その多くの場合、労働時間を把握できるため、みなし労働時間制の適用になることはほとんどないと考えていいのではないでしょうか。

H院長　よく分かりました。労働時間の扱いについて勉強不足だったため、I子には誤った対応をしてしまいました。明日にでも早速、謝って、正しい説明をしようと思います。今日はありがとうございました。

第1章　開業の手順

第2章　人事・労務管理

第3章　経営の課題と対策

9 給与決定基準表はどう作成？
運用面の柔軟性確保も鍵に、開業後の導入も可

> 開業のために職員採用を始めたI眼科クリニックのI院長。面接の際に「どのように給与を決定しているのか」と質問され、答えに窮した。給与制度をどう設定しようかと悩むI院長に社会保険労務士は、「柔軟性のある給与決定基準表を策定してはどうか」と助言した。

社労士 お困りのようですが、どうされたのですか。

I院長 実は先日、採用面接でうちに応募してくれた人から、「給与表はどうなっているのですか」と質問をされました。どうやら前に勤めていた職場では給与表があったみたいで、さも当然のことのように聞かれてしまったのですが……。

社労士 確か、ここではまだ給与表を作成していませんでしたよね。

I院長 はい。お恥ずかしい話ですが、給与を決定する基準というものは特に設けるつもりはありませんでした。当該職員の年齢、前の職場での給与額、ほかのスタッフへの支給額などを勘案しながら総合的に、悪く言えば適当に決めようかなと思っていました。そちらの方が柔軟性があるかなと。

社労士 それでは、あいまいな返答をせざるを得ませんね。

I院長 はい。結局、「明確な給与表はまだ作っていませんが、経験年数によって相応の給与をお支払いします」と返事するしかありませんでした。応募者が不安そうな表情を浮かべていたので、こちらもどうしようか悩んでしまいました。

社労士 院長によって考え方はいろいろありますが、これを機会に給与表の作成を考慮してもいいかもしれませんね。

I院長 給与表作成によってどういう影響があるか教えていただけますか。

給与表策定の長所と短所

社労士 給与表作成のメリットは、職員への透明性の確保です。例えば開業後に、職員がお互いの給与明細を見せ合ったりすれば、「どのようなルールで給与額を決定しているのか」という疑問は当然出てきます。それにうまく答えるのはなかなか難しいでしょう。放っておけば、先生に対する不信感が

■給与体系の基本的なイメージ

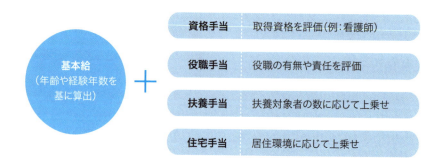

●給与の決め方、支払い方

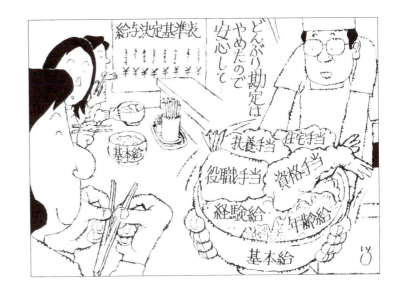

ぬぐえずに退職する可能性もあります。

I院長　それは困ります。

社労士　また、給与表があれば、職員採用時に説明することで、より納得して来てもらうことができます。

I院長　きちんと説明できた方が安心感はありますよね。

社労士　そうです。しかし、給与表の設計に当たっては、事前に慎重に検討しておかなければ、後でいろいろと困る事態が生じる可能性がありますので、注意が必要です。

I院長　具体的にはどのような注意が求められるのでしょうか。

社労士　給与表は通常、年齢や経験年数を基に算出する「基本給」部分と、資格手当や役職手当などの「手当類」などからなります（左図）。

しかし、制度というものは、1度決めてしまうと、それを変えるのは簡単ではありません。給与表を策定すると、その硬直性ゆえに、柔軟な運用が難しくなるという欠点もあります。

I院長　と言いますと。

社労士　例えば、心情的には昇給を実施したいが、人件費率が高く経営の圧迫要因になっているケースを想定してみてください。

給与表の下で賃金や定期昇給を定めている場合、原則、それに従って毎年3000円や4000円といった昇給を行わなければなりません。しかし、給与表がなければ、経営状況に応じて全員一律1000円や500円といった昇給額にもできますよね。そういった意味では、メリットとデメリットの双方があるのです。

I院長　ですよね。その部分が少し心配です。

社労士　月次の給与に関して、診療所の人件費率がある程度高まってきているとしても職員の生計のためにそれなりの金額を保証するのか、それとも医院の収入と支出のバランスを勘案しながら柔軟にその都度考えていくのか──。

どちらを選択するのかは、経営者である先生がご自分で判断すべき問題になります。

基準表で柔軟性を確保

I院長　給与表を策定したら、絶対にそれに沿った額を支給しなければならないのでしょうか。今後の診療報酬の動向を考えると、経営の手足を必要以上に縛られるのは避けたいのですが。

社労士　就業規則の中で給与表を規定した場合は、変更の際に煩雑な手続きが必要ですが、"給与決定基準表"という位置づけのものを作れば、ある程度の柔軟性を確保できます。

この給与決定基準表は、今後の定期的な支給額を決定するのではなく、採用の際に給与額を決める際の一つのベースになるという点が、通常の給与表との大きな違いです。例えば、基本給において、年齢が一つ上がると3000円昇給する設定にしているとします。ただ、あくまで採用の際の給与決定の基準表ですから、経営状況によってはその基準表を改定して、2500円の昇給にすることもできま

9 給与決定基準表はどう作成？

す。もちろん、職員に対する十分な説明が必要ですが。

院長 なるほど。こうした基準表を策定すれば、今後、質問してきた人にもどうにか説明ができそうです。給与決定基準表を見せて、「このように給与を決めている」と伝えれば、一定の納得は得られるでしょう。ところで、基準表はどのように策定すればいいのですか。

社労士 先ほど、先生は給与決定に際し、主として職員の年齢を勘案すると言われていました。もしそうであれば、年齢に応じた基準表を策定するといった方法が考えられます。

院長 確かに年齢という要素は、その人の総合的

な能力という点においては無視できない要素だと思っています。ただ、年齢だけを重視するつもりはありません。

例えば、30歳の職員が2人いるとして、1人は正看護師の資格保有者で前職において同様の業務を5年間経験している者、もう1人は何も資格を保有していない事務職として勤務する者で、前職では一般企業における営業補助をしていたとします。この場合、同じ30歳であっても同列に扱うのではなく、正看護師により多くの給与を支給したいと考えています。

社労士 では、同じ30歳の正看護師と事務職員で、ともに入職までに医療業界で5年の経験があっ

■給与決定基準表の例

基本給（A+B）					
年齢給（A）			経験給（B）		
年齢	ピッチ	金額	経験年数	ピッチ	金額
18		¥90,000	0		¥80,000
19	¥500	¥90,500	0.5	¥1,000	¥81,000
20	¥500	¥91,000	1	¥1,000	¥82,000
21	¥500	¥91,500	1.5	¥1,000	¥83,000
22	¥500	¥92,000	2	¥1,000	¥84,000
23	¥500	¥92,500	2.5	¥1,000	¥85,000
24	¥500	¥93,000	3	¥1,000	¥86,000
25	¥500	¥93,500	3.5	¥1,000	¥87,000
26	¥500	¥94,000	4	¥1,000	¥88,000
27	¥1,000	¥95,000	4.5	¥1,000	¥89,000
28	¥1,000	¥96,000	5	¥1,500	¥90,500
29	¥1,000	¥97,000	5.5	¥1,500	¥92,000
30	¥1,000	¥98,000	6	¥1,500	¥93,500
31	¥1,000	¥99,000	6.5	¥1,500	¥95,000
32	¥1,000	¥100,000	7	¥1,500	¥96,500
33	¥1,000	¥101,000	7.5	¥1,500	¥98,000
34	¥1,000	¥102,000	8	¥1,500	¥99,500
35	¥1,000	¥103,000	8.5	¥1,500	¥101,000
36	¥1,000	¥104,000	9	¥1,500	¥102,500
37	¥800	¥104,800	9.5	¥1,500	¥104,000
38	¥800	¥105,600	10	¥1,500	¥105,500

例）入職時に35歳で過去の経験年数が10年であったと仮定した場合、年齢給は103,000円（A）、経験給は105,500円（B）となり、合計208,500円が基本給。これに資格手当などが加算される設計となる。なお、経験年数は、勤務先がクリニックであれば100％、病院は120％、介護施設は80％といった形で換算してもいい

●給与の決め方、支払い方

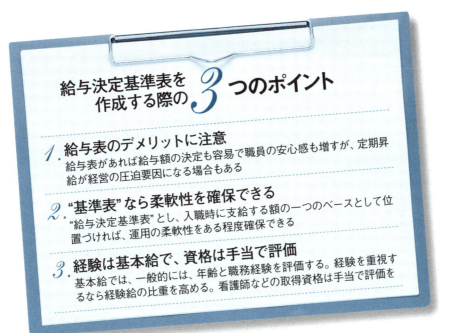

経験を加味した"基準表"を

社労士 であれば、まずは資格の有無が給与額決定のポイントになりますから、これは手当類で評価すればいいでしょう。正看護師には相応の資格手当を付与して、事務職には付与しないという方法を採用します。

次に医療業界での経験年数ですが、先ほどの年齢と併せて、基本給の構成要素として考えてはいかがでしょうか。

I院長 どういうことですか。

社労士 基本給は、採用時の年齢を基に決定する「年齢給」と、過去における経験年数を基に算出する「経験給」を合算したものとして設計するのです。

例えば、経験年数5年の方が、30歳時点で入職したとします。仮に30歳の年齢給が10万円、5年の経験給が10万円の設計にしてあれば、基本給はその合計の20万円となります。もし年齢をより重視したいのなら、経験給より年齢給のウエートを高めてもいいでしょう。

I院長 非常に分かりやすいですね。

社労士 あと、開業当初から給与表を導入するのでなければ、既に働いている職員との給与表のバランスに気をつけなければいけません。既存の職員の年齢や経験年数などを勘案して微調整を行っていけば、給与決定基準表ができあがります（左表）。微調整が難しいときは、調整給のような手当を設け、基準表の金額と現在の給与との差額を補填するというやり方もあります。

なお、"基準表"という位置づけではありますが、年齢給や経験給の昇給は、できるだけ基準表に沿って行う方が好ましいのは言うまでもありません。実際の額が基準表の額とあまりに違えば、新たに入職する職員と既存職員の給与バランスが崩れてしまうことになります。

I院長 分かりました。アドバイスを参考に基準表を作ってみることにします。これがあれば採用時にも説得力のある説明ができそうです。今日は本当にありがとうございました。

10 年度初めの昇給にいつも苦悩

将来を見据えて業務内容に見合った昇給を。待遇改善も視野に

> J眼科診療所のJ院長は例年、年度初めの4月には定期昇給を実施しているが、いつも頭を悩ませている。背景には、給与表を整備しておらず、根拠を持たずに決めてきたことがある。職員の定着率を高めるためにもしっかり対応する必要があると考え、顧問の社会保険労務士に相談することにした。

J院長 ようやく春になりましたね。

社労士 今年はあまり雪が降らず冬らしさを感じませんでしたが、それでも徐々に暖かくなってくると、季節の変わり目を実感します。日本らしくて良いものですね。

J院長 そうですね。しかし、年度が替わる4月が近くなってくると、春の昇給について具体的に考えなければならないので頭を悩ませています。というのも、当院では給与表を定めておらず、職員には申し訳ないのですが、毎年の昇給もしっかりとした根拠を持たずに決めてきたのです。

社労士 診療所の多くはそんな感じですね。

J院長 今までは、こうした運用でも大きな問題が発生することはありませんでした。ですが、一般企業に関して定期昇給（定昇）やベースアップ（ベア）といった、聞き慣れない言葉が並ぶニュースが飛び交っていると、当院としてはどうすればよいのか不安に感じるようになってきました。

社労士 そうでしたか。

J院長 特に最近は、職員を募集しても人材確保に苦戦するようになってきています。職員の定着を図るためにも、今春の昇給は従来の延長線上ではなく、明確な考えを持って決定していかなければならないと思っています。

社労士 確かに、医療機関の多くが人材確保に苦戦を強いられている話をよく耳にします。介護施設も同様ですが、職員の退職を極力防いでいかないと、安定的な経営が難しい時代になってきていると言っても過言ではありません。

J院長 そんな環境下での春の昇給ですので、どうしたらよいのやら大いに悩んでいます。そもそも、定昇だのベアだの同じような言葉が並び、よく分かりませんし……。

社労士 そうかもしれませんね。定昇とベアを同じように捉えている人がいますが、実際には似て非なるものです。定昇とは定期昇給のことで、4月に行うことが一般的です。勤続年数を重ねると基本給が自動的に増えるのが定昇で、毎年3000円ずつアップするといった形になります（158ページ図）。

他方で、ベアとはベースアップのことで、給与表を全体的に一定率、または一定額引き上げるといった内容になります。つまり、全体の給与水準自体を上げるわけです。そのため、例えば定昇により3000円上がる一方で4000円アップのベアも実施すると、基本給などが7000円増えることになります。最近、大手企業の賃金改善に関する報道がよくされますが、その多くがこうした大幅な給与アップに関する内容です。

J院長 そんな仕組みだったのですね。当院も大手企業のように給与を大幅に引き上げた方がよいのでしょうか。

大幅に昇給させ続けると…

社労士 大手企業と中小零細企業の状況はまるで異なりますので、必ずしも合わせる必要はありません。確かに、医療機関でも大手企業並みの水準で

● 給与の決め方、支払い方

定昇を重ねているところは存在します。公的病院がその典型例ですが、残念ながら多くの公的病院が赤字経営となっており、収入に対して人件費率がとても高いのがその理由の一つになっています。

J院長 確かにそうですね。大幅な昇給を続けた結果、経営が赤字になってしまう事態は避けなければなりません。公的病院の場合は、行政が税金を投入して救済してくれるかもしれませんが、当院は誰も助けてくれません。最悪の場合、診療所を閉鎖せざるを得なくなって職員を解雇することにもなりかねません。職員の定着を意識して大幅な昇給を実施しても、解雇を招いてしまうのでは本末転倒です。

社労士 その通りです。経営とのバランスを常に考えておく必要があります。定昇については職員の生活を支えている面もあるので、ある程度きちんと報いるべきでしょう。「毎月の給与は職員の生活保障、賞与は業績配分」という考えに基づき、経営が万一不安定になったら、賞与で調整していくことが必要だと思います。

J院長 分かりました。具体的に今回の定昇はどうすればよいでしょうか。

社労士 そもそも給与表がないのであれば、従来の延長で対応するのが基本になりますが、5年後や10年後を見据えて昇給を考える必要があります。例えば、昇給を毎年続けた結果、いつの間にか給与額が月額35万円ほどに達し、支給額が仕事内容に見合わないくらいに高くなってしまったので、引き下げを検討する経営者は多く見受けられます。

J院長 そうした話は、私もよく耳にしますね。

社労士 一見、もっともな話に聞こえますが、「将来を十分見通さずに昇給させ続けた経営者が問題」と捉えることもできます。月額35万円の給与額にふさわしい仕事を与えて、本人にもパフォーマンスを発揮してもらうことが理想です。なのに、「気がついたら給与額が高くなり過ぎたので引き下げたい」というのは、該当する職員本人も納得し難いのではないでしょうか。無理に引き下げれば、トラブルになりかねません。

J院長 確かに……。

社労士 そういった意味では、様々な角度から検討を重ね、給与を引き上げる意図を反映して給与表を設定することがとても重要なのです。ですが、今からこの作業を始めたのでは、今春の定昇にとても間に合いません。

J院長 そうですね。

昇給のルールを設定する

社労士 とはいえ、何らかのルールは考えておくべきでしょう。医療機関の中には、「勤続年数が5年目までは昇給4000円、6年目以降は3500円」と設定したり、「40歳までは昇給4000円、41歳から50歳までは3000円、51歳以降は2500円」として運用したりしているケースもあります。一方で、この体系だと年齢が上がるにつれて昇給額が低くなるので、「中高年の職員を一律に追い出す意図が

10 年度初めの昇給にいつも苦悩

ある」と職員たちに受け止められかねません。そこで、勤続年数や年齢にかかわらず、主任などの役職者については昇給額を引き下げずに運用する方法もあるでしょう。
J院長　なるほど。
社労士　いずれにせよ、今働いている職員、あるいは今後入職してくる職員が5年、10年、15年と働き続けた場合に、毎月の給与がどのように推移するのか、現在の業務内容などとのバランスを勘案しながら考えていく必要があります。
J院長　分かりました。考えてみたいと思います。
社労士　また、人材難の時代に大幅な賃金額の引き上げを検討する余地はあるかもしれませんが、初任給そのものがアップすること、基本給を上げた際には賞与や退職金にまで影響が及ぶことがあるので、慎重に検討しなければなりません。
J院長　賞与や退職金のことまでは考えていませんでした。
社労士　確かに大幅な賃金水準のアップは、人材難を解消する有効な策の一つでしょう。しかし、周りの医療機関も同時に引き上げる可能性もあり、それが"マネーゲーム"を引き起こして体力勝負の局面に陥りかねません。
J院長　それは避けたいところです。

休暇の仕組みの見直しも検討

社労士　最近の若い職員は、給与よりも休みの多さや残業のない環境を求める傾向が強くなってい

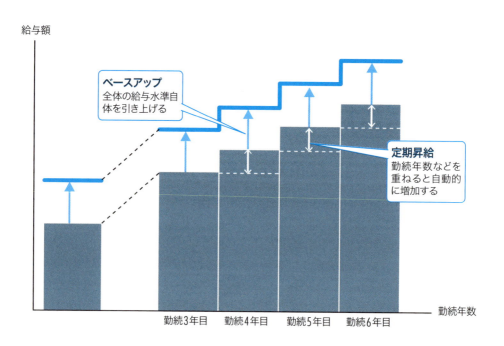

■定期昇給とベースアップの違い

●給与の決め方、支払い方

定期昇給に関する 3 つのポイント

1. 5年後、10年後を勘案した昇給を考える
大幅昇給は人材確保の一手ではあるが、赤字経営に陥る一因にも。将来の給与推移などを見据えて昇給額の決定を

2. 勤続年数などを基準に昇給のルールを設ける
年齢が高くなると昇給額が下がる運用も可能。ただし、中高年職員の追い出しと捉えられかねないので、役職なども考慮した設定を

3. 賃金だけでなく処遇改善にも目を向ける
若い職員は、給与よりも休日などの処遇を重視する傾向も。完全週休2日制への移行といった処遇改善も検討すべき

るので、今春の定昇はとりあえず例年の延長で実施する一方で、休日数を増やしたり、年次有給休暇を取得しやすくしたりするのはどうでしょうか。

J院長　それは名案ですね。

社労士　特に診療所の場合、実質は週40時間労働ではあるものの、休日として午後休2日が設定されているケースが多く、1日完全休日は週1日だけのところが一般的です。これに対して、大方の一般企業では土曜日と日曜日は完全休日となっており、魅力を感じている診療所職員は少なくないはずです。もちろん、4月からいきなり休日のあり方を見直すのは難しいでしょうが、パートタイマーを確保してうまく勤務体制を組み、徐々に完全週休2日制に移行すれば、定着率の向上や人材難の解消などを期待できるのではないかと思います。

J院長　その発想はありませんでした。今働いている正職員に対して大幅な昇給を行うよりも、その分で新たにパートタイマーを確保して職員が休みやすくすれば、ほかの医療機関と差別化できますね。

社労士　賃金の引き上げは確かに検討すべき問題です。しかし、働きやすい職場環境の構築も同時に考える必要があります。春の定昇の時期ですので、労使ともにお金のことに目が行きがちですが、それ以外の処遇改善の取り組みも重要でしょう。

J院長　もっともな話です。大手企業の賃金改善などのニュースを見るたびに複雑な思いを抱いていましたが、当院の経営体力の範囲内で考えていけばよいのですね。安心しました。ありがとうございました。

第1章　開業の手順

第2章　人事・労務管理

第3章　経営の課題と対策

11 管理職をやる気にさせる方法は？

期待する役割をなるべく具体的に伝え、手当は段階的にアップ

> K整形外科診療所のK院長は、L子を看護師長に抜てきし、管理職として看護部門をまとめてくれることを期待した。ところがL子は思うように動いてくれないばかりか、自分が看護師長になったことに対して不満を持っているらしい。困ったK院長は、どうすべきかを顧問の社会保険労務士に相談した。

K院長 ある職員のことで相談なのですが。

社労士 どうされたのですか。

K院長 経営者ともなると、診療だけでなく運営面のことも考えなければなりませんし、職員のことでも悩まされます。こんなことならば、開業などするんじゃなかったと後悔しています。

社労士 まあ、そんなことを言わないでください。組織を良くするのも悪くするのも職員ですから、職員に関する悩みを抱えない経営者などいませんよ。

K院長 そうですね。しかし、今回は本当に参りましたよ。看護師長に抜てきしたL子が陰で私に反旗を翻しているようなのです。

社労士 反旗を翻す？

K院長 そうです。L子は看護職員の中で一番の古株なので、みんなをまとめてもらいたいと思って看護師長に登用したのです。ところが、「賃金が低い」と主張し、周りの職員にも「院長に賃金が低いと文句を言おうよ」と話しているようなのです。看護師長として、毎月手当も出しているのに、ほかの職員も巻き込んで混乱を起こすようなことをするとは、管理職としてあるまじき行為です。

社労士 まあまあ、落ち着いて。

K院長 いやいや、私の怒りはとても収まりませんよ。L子は看護師長としてみんなをまとめるどころか、扇動して組織を乱そうとしているのですから。残業についてもしかりで、サロンのような雰囲気を正すこともなく、みんなで楽しげに夜遅くまで残っていて非効率に見えます。これでは、何のために手

当を支給しているのか分かりません。そもそも、もらえる手当だけはもらって、一方で「賃金が安い」と主張するなんてどういう神経をしているのでしょうかね。

社労士 毎月の給与計算の業務は私が行っているのでL子さんがいくらもらっているかは知っていますが、賃金は他の医療機関と比べて遜色ないと思いますよ。ですので、賃金が安いという認識は絶対額の低さではなく、業務や責任に対しての低さを言っているのではないかと思います。また、ほかの職員も決して低賃金とは思えません。

K院長 いずれにしても、L子のことが許せません。看護師長から降ろし、別の職員に看護師長になってもらいたい気分です。

社労士 そんなことをしたら、L子さんは居づらくなって辞めてしまうかもしれません。嫌がらせを受けたと捉えられてしまう可能性もありますし。しかし、どうやらL子さんもK院長もボタンの掛け違いというかズレが生じているような気がします。

K院長 そうですかね。

管理職の指名に戸惑う年長職員

社労士 本質的には、一番の古株という理由でL子さんを看護師長に抜てきしたことが誤りだったのかもしれませんね。実は、今回のように最も年長の職員を自動的に管理職やリーダーにするケースは、多くの医療機関や福祉施設において見られる光景です。

●給与の決め方、支払い方

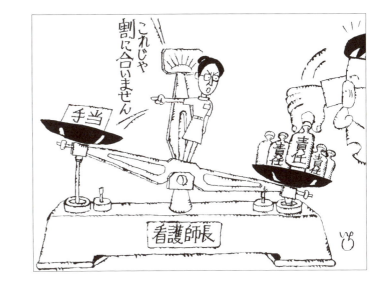

　年長者の言うことは聞いておいた方が無難という雰囲気になっている職場も少なくありません。しかし、肝心の本人にしてみたら、ある意味で不幸かもしれませんよ。自分が古株だからといって看護師長に指名されても、管理職の経験がないので戸惑うでしょうから。

K院長　確かに、L子に対して「看護師長としてみんなをまとめてくれ」と伝えたときに不安な顔をしていました。しかし、本人は少し考えた後に「頑張ってみます」と前向きなことを言っていましたので、期待していたのですが。

社労士　そうですね。ただ、指名した後はL子さんに任せっきりになっていたようにも思えます。

K院長　任せっきり？

社労士　ええ。恐らく本人は頑張ると言ったものの、何をどのように進めればよいのか分からなかったのだと思います。頑張ってはみたものの、空回りばかりして先が見えない中で、K院長からあれもこれもと指示が出て、やっていられないという気持ちになったのではないでしょうか。

K院長　そう言われれば、そうかもしれません。

社労士　そして、自分だけがストレスを抱えたくないと思い、みんなを巻き込むようなことをしたのではないでしょうか。実は、ほかの医療機関や福祉施設でも、同じようなケースがよくあるのです。経営者の立場からすれば、手当を支給しているから管理職として動いてもらわないと困ると思うのは無理もありませんが……。

K院長　これから先、どうすればよいでしょうか。

社労士　お互いの認識のギャップを埋める上でも、まずは管理職の役割を明確にしなければなりません。

K院長　管理職の役割ですか。なかなか難しい課題ですね。

期待している管理職像を伝える

社労士　分かりやすく、かつ具体的に管理職に求められることを説明してあげるとよいかと思います。患者の視点や部下育成の視点など、様々な角度で考えると本人にも伝えやすいし、理解も深まるでしょう。

K院長　なるほど。

社労士　例えば、患者の視点からは、患者満足度を高めることが必要ですよね。看護師長には、待ち時間が長い患者には積極的に声をかけ、事務部門などと連携しながらリーダーシップを発揮してもらうのです。そのほか、患者からの苦情が入れば、すぐに院長につながないで、まずは看護師長が話を聞き、相手の気持ちを穏やかにさせるといった対応を期待してもよいでしょう。

K院長　それは、まさに私が看護師長に求めていることです。

社労士　しかし、それが伝わっていないのではないですか。

K院長　確かに、何も伝えていませんでした。

社労士　そういった意味では、看護師長に診療所全体のサービスマネジャーに就任してもらい、それ

11 管理職をやる気にさせる方法は？

を患者向けにきちんと案内するとよいかもしれません。「当診療所のサービスマネジャーを担当することになりました看護師長の○○です。患者様に安心して当診療所で診療を受けていただくよう努力してまいります。私たちに至らない点があれば、遠慮なくお声がけください」などと明記し、看護師長の顔写真も付けて患者向けに院内に掲示すると、L子の意識が変わるかもしれません。

K院長 それはいい案ですね。

社労士 残業問題についても同じように考えていく必要があります。残業というのは業務の都合上、やむを得ず発生することがあります。ところが、本来、その職場に残らなくてもよい職員にまで残業代

を払うことになれば、必要以上に人件費が膨らむことになります。

看護師長が、残業の人数を最小限に指示してくれれば、多少は経営にプラスになります。そうなれば、管理職の賞与を少し手厚くしてもよいでしょう。そうした考え方をL子に伝えるだけでも意識を変えてくれるかもしれません。

K院長 本当にその通りですね。

社労士 同時に、現在支給している手当についても、もう少し柔軟性を持って考えてよいのではないでしょうか。

K院長 柔軟性といいますと？

社労士 ええ。現在は管理職の手当は、「看護師

■ 役職手当の設定と運用の例

＜看護師長に対する手当支給について＞
毎月、レベルに応じて以下の手当を支給します

レベル	手当(月額)	特に期待すること
レベルⅠ	○○円	●患者に対しては不満の要因をつくらないように他部門との間で確実な橋渡しを期待しています ●無駄なコストが発生しないように、経費削減の意識を持ってもらうことを期待しています ●部門内のメンバーときちんとコミュニケーションを図ることを期待しています ●自分の権利主張ばかりせず、○○クリニックのことを考えて発言をすることを期待しています
レベルⅡ	△△円	●レベルⅠの事項が全て達成できていることを期待しています ●特定の派閥に入らないことを期待しています ●部門内のメンバーには公平に接することを期待しています ●患者の満足度を高めるために部門内の意見をまとめて○○クリニックに提案してくれることを期待しています ●患者からの苦情は、すぐに院長に任せるのではなく、まずは一旦受け入れて対応してくれることを期待しています
レベルⅢ	□□円	●レベルⅠ、レベルⅡの事項が全て達成できていることを期待しています ●部門内のメンバーに対しては、言いにくいことでもきちんと注意や指導ができることを期待しています ●部門内のメンバーの残業管理が適切にできていることを期待しています(最低人員で残業を行う)

作成：名南経営コンサルティング

● 給与の決め方、支払い方

管理職をやる気にさせるための3つのポイント

1. 年長者だからという理由だけで管理職に指名しない
管理職の経験がなければ、年長者でも戸惑う。適性や経験を考慮してリーダーを指名する

2. 管理職に期待することを具体的に伝える
管理職の役割とは何かを明確にし、期待していることを具体的に本人に説明する

3. 役職手当は定額にせず、徐々に金額を上げる
手当は一定額に固定せず、経験を積むにつれて段階的に金額を上げるようにして、やる気をアップさせる

長であれば毎月○○円」といったように定額で支給していますよね。しかし、就任1年目と5年目の管理職が同じ金額でよいのかという点は再考する必要があるでしょう。管理職歴が長くなれば知識やノウハウも蓄積され、組織をまとめる経験値が高まるものです。したがって、経験年数などの尺度で段階的に上げていくとよいと思います（左表）。

K院長 そうですね。

社労士 そして、管理者としての自覚を持ってもらうためにも、毎月打ち合わせなどの場を設けて、経営数値を看護師長にも伝えるとよいと思います。経営数値といっても、細かい数値を全て提示する必要はありません。人件費が全体でどのくらいかかっているのか、診療報酬はいくら入ってくるのか

といった数値を見せて、人件費率の推移も一緒に確認するのです。

そうすることによって、残業をすればその分、人件費率が上昇してしまうことを理解してもらえます。一方で人件費率を下げるには、患者数を増やすことが必要であるという発想を身につけさせることもできるでしょう。

K院長 なるほど。このようにいろいろと教えていただくと、私が勝手にL子に対して期待していただけで、何も伝えていなかったと反省せざるを得ません。改めて手当のあり方を含めて再考し、本人と面談をして期待すべきことをきちんと伝えたいと思います。今日はありがとうございました。

第1章 開業の手順

第2章 人事・労務管理

第3章 経営の課題と対策

12 学歴詐称が発覚した職員への対応
賃金過払い分の返還は求めるべきだが、解雇の検討は冷静に

> L眼科診療所のL院長は、2年前に入職した事務職員のM子が学歴を偽っていたことを知り、怒り心頭だ。同診療所では学歴によって入職時の賃金を決めているため、差額の返還請求を検討。何より「裏切られた」という思いからM子を解雇したいと考え、顧問の社会保険労務士を訪ねた。

社労士 今日はすごくイライラされているようですが。

L院長 ええ、最悪の気分です。事務職員のM子に辞めてもらいたいと考えているのです。

社労士 穏やかではないですね。何があったのでしょうか?

L院長 経営者である私に対しての裏切り行為です。

社労士 裏切り行為? それを理由に解雇を検討したいということですね。状況や背景を教えていただけますか。

L院長 分かりました。事務職員として働いているM子についてなのですが、採用の際に学歴を偽っていたことが分かったのです。

社労士 経歴詐称ですね。どのように詐称していたのでしょうか?

L院長 採用面接時のM子の履歴書には「大卒」と記載されていました。ところが、M子はその大学を卒業ではなく、中退していたのです。

社労士 そうでしたか。L院長のこんな激しい剣幕は初めて見ますが、M子さんの詐称によって何か問題が生じたのでしょうか。大学卒業も大学中退も、実社会に入ればそれほど大きな差はないように思うのですが。

L院長 当診療所では採用時の賃金決定に当たり、最終学歴で分けて検討しています。医療事務職の場合、高卒者は〇〇万円〜、短大や専門学校卒は△△万円〜、大卒は□□万円〜といったように採用時の賃金が違うのです。M子の場合、大学を中退しているので、本来であれば高卒者として賃金を検討することになりますが、履歴書に記載されていた「大卒」をそのまま信じてしまい、現在に至るまで大卒者として賃金を支給しているのです。

社労士 そうでしたか。ところで、どうしてM子さんが大学を中退したと分かったのですか。

L院長 職員のみんなが卒業式の話をしていたとき、「大学は中退しているから、高校の卒業式までしか知らない」というM子の声が聞こえたのです。最初は全く気に留めなかったのですが、M子の賃金がほかの職員よりも高いことを後で思い出し、M子の言葉が本当なのかをほかの職員に聞いてみました。それによると、大学までは進学したものの、家庭が裕福ではなかったため、学費を稼ぐためにアルバイト漬けとなり、そちらが忙しくなり過ぎて、中退せざるを得なくなったようです。

社労士 家庭の事情で学業を断念せざるを得なくなったことは気の毒ですが、履歴書の虚偽記載は間違いなさそうですね。M子さんにしたら、正直に「中退」と書くよりも「卒業」と書く方が採用されやすいだろうと安易に考えてのことと思いますが。

L院長 ただ、当院の場合、高卒者と大卒者では総支給額に毎月2万円も差があります。M子は入職して既に2年経過していますので、24万円余計に手に入れていたということになります。賞与についても基本給を基準に計算しているので、その差額分も余計に支給していたことになります。

●給与の決め方、支払い方

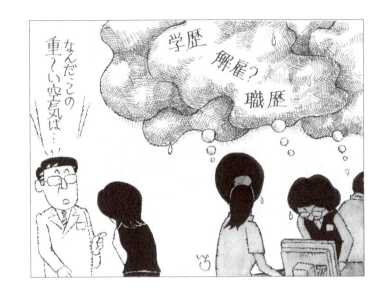

社労士　結構な大金ですね。
L院長　そうです。まずはこの差額を返してもらいたい。さらに、私としては裏切られた気分ですので、辞めてもらいたいというのが本音です。

重大な詐称は解雇が可能

社労士　背景などがよく分かりました。まず、学歴の詐称が事実であるとすれば、不当に利益を得ていたことになりますので、返還を求める十分な理由や根拠があるでしょう。さらに、「辞めてもらいたい」というL院長の背中を押すわけではありませんが、経歴の詐称が解雇理由になりやすいことは間違いありません。
L院長　そうですよね。
社労士　ただ、経歴詐称だから一概に解雇ができるというわけではないので、注意が必要です。
L院長　といいますのは？
社労士　経歴詐称は今回のような学歴に限らず、中途採用者の場合では職歴詐称もあり得ます。裁判例をひもとくと、経歴詐称で解雇が認められるのは重大な経歴詐称に限られます。
L院長　「重大な」の判断が難しいです。
社労士　例えば、看護師の募集に対して看護師の資格を持たない人が応募してきたら、どうでしょう？
L院長　採用などしませんね。
社労士　そうですよね。重大な経歴詐称とは、事前に知っていたら採用することがなかった、あるいは同一の条件では採用しなかったようなケースを指します。
L院長　今回のM子の場合、中退と知っていれば、大卒の賃金では雇わなかったでしょう。「同一の条件では採用しなかったケース」に該当しませんか？

社労士　該当するでしょうね。同じような考え方としては、例えば、非常に高度なスキルを持っていることを前提にした給与で採用したものの、実はスキルなどほぼなかったというケースがあります。これは学歴詐称というよりも職歴詐称でよく見られるケースです（166ページ表）。
L院長　なるほど。
社労士　学歴詐称が起きる背景には、日本の企業の多くが人員配置や賃金などの人事管理で学歴を重視していることがあります。そこに虚偽があれば企業秩序が乱されるため、解雇理由になりやすいと考えることができます。ただ、M子さんの場合、既に2年も勤務しているという実態もあります。
L院長　それが何か問題でしょうか？
社労士　判例としては、経歴の詐称があったとしても長年の勤務において職場に順応していたことで解雇を認めなかったものがあります（東光電気事件、1955年3月31日東京地裁判決）。
L院長　確かに2年間、周りの職員とうまくやっていました。しかし、私への裏切り行為に対する怒りは収まりません。
社労士　お気持ちはよく分かります。しかし、職場になじんで仕事をしているM子さんが突然解雇されたということになれば、ほかの職員の動揺は少なくないと思います。ここは小さい町ですから、解雇

12 学歴詐称が発覚した職員への対応

の理由が学歴詐称であることを職員もすぐに知ることになるでしょう。そうなれば、戦々恐々とする職員が出てくるのではないでしょうか。

L院長 ほかの職員がおびえることはないと思うのですが。

社労士 医療機関の場合、特に有資格者の方に多いのですが、それまでの職歴の一部を履歴書で省略している方がいます。多くの職場を転々としていて、履歴書の欄に収まりきらないこともありますから。仮にそういう職員がいれば、「自分も解雇されるのではないか」と身構えてしまうことが容易に想像できます。意図的な虚偽記載ではなく、記載が面倒だから略してしまうといったケースは現実的によくあるのです。

L院長 そう言われればその通りかもしれませんね。しかし、今回のM子の場合、賃金の過払いが生じています。これは許せませんよ。

社労士 そう思います。ただ、履歴書の記載内容をうのみにして学歴を確認することなく賃金額を決定してしまったという落ち度がL院長にあることも

事実です。一般企業の多くは、賃金に学歴を反映させている場合、卒業証明書などを採用時に提出させているので、こうした不正が起きにくい仕組みになっています。就業規則にも懲戒解雇の事由として、「重大な経歴を偽り、その他不正な方法を用いて採用されたとき」といった項目を加えておくべきでしょう。

L院長 なるほど。そういった管理までは考えもつきませんでした。

学歴はどこまで重視？

社労士 今回の件ではまず、M子さんに「事実を確認したい」旨を伝え、卒業証明書の提出を求めることが前提となります。その上で詐称の事実が確認されたら、解雇と賃金の差額の扱いは分けて考えましょう。解雇については、学歴詐称が解雇理由として成り立つ可能性はあります。しかし、解雇となると、L院長とM子さんの間の問題にとどまらず、職場の雰囲気が悪化する懸念もあるため、慎重に考えてはいかがでしょうか。

■ **経歴詐称に関して参考となる判例**

グラバス事件（2004年12月17日東京地裁判決）
JAVA言語によるプログラミング能力が求められる業務に対し、高いスキルを有するかのように職歴を偽ったが、実際にはほとんどなかった従業員の懲戒解雇を有効とした

正興産業事件（1994年11月10日浦和地裁川越支部判決）
高卒以上を採用の要件とする自動車教習所の指導員見習いに、高校中退を「卒業」として詐称し採用された従業員の懲戒解雇を有効とした

近藤化学工業事件（1994年9月16日大阪地裁判決）
中卒者であるにもかかわらず「高卒」として学歴を詐称した従業員について、会社は高卒者以上しか採用しない方針を定めるものの、実務上は中卒者も採用されていることから、重要な経歴違反とはならないことを示した

●給与の決め方、支払い方

経歴詐称に関わる3つのポイント

1. 解雇が認められるのは「重大な」詐称
事前に知っていたら採用しなかった、あるいは同一の条件では採用しなかったような「重大な」経歴詐称では解雇が認められる

2. 経歴詐称による解雇でほかの職員が萎縮することも
履歴書の意図的な虚偽記載ではなく、面倒だから略してしまうケースはよくある。そうした職員は身構えてしまう可能性がある

3. 詐称に伴う賃金の過払い分は請求できる
詐称の事実が確認できれば、賃金の差額の返還は求めるべき。返還方法などは話し合いで別途定める

一方、賃金の過払い分については、不当に利益を得ていることになりますので、返還を求めるべきです。この点は本人に話せば、普通は素直に応じてくれます。どのように返還してもらうかは、話し合って決めればよいでしょう。

L院長 悩ましいですね。感情的には解雇してすっきりしたいところです。しかし、M子が職場になじんでいる現状や地域で悪い評判が立つことなどを考えると……。

社労士 そもそも学歴が本当に必要なのかという本質的なことを再考する必要もあるでしょう。高卒でも気が利いて仕事を迅速にこなす人、有名大学卒でも現場では使えないという人、どちらも多く存在します。医療業界や福祉業界の場合には、一定の学習をしてきた証左として専門職に学歴を求めることは必要でしょう。ただ、実務と関係がない学部ならば、現場経験を重視して賃金を決定するといった発想も必要です。

L院長 確かに。当診療所の医療事務職員の場合、学歴よりも業務経験の年数を重視したいですね。

社労士 採用時の賃金を学歴よりも過去の経験年数を重視して決めるような見直しも考えられると思います。

L院長 M子に対して、賃金の差額の返還は求めようと思います。ただ、解雇についてはもう少し頭を冷やして考えてみます。ありがとうございました。

第1章 開業の手順

第2章 人事・労務管理

第3章 経営の課題と対策

13 事務職の資格取得を促したい
対象者や範囲、補助額などをしっかり定めた補助制度の設定を

> M眼科診療所のM院長は、事務職員のレベルと仕事のやりがいを高めるため、医療事務の資格取得を促したいと考えた。そこで顧問の社会保険労務士に相談すると、資格取得にかかる費用の一部を補助する仕組みの導入を提案された。M院長は興味を抱き、実際の運用の注意点を詳細に聞くことにした。

M院長 最近、悩んでいることがあるのですが……。

社労士 どうされたのですか。

M院長 同じような業務を日々繰り返していては、職員はやりがいを失い退職してしまうのではないかと心配なのです。

社労士 そうですか。

M院長 今でも全ての職種で人材確保に苦戦しているのに、これから労働力人口が確実に減少することを考えると気が気でありません。実際、これまでも何人もの職員が退職していきました。

社労士 確かに、仕事にやりがいを感じてもらうことは、人材定着の面で重要ですね。

M院長 そこで、職員に資格取得を奨励しようと考えています。

業務に直結する資格取得を対象に

社労士 資格取得の奨励ですか。

M院長 ええ。医療事務の職員が退職してしまうケースは少なくありません。一方で看護師の職員に対しては、様々な外部研修への参加を推進して学習の機会を与えているので、向上心のある人が多いように感じています。医療事務に関しては、看護職に関するものほど幅広く外部研修が用意されていないので、同じように推奨するのは少し難しいかなと思っています。

社労士 確かにそうかもしれませんね。

M院長 そのため、医療事務の職員には資格取得を促そうと考えたのです。何か目的を持って業務に当たってもらうのはもちろんですが、実際に資格を取得できれば本人の自信にもつながるでしょう。さらには、勉強する過程で医療事務のレベルアップも期待できるのではないかと思っています。

社労士 それは素晴らしい案ですね。

M院長 ただ、一つ懸念しているのが、みんな前向きに取り組んでくれるのかという点です。「資格を取得してください」と伝えたところで、医療事務の職員は恐らく、お互いに顔色を見ながら判断するように思います。そうなると、誰か1人だけが意欲を出すとは考えにくく、どう促そうか思案に暮れています。

社労士 合格祝い金を出したり、資格取得に当たって費用を補助するのはどうでしょうか。

M院長 それならば、みんな手を挙げそうですね。もう少し詳しく教えてください。

社労士 医療事務の場合、民間の資格でも様々なものが用意されていますね。まずは、どういった資格取得を促進するのかあらかじめ決めると同時に、どの程度のレベルを目指してもらうのかも考えておく必要があります。世の中には、数時間程度の勉強で取得できる資格もあれば、難関の資格もあります。やりがいを感じてもらう点を考慮すれば、ややハードルが高くて業務に直結する資格がよいでしょう。

M院長 そうですね。しかし、費用補助はどのように考えればよいでしょうか。取得に要する費用全

●院内のルールを決める

額を当院が負担すればよいでしょうか。

社労士 それも一つの方法です。しかし、資格取得の費用負担を巡っては、ほかの企業などの取り組みを参考にして、前もってルールをしっかり明確にしておく必要があるでしょう。そうでなければ最悪の場合、トラブルが発生することもあります。

M院長 トラブルですか。

費用返還に伴うトラブルにも注意

社労士 最も多いトラブルとしては、資格取得を促したものの合格後すぐに退職してしまった例があります。結果、費用返還を求めて争われる事例が少なくありません。

M院長 確かに、費用を負担した側が納得のいかない気持ちはよく分かります。良かれと思って補助したのに裏切られた気分になりますからね。そうであれば、「合格後2年以内に退職したら資格取得に費やした補助額は全額返還してもらう」といった誓約書を提出してもらえばよいでしょうか。

社労士 その方法だと、労働基準法に違反します。労働基準法の第16条では「使用者は、労働契約の不履行について違約金を定め、または損害賠償額を予定する契約をしてはならない」と定めています。

M院長 なるほど。

社労士 実際、裁判も多く行われています。富士重工業（研修費用返還請求）事件（東京地裁・1998年3月17日判決）の裁判例では、「海外研修終了後5年以内に退職したときは派遣費用を返済する」という合意があったとしても、この合意は違約金の定めとなるため労働基準法第16条に違反

となり無効とされています。中には、タクシー会社が第2種免許取得費用を立て替え、2年間勤務することを条件に返済を免除していたケースについては労基法に違反しないとされたコンドル馬込交通事件（東京地裁・2008年6月4日判決）もありますが、そもそも労働基準法という法律は労働者保護の前提がある点を忘れてはいけません。

M院長 補助額が高額になれば、お互い返すとか返さないといった問題になるでしょうが、医療事務の資格取得はそこまで高いお金がかからないので、仮に合格後にすぐに退職されても目をつむりたいと思います。

社労士 それがよいでしょう。返還の是非でもめたとき、診療所は地域密着で経営している状況を考えると、本人に強引に取り立てることは逆に地域に悪い評判が流れかねません。ましてや、白黒をはっきりさせるために裁判で争うことになると、地域に瞬く間に知れ渡ってしまう可能性もあります。基本的には、返還を求めない前提で進めることが無難だと思います。

M院長 そうですね。

社労士 ちなみに費用補助については、先ほど全額負担という話が出ましたが、ある程度のルールは明確にしておく必要があります。例えば、誰に対して、いつまで、またどの程度まで補助するのかとい

13 事務職の資格取得を促したい

うことです。全額補助するといっても、本当に無制限でよいのかという問題もあります。これらに関するルール例をまとめてみたので参考にしてください（下表）。

M院長　分かりました。

テキスト代や受験料はどうする？

社労士　学費の中には教材費もあるでしょうし、「資格取得のために専門学校へ通いたい」という希望があれば、その費用をどこまで補助するかの問題もあります。さらには、「専門学校への交通費も支給してくれるのか」などの期待を持たれる可能性も否定できません。

M院長　そこまで考えていませんでしたが、そうした可能性がある限り、ルール整備は必要ですね。

社労士　まず、考えなければいけないのは対象者です。今回は、医療事務の資格取得ということですが、事務職員だけが対象でしょうか。例えば、事務職員でもパートタイマーの人はどうするのか、看護師資格を有する職員が「私も勉強したい」と申し出た場合はどうするのか……。

M院長　看護師には別の教育の機会を与えていますので、正職員の事務職員のみを対象にしたいと思います。

社労士　次に考えるべきことは、費用の補助をどの程度まで受け入れるかです。まず、受験が必要な資格では受験料の負担の扱いが問題になるでしょうが、落ち続けても毎年払い続けるのかという点から考えなければいけません。ほかの医療機関の中には、初年度100％、翌年度は50％、さらにその翌年は25％といったように、1回ごとに半減させているところもありますが、その都度計算するのが大変なように思います。

M院長　それであれば、資格取得を表明してから2年間・2回の受験に限り、受験料をこちらで全額負担する方法で考えます。2年以内に合格してもらいたいというメッセージにもなりますので。

社労士　そうですね。テキストや通信教育、専門学校などの費用はどうしますか。

M院長　何だかいろいろ面倒ですね。逆にどうしたらよいでしょうか。

社労士　職員それぞれで勉強の仕方が違うと思う

■資格取得の補助ルールの設定例

対象者	正職員（試用期間終了者）の希望者 パートタイマーおよびアルバイト（勤続1年以上）の希望者
費用補助	＜受験料＞ 2回までの受験料について1回当たり最大○○○円（税込み）まで補助する ＜諸費用＞ 参考書やテキスト、通信教育費用など全て含めて最大○○○円（税込み）まで補助する。この場合、領収書または支払った事実が分かるものがない場合には補助の対象外とする
受験日の取り扱い	任意の補助制度であるため、出勤日扱いとはならない

●院内のルールを決める

事務職の資格取得を促進するための3つのポイント

1. どんな資格取得を目指してもらうかを明確に
医療事務の資格には様々なものがある。まずは、ややハードルが高くて業務に直結する資格を補助対象とすべき

2. 補助費用の返還トラブルにも注意を
職員が資格取得してすぐに退職し、費用返還を求める裁判に発展する例も。労働基準法やその後の地域の評判をよく頭に入れて対応を

3. 補助する最大額をあらかじめ決めておく方法も
一つの資格を取得する際にかかるテキスト代や専門学校の費用などに関する最大補助額を決め、領収書の提出を条件に補助する手も

ので、一つの資格を取得するに当たり最大3万円までは領収書の提出を条件に支払う方法でもよいかもしれません。3万円という金額は一例にすぎませんので、資格に応じて、またテキスト費用の実態に合わせて設定するとよいでしょう。市販のテキストなどが限られているのであれば、希望者を募ってまとめて購入するのも一手です。

M院長 およそルールはこんなところでしょうか。

社労士 あとは、「外部会場で休日に受験しなければならない場合、賃金が出るのか」といった質問も想定されますので、あらかじめルールを明確にしておくとよいでしょう。

M院長 確かにそうした申し出がある可能性があり

ますね。どのようにルール化すればよいでしょうか。

社労士 今回の資格取得はあくまでも任意の制度であって強制しているものではないという前提であれば、受験する日が休日でも賃金の支払い義務はありません。逆に、「○月○日に受験して、そのために勉強の管理をしなければならない」などと決めると、業務命令の一環になりますので、受験日には賃金が発生することになります。

M院長 資格を取得したい職員に対する任意の制度で運用しようと思うので、その点は大丈夫でしょう。ルールがまとまってきて、すっきりしました。今日はとても参考になりました。ありがとうございました。

14 中堅職員の離職を防止したい
永年勤続者を評価、役職の付与で働きがいにつなげる

> N整形外科診療所のN院長は最近、入職して3〜5年ほどで退職する職員が多いことに悩んでいる。院内の組織は経験の浅い職員ばかりで構成され、指導者が育たず、N院長が同じような注意や指導を繰り返す羽目になっている。何か対応策がないか、顧問の社会保険労務士に相談した。

N院長 最近、せっかく育った中堅の職員が相次いで退職してしまいまして、困っています。今日は、中堅職員を定着させるための相談に乗っていただけますか。

社労士 それはかなり大変な状況のようですね。

N院長 実は恥ずかしいことに、私はこれまで、職員にそんなに長い期間当院で働いてもらわなくてもよいと考えていました。

社労士 どうしてですか。

N院長 職員の入れ替わりがあれば、職場の風通しは良くなりますし、患者としても、若くて元気いっぱいの職員の方が来院する気になるのではないかという勝手な思い込みがあったのです。それに、若い職員が多ければ人件費も抑えられると考えていました。

以前は、職員が退職しても、募集をかければそれほど苦労せずに代わりの職員を確保できていたこともあり、退職の申し出があっても特に引き止めることなく了承していました。今思えば、職員をあまり大切にしていなかったのかもしれません。

社労士 そうでしたか。

N院長 そうした私の考え方が職員に自然と伝わり、ベテランは居づらくなっていたのかもしれません。いつの間にか、勤務年数が3〜5年を超えると当院を退職する風土ができてしまいました。一方で、最近は職員を募集しても応募してくる人数は明らかに減っています。先月は、入職して5年以上たつ中堅の事務職員や看護師が立て続けに3人退職し

たのですが、次の人材が全然見つからず困り果てています。

職員が頻繁に入れ替わるため、いつまでたってもリハビリテーションや看護、事務の仕事の質が高まっていない気がします。私も、職員に対して何年も前から同じ内容の注意や指導を続けています。こうした状況に危機感を抱き始めました。

組織の成長に欠かせない中堅職員

社労士 少子化などで労働力人口が減少しており、どの業界も人材確保は難しくなっていますよね。最近では、飲食業界や小売業界などで、非正規社員を正社員にするといった動きが加速しており、こうした流れは今後、医療や介護業界も含めた全産業に波及してくると考えられます。本来、仕事のレベルが高く、広い視野を持っている中堅職員は、組織を成長させるために欠かせない人材です。

N院長 そうですよね。看護職やリハビリ職だけでなく、国家資格を持たない事務職でも近ごろは確保が難しくなっていると感じます。まずはいかに長く働いてもらうかに注力すべきだと、今さらながら思い始めました。

社労士 早い段階で気づいて良かったです。では早速、対策を講じましょう。

N院長 どこから手をつければよいのでしょうか。

「リフレッシュ休暇」でねぎらい

社労士 これまで、何となく勤続3〜5年程度でみ

●院内のルールを決める

「中堅クラス」の待遇を改善しました

んな退職していた風土を変えるためには、まず、長期勤続を奨励することをN院長自身が明確にする必要があります。実際に長年勤務している職員を評価する仕組みをつくるとよいでしょう。

N院長　例えば、どんな方法がありますか。

社労士　通常の定期昇給とは別に、勤続手当を創設するなど、金銭面で待遇を改善する方法があります。仮に、5年以上勤めてもらうことを強く推奨するのであれば、勤続年数が5年に達したところから手当を支給し、年を追うごとに徐々に増加していく設計にします（174ページ表）。もちろん、上限の年数や金額の設定は、個々の経営者の判断になりますが、少なくともこうした制度があれば、職員には、長期勤続が奨励されていることが伝わるでしょう。

N院長　なるほど。

社労士　また、福利厚生の内容を勤続5年以上の職員と5年未満の職員で分け、5年以上の職員の福利厚生を充実させる方法もあります。

N院長　それも良いアイデアですね。

社労士　例えば、勤続5年以上の職員に対して「リフレッシュ休暇」を与えるのはいかがでしょうか。同じ職場で一定年数勤め続けていると、ふと「このままでよいのだろうか」と考え、退職を意識する職員も現れると思います。その際、気分を一度リフレッシュしてもらうために、通常の年次有給休暇とは別に、連続して休暇を取得できるようにするのです。

具体的な案としては、「勤続年数5年以上の職員は5日間連続のリフレッシュ休暇を毎年取得できる」といった制度が考えられます。勤続年数などに法律上の制限は特にないため、どんな職員を対象とするのか、5年や10年といった区切りで付与するのかといった規定を経営者が自由に決めることができます。

N院長　長期勤続のインセンティブとしては、なかなか面白いですね。

社労士　ほかにも、勤続5年ごとに一時金を支給する方法もあります。既に「永年勤続表彰」という形で似た制度を導入している医療機関や介護事業者は少なくありませんが、一時金は銀行振込で支給するケースが主流です。さらに、表彰に当たっては手渡しで現金を支給するとありがたみを感じてもらいやすく、モチベーションの向上にもつながるのでお勧めです。

N院長　「現金で」というのがポイントですね。参考になります。

社労士　今挙げたのはあくまでも一例ですので、もう少し柔軟な発想で自由に福利厚生の内容を考えてもよいでしょうね。

ただし、中堅職員にこれらのインセンティブを付けると、勤続5年未満の若手職員が不公平感を抱くこともあるので、注意してください。そのため、先のリフレッシュ休暇の例では、勤続5年未満の職員には、2日間の休暇を与えるなど、5年以上の勤続者より少ない日数を付与することを検討してもよい

第1章　開業の手順

第2章　人事・労務管理

第3章　経営の課題と対策

14 中堅職員の離職を防止したい

でしょう。もっとも、長く勤めてもらう方向に誘導するためには、永年勤続者へのインセンティブをより大きくして、魅力的な内容にする配慮は必要になります。

N院長　分かりました。

社労士　また、中堅職員が常に新鮮さを感じながら働ける工夫もあるとよいでしょう。長年勤務していると、日常の業務を「毎日同じことの繰り返し」と感じるようになり、それが離職につながることがあります。職員に働きがいを持ってもらい、モチベーションを維持する取り組みも不可欠です。

リーダーや主任の役職を与える

N院長　確かに、それは重要ですね。具体的にはどうしたらよいのでしょうか。

社労士　中堅職員にいろいろな権限を与えていく方法があります。小規模な組織であっても、リーダーや主任といった肩書きを付与して仕事を任せると、張り切ってやってくれる職員が多いものです。もちろん、適性の問題はしっかり考慮しなければな

■勤続手当の設定例

勤続年数	勤続手当（月）
0年	0円
1年	0円
2年	0円
3年	0円
4年	0円
5年	1,500円
6年	3,000円
7年	4,500円
8年	6,000円
9年	7,500円
⋮	⋮

りません。

N院長　中堅職員が定着し過ぎて、与える役職がなくなってしまうという事態に陥る懸念もありそうですが。

社労士　委員会を立ち上げ、そのリーダーになってもらうのはどうでしょう。部下の指導などはやりたくないというタイプの職員にも、「患者満足委員会」「5S（整理・整頓・清掃・清潔・しつけ）委員会」といった委員会の長を任せてみるのです。職員の日常業務について指導するわけではないので、リーダーを引き受けてくれるのではないでしょうか。

N院長　そうかもしれません。権限の付与という点では、物品の購入は1カ月に1万円未満であれば、私に確認することなく決済できるようにしたり、待合室の雑誌の選定を職員に完全に任せるといったアイデアを、いろいろ思いつきます。この点はもう少し考えてみます。

社労士　そうですね。

ある程度の人件費増は覚悟を

N院長　職員が定着してくれればうれしいですし、サービスの質の向上にもつながりそうです。ただ一つ懸念しているのが、長期勤続者が増えると人件費が増大し、経営を圧迫するのではないかという点です。

社労士　お気持ちはよく分かります。しかし、医療機関は職員がいて、経営が成り立つものです。人材こそが最も重要と捉えて、人件費がある程度増加することはやむを得ないと割り切った方がよいでしょう。

N院長　どの程度までの増加を許容すればいいでしょうか。

社労士　全ての職員の給与水準が、勤続年数に応じて青天井に上がり続ければ、経営的に厳しくなる

●院内のルールを決める

中堅職員を定着させるための 3 つのポイント

1. 永年勤続者にはインセンティブを
勤続手当やリフレッシュ休暇などを創設して永年勤続者の待遇を良くする。長期勤続を推奨しているというメッセージを発信する意味でも有効

2. 意欲向上のため権限を付与する
リーダーや主任、委員長といった役職を与える。一定の権限を持たせ、仕事の意欲向上につなげる

3. 多少の人件費の増加は覚悟する
長期勤続者が増えると人件費が増加するが、医療機関の経営は職員ありき。ある程度は割り切り、その分収益アップを目指す

のは明らかです。そのため、能力や役割のレベルに応じて年収の目安を決めておき、無制限に年収などが上がらないように、昇給や賞与額の管理もしていかなくてはいけません。

表現は悪いですが、代わり映えのしない診療補助的な仕事を10年も20年も続けている職員に年収600万〜800万円も支払えば経営は成り立ちません。全体のバランスを考慮した方がよいでしょう。また医療機関は、診療報酬改定によって収益が左右されます。今後、医療制度がどのように変わっていくか分かりませんので、賞与を人件費コントロールの調整弁と捉えて、変動させてもよいでしょう。

N院長　なるほど。考えなければいけないことがいろいろありますね。

社労士　一方で、職員に権限を付与して今まで以上にパフォーマンスを発揮してもらえば、患者数の増加につながり、収益が上がる可能性もあります。実際に収益の変化を見極めてから給与体系の見直しを検討してもいいかもしれません。

N院長　確かにそうですね。しかし、最近は本当に人材確保難に拍車がかかっているような気がします。まずは職員を定着させることが先決ですので、そこに注力したいと思います。ありがとうございました。

第1章　開業の手順

第2章　人事・労務管理

第3章　経営の課題と対策

15 職員の介護離職を防ぎたい
雇用の継続を第一に、独自の休職制度や在宅勤務の導入を検討

> O眼科診療所では、事務職員のP子が親の介護を理由に退職を申し出た。世間で「介護離職」が話題となっていることは知っていたが、実際に自院でこうしたケースに直面したことに戸惑ったO院長。介護離職を防ぐための方策を顧問の社会保険労務士に相談した。

O院長 いやー、困りました。

社労士 どうされたのですか。

O院長 実は、事務職員のP子が退職することになったのです。

社労士 そうですか。

O院長 優秀な人材なので、何とか引き留めたいところでしたが、今回はやむを得ない理由なので退職の申し出にそのまま応じてしまいました。

社労士 引っ越しされるとか、そんな理由ですか。

O院長 親の介護です。P子は、夫とP子の母親と3人暮らしなのですが、P子の母親に介護が必要となり離職することになりました。

社労士 いわゆる「介護離職」ですね。

O院長 ええ。新聞などでその言葉はよく耳にしていたのですが、まさか当院の職員がそうなるとは思いもしませんでした。しかし、職員の年齢層も全体的に高まってきているので、P子以外の職員にも介護離職の可能性があると思うと、当院の運営面への影響が懸念されます。

まずは介護休業給付の手続きを

社労士 そうですか。実は、こうした離職のケースは非常に増えており、政府もその対策に乗り出しています。

O院長 それは知りませんでした。

社労士 従業員の介護離職の防止に力を入れる企業は増えています。

O院長 しかし、当院は小規模な医療機関で、人事課もなければ、管理部門すらありません。職員に「親の介護があるので働けない」と言われれば、「そうですか」としか言えないのが本音です。どうしてあげることもできないわけで……。

社労士 お気持ちはよく分かります。ただ、これから親の介護をしていかなければならない職員の不安は大きく、何か対策を考えることも必要ではないかと思います。

O院長 できればそうしたいのですが、どんなことができるのでしょうか。

社労士 企業の動きなどを見る限り、「離職をさせない」ことを第一に、雇用を継続させるところが増えています。親などの介護に追われている職員が雇用保険に加入していれば、まずは介護休業給付金（178ページ図）の手続きを検討するところが少なくありません。

O院長 介護休業給付金ですか。

社労士 ええ。要介護状態の家族を介護するために職場を休む場合、ハローワークに申請すれば「介護休業開始から最長3カ月間」、介護休業給付金の補助を国から受けられます。ただ、介護休業開始日前2年間に、賃金支払基礎日数が11日以上ある月が12カ月以上あることなどの条件があります。

O院長 そんな制度があるとは知りませんでした。給付金はいくらか出るのですか。

社労士 介護休業期間中に、仮に賃金が一切支払われない場合には、従来賃金額の67％が支給されます。なお、2017年1月からは介護休業（家族

●院内のルールを決める

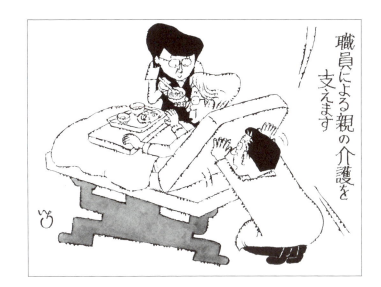
職員による親の介護を支えます

1人につき通算93日）を3回まで分割取得することが可能となっています（2019年7月現在）。

O院長 そんなに支給されるのでしたら、本人もありがたく感じるでしょうね。P子の件ですが、再度本人と話し合って、退職日を延ばしてもらおうと思いますが、いかがでしょうか。

社労士 この制度は、介護休業終了後に離職が予定されている場合には、対象外となります。離職予定のことを隠して申請すれば不正受給につながります。社会的制裁を受けることにもなりますので、離職するならば諦めた方がよいでしょう。

O院長 そうですか。

社労士 また、最近は徐々にですが、独自に「介護休職制度」を導入する企業が増えています。これは、育児・介護休業法で定める「介護休業制度」が通算して93日しか取得できないのに対し、会社が独自に延長して雇用を続ける制度です。病気療養による休職制度などと並んで、家族の介護について一定期間、休職せざるを得ない場合でも雇用が継続されるので、社員は安心感を持てるのです。

O院長 それは、良い仕組みですね。

休業中の社会保険料負担を明確に

社労士 ただ、検討しなければならないことがあります。それは、社会保険加入者の社会保険料負担についてです。社会保険料はご存じの通り、労使折半による負担が基本です。介護休職期間中に賃金の支給がなければ、本人が社会保険料を負担するのはつらいと思います。同時に勤務先も同額負担が生じますので、まずは本人分の保険料をどのように支払ってもらうのかを考え、併せて、事業主分をどの程度まで負担できるのかという点も検討しなければなりません。

O院長 なるほど。それは気づきませんでした。何とかしてあげたいのですが、実質的に仕事をしていない職員の保険料を、事業主側が負担することには若干抵抗感があります。

社労士 それであれば、勤続年数に応じて、介護休職期間を定める方法が考えられます。病気療養による休職においても、勤続年数に応じて休職期間を定めるケースが一般的ですしね。

O院長 それは理にかなっていますね。リーダークラスであれば、その期間を加算してもいいかもしれません。

社労士 そうですね。また、在宅勤務を認めるという運用を考えてもいいかもしれません。1日24時間介護を行うわけではありませんので、手の空いた時間に在宅で仕事をしてもらってもよいでしょう。

O院長 大手企業が一部の職種の社員に在宅勤務を認めるなどの新聞報道が最近目立ちます。ただ、当院の場合は果たして在宅勤務でできるような仕事があるのかどうか分かりません。

社労士 ちょっとした業務マニュアルを作成してもらったり、患者アンケートの結果を集計してもらったり、情報発信用のブログを立ち上げて、その記事を執筆してもらうとか、いろいろと考えられますよ。

15 職員の介護離職を防ぎたい

O院長 なるほど。柔軟な発想をすれば、何か思いつきそうです。

在宅勤務の際の情報管理は厳重に

社労士 ただ、情報管理については改めて整備する必要がありますね。自宅作業によって、情報の漏えいなどがあっては大問題です。自宅作業をしてもらう際には、診療所が所有するノートパソコンを使用させ、VPN（仮想閉域網）でやり取りをしてもらうといった対策も視野に入れるべきでしょう。

O院長 確かに情報管理は重要ですね。

社労士 また、在宅勤務ばかりだと気が滅入ってしまうかもしれませんので、レセプト請求業務があるときなどには、数時間出勤してもらい、作業を手伝ってもらってはいかがでしょう。介護休業中も、職場とつながっている状態をつくってあげる配慮が必要だと思います。職員の歓送迎会や忘年会などの行事にも参加してもらうようにすれば、本人にとってもリフレッシュになるでしょう。

O院長 こうした支援が充実すれば、人材確保難がいくらか解消されるかもしれませんね。

社労士 その通りです。働く職員が家族の介護をしながら安心して働くことができる環境を整備することは、今後、ますます重要となります。今の段階

■ 介護休業給付金の条件

支給対象者
雇用保険の一般被保険者（週20時間以上勤務）注1）であり、介護休業開始日前2年間に、賃金支払基礎日数が11日以上ある月が12カ月以上ある人

注1）
- 65歳未満の一般被保険者であること
- 介護休業を開始する時点で、介護休業終了後に離職することが予定されている場合は支給対象とならない
- 介護休業を開始した一般被保険者が期間雇用者である場合は、上記のほか、休業開始時に同一事業主の下で1年以上雇用が継続しており、かつ介護休業開始予定日から起算し93日を経過する日を超えて引き続き雇用される見込みがあること（93日経過から1年を経過する日までに労働契約期間が満了し、更新されないことが明らかである場合を除く）が必要

支給額
- 支給期間は介護休業開始日から最長3カ月（分割取得の場合、通算93日）
- 原則として休業開始前に受けていた平均賃金の67％
- 介護休業中に、休業開始時賃金月額の80％以上の賃金が支払われた場合には支給されない

（参考：介護休業給付金の内容及び支給申請手続きについて
https://www.hellowork.go.jp/dbps_data/_material_/localhost/doc/kaigo_kyufu.pdf）

■ トモニンに関する厚労省のパンフレット

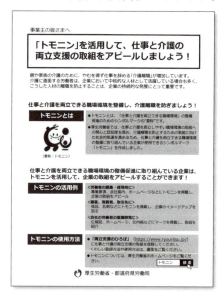

（出典：厚生労働省パンフレット
https://www.mhlw.go.jp/content/11900000/0000063835.pdf）

●院内のルールを決める

職員の介護離職を防ぐための3つのポイント

1. 介護休業給付金の手続きを行い、雇用を継続させる
介護休業開始から最長3カ月間、賃金が一切支払われない場合には従来賃金額の67%の補助を国から受けられる

2. 独自の「介護休職制度」の導入を検討する
育児・介護休業法で定める「介護休業制度」の休業期間は93日。期間をさらに延長するなど、独自制度の整備を模索する

3. 在宅勤務でできる仕事を考える
診療所のブログの執筆、患者アンケートの集計など、柔軟な発想で在宅勤務を行ってもらう手も

から積極的に検討しておくべきでしょう。政府もその点を後押しするために、「トモニン」というシンボルマークを用意しています（左図）。

O院長　トモニンですか。

社労士　これは、仕事と介護を両立できる職場環境であることのシンボルマークで、厚生労働省管轄となる「両立支援のひろば」というホームページ上で自院の取り組みについて簡単に登録できます。求人の際のPR材料として使えるので、大手を中心に登録する企業が増えています。

O院長　介護離職を防止するための対策が、いろいろなところで動き出しているのですね。何も知りませんでした。

社労士　「安心して働くことができる環境整備」は、今後全ての業界において大きな経営課題となってくるのは間違いありません。職員の介護離職を防止するための環境整備は大企業を中心に進められています。そうした動きに合わせてO診療所でも対策を検討していくことは、人材確保面でも今後プラスとなると思います。

O院長　そうですね。今回、P子から退職の申し出を受けてしまいましたが、部分的にでも継続して勤務できるか否か、改めて本人と話をしてみたいと思います。不謹慎な言い方ですが、介護が終わった際にまた当院に戻ってきてくれれば、重要な戦力にもなりますので。今日はありがとうございました。

第1章　開業の手順

第2章　人事・労務管理

第3章　経営の課題と対策

16 個人情報保護法への対応は？
2017年改正の大きな影響はないが、管理体制を今一度見直すべき

> P整形外科診療所のP院長は、医療機関からの個人情報流出の報道を見るたびに自院の管理体制に不安を覚えている。2017年施行の改正個人情報保護法への対応も特に行っておらず、P診療所として具体的に何を行えばよいのかを、顧問の社会保険労務士に相談することにした。

P院長 今日はちょっと相談に乗っていただきたいことがあります。

社労士 どうされたのですか。

P院長 医療機関から患者の個人情報が流出するという報道を目にするたびに、当院は大丈夫かといつも不安になります。一方で、「個人情報の保護に関する法律」（個人情報保護法）が2017年に改正されたと聞くのですが、その対応は特に行っていません。個人情報保護法はいろいろ変わるようですが、当院でも対策を講じる方がいいのか、お聞きしたいのです。

社労士 個人情報保護法は2005年に全面施行されましたが、3年ごとに見直しを行うこととなっていて、2017年はほぼ10年ぶりの改正となりました。

P院長 2003年の個人情報保護法制定時には、様々な取り組みをした記憶がありますが、2017年改正にも、当時のように何か対応が必要だったのでしょうか。

社労士 2003年当時は確かに、いろいろ取り組まれましたね。2017年改正では、主に4点について見直されました。（1）個人情報保護法が適用となる事業者の拡大、（2）個人情報の定義を明確化してグレーゾーンを解消、（3）パーソナルデータを含んだビッグデータの適正な利活用を促進するための匿名加工情報の規定化、（4）第三者提供にかかる確認および記録の義務——です。

P院長 何だか難しそうな話ですね。

社労士 簡単に説明しましょう。まず、「（1）個人情報保護法が適用となる事業者の拡大」とは、取り扱う個人情報が5000件以下の事業者については法律の適用除外でしたが、2017年改正では1件でも個人情報を取り扱っていれば法律が適用されることになります。ですので、情報の厳格な管理が全ての事業者に求められることになります。この5000件については、患者だけではなく職員の情報も含まれます。

P院長 当院は5000件以上保有していますので、この点については大きな変更がないということで、あまり意識しなくてもよいですね。

社労士 その通りです。個人情報が5000件未満の事業者では、個人情報の利用目的の通知を院内に掲示して患者や職員に伝えるといった手間が生じるほか、漏洩しないように様々な管理の整備が必要になります。もっとも職員には、採用するに当たってマイナンバーの提供を受けた際に利用目的を通知していると思いますので、主に患者に通知することになります。

　既に多くの医療機関では、個人情報が5000件未満でも個人情報の取り扱いについて院内に掲示しているところが少なくないため、大きな影響はそれほどないと考えられます。

P院長 なるほど。

重要な「第三者提供にかかる確認」

社労士 次に、「（2）個人情報の定義を明確化してグレーゾーンを解消」について。情報技術の発達に

●院内のルールを決める

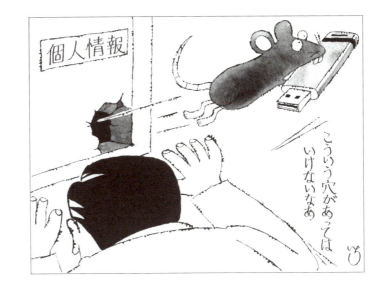

より、法律制定時には想定もされなかった問題、例えばICカードによる購買履歴データ、指紋や声紋なども個人情報ではないかという問題が発生しています。そのため、個人情報の定義が明確化され、「特定の個人を識別できるもの」と定義づけられました。これは、ほかの情報との照合で特定される場合も含まれますが、どこの誰のものか分からない単なるデータだけでは、個人情報には該当しないことになります。

P院長　当院における影響は特になさそうですね。

社労士　そうだと思います。また、個人情報の定義の明確化に伴って、「要配慮個人情報」というものが規定され、人種や信条、社会的身分、病歴、犯罪歴など、本人に不当な差別や偏見が生じる可能性がある情報に関しては、取得する際に事前に本人の同意を得なければならなくなりました。この要配慮個人情報には診療や調剤の情報も含まれますが、医療機関の場合、通常必要とされる個人情報の利用範囲を院内掲示しておくことで、患者から特段の反対の意思表示がない限りは本人の同意を得られていると考えられています（182ページ図）。

また、法律によってその提供が求められる個人情報についても、本人の同意を得る必要がありません。例えば職員の健康診断の結果については、要配慮情報ですが、労働安全衛生法によって労働基準監督署への提出などが義務づけられているので、同意を得なくてもよいのです。

P院長　それは安心しました。

社労士　次に、「(3) パーソナルデータを含んだビッグデータの適正な利活用を促進するための匿名加工情報の規定化」です。匿名加工情報とは、特定の個人を識別することができないように個人情報を加工したり、復元できないようにしたものを指し、そうした情報であれば、自由に流通させることができる規定です。これは、P診療所に直接影響はないと思います。

P院長　そうですね。

社労士　そして、最後に「(4) 第三者提供にかかる確認および記録の義務」。これはいわゆる"名簿屋"対策として行われるもので、第三者に対して個人情報を提供する場合、情報取得の経緯や個人データの項目などをしっかり記録することを求めるものです。

P院長　その点も当院では、あまり関係なさそうですね。

社労士　いや、実は結構重要なのです。

P院長　というのは？

退職した職員が持ち出すケースも

社労士　医療機関や介護施設の場合、知らず知らずに、患者や入所者のデータが第三者に渡っているケースが少なくないのです。

P院長　当院に限っては、そんなことはないかと思うのですが……。

社労士　そうだと思います。しかし医療機関によっては、職員が退職する際に、パソコンなどに入って

16 個人情報保護法への対応は?

いる患者や介護サービス利用者の情報を勝手に抜き出し、転職先に持ち出すことがあるのです。転職先は第三者に当たるので、提供の記録を残さないと法律違反になります。2017年改正では第三者に対しての提供罪が新設され、有事の際には刑罰を受けることになります。

P院長 そう言われても、どう対策を講じればよいのか分かりません。

社労士 通常、患者や利用者のデータを勝手に第三者に提供することは考えにくいですが、医療機関に勤めていた職員が患者データを葬儀会社に売り、トラブルになった例もあります。葬儀会社からダイレクトメールが届くようになった患者が不審に思い発覚しました。そもそも情報の持ち出しの多くが、職員の退職時に起きています。

性悪説で考えるべきではありませんが、経営者としては患者の情報も守る必要があります。悪いことをする職員など基本的にいないと思いますが、パートタイマーを含む全ての退職者に対し、入職時に提出してもらった誓約書を改めて、退職時にも出させるとよいでしょう。

P院長 なるほど。心理的な抑止効果にもつながりますね。

安全管理措置をしっかり講じる

社労士 2017年改正では、情報が漏洩しないよう安全管理措置を講じることがより求められるようになりました。「職員は医療人として守秘義務を負っているから大丈夫」と過信せず、マイナンバーの取り扱いと同様に対策を講じましょう。

■ **医療機関における患者の個人情報の利用に関する同意の扱い**

Ⅱ 用語の定義等
7. 本人の同意
　「本人の同意」とは、本人の個人情報が、個人情報取扱事業者によって示された取扱方法で取り扱われることを承諾する旨の当該本人の意思表示をいう(当該本人であることを確認できていることが前提となる)。
　また、「本人の同意を得(る)」とは、本人の承諾する旨の意思表示を当該個人情報取扱事業者が認識することをいい、事業の性質および個人情報の取扱状況に応じ、本人が同意に係る判断を行うために必要と考えられる合理的かつ適切な方法によらなければならない。
(中略)
　法は、個人情報の目的外利用や個人データの第三者提供の場合には、原則として本人の同意を得ることを求めている。これは、法の基本となるOECD8原則のうち、利用制限の原則の考え方の現れであるが、医療機関等については、患者に適切な医療サービスを提供する目的のために、当該医療機関等において、通常必要と考えられる個人情報の利用範囲を施設内への掲示(院内掲示)により明らかにしておき、患者側から特段明確な反対・留保の意思表示がない場合には、これらの範囲内での個人情報の利用について同意が得られているものと考えられる。
　また、患者・利用者が、意識不明ではないものの、本人の意思を明確に確認できない状態の場合については、意識の回復にあわせて、速やかに本人への説明を行い本人の同意を得るものとする。
　なお、これらの場合において患者・利用者の理解力、判断力などに応じて、可能な限り患者・利用者本人に通知し、同意を得るよう努めることが重要である。
　医療・介護関係事業者が要配慮個人情報を書面または口頭等により本人から適正に直接取得する場合は、本人が当該情報を提供したことをもって、当該医療・介護関係事業者が当該情報を取得することについて本人の同意があったものと解される。

出典:厚生労働省「医療・介護関係事業者における個人情報の適切な取扱いのためのガイダンス 20017年4月14日」一部抜粋

●院内のルールを決める

個人情報の管理に関する3つのポイント

1. 「第三者提供にかかる確認や記録」はしっかりと
2017年の個人情報保護法改正で必要な対応は少ないが、退職した職員がデータを持ち出し、第三者に提供されることなどに注意

2. 安全管理措置のさらなる徹底を
「職員は医療人として守秘義務を負っているから大丈夫」と過信せず、個人情報の安全管理措置の徹底を

3. 法改正への対応を機に管理体制全体の見直しを
患者のデータを持ち出す際の許可ルールの導入など、法改正を管理のあり方全体を見直す機会にすべき

実際、情報管理がずさんな医療機関や介護施設は少なくなく、個人情報を適切に取り扱う旨の院内掲示はしてあるものの、実態として管理が甘く、データを自由に持ち出せるケースが目立ちます。勤務中に資料を作成していた職員が、夜遅くなったのでUSBメモリーでデータを持ち帰って自宅のパソコンで仕事を続けるとか、個人所有の携帯電話に利用者の連絡先を入れるなどは論外です。こうした管理では、先にお話しした、退職時に職員が情報を持ち出すことにつながりかねません。

P院長　確かに、そうかもしれません。個人情報を持ち出す本人にも問題がありますが、管理をしていなかった医療機関にも問題があるということですね。

社労士　はい。個人情報保護法が改正されたから追加で何か取り組まないといけないと考える前に、そもそも適切に情報管理をしているかどうかという観点から管理のあり方全体を見直すべきだと思います。例えば、患者のデータを紙媒体またはデジタル媒体で持ち出すのであれば、必ず院長の許可を得なければならないといったルールを設けるのです。

もちろん、毎回許可などを取っていれば、お互い

の業務が非効率になるので、運用方法は工夫する必要があります。しかし、少なくとも勝手に情報が持っていかれる状況だけはつくり出すべきではありません。仮に多少のコストアップになっても、情報管理が徹底された上で持ち出されたのと、ずさんな管理下で持ち出されたのでは、被害者の感情はまるで異なってくるものです。

P院長　考えれば考えるほど、恐ろしい話ですね。根本的なところから、情報管理のあり方を検討しなければならないことがよく分かりました。

社労士　マイナンバーのときにも、安全管理措置や委託先の管理をしなければならないと言われていましたが、いまだに対応していない医療機関も少なくありません。職員の倫理観や守秘義務に頼るのではなく、すべき対策はしっかり講じておくことが、患者だけでなく診療所も守ることになるのです。

P院長　その通りですね。個人情報保護法の改正に対応する以前の問題として、改めて情報管理のあり方を見直したいと思います。ありがとうございました。

第1章　開業の手順

第2章　人事・労務管理

第3章　経営の課題と対策

17 職員が自転車通勤中に事故！

自転車保険の義務づけは必須、通勤途中の業務命令は最小限に

> Q整形外科診療所の職員で自転車通勤しているR子が、帰宅途中に塀にぶつかりけがをした。幸い大きな事故ではなかったが、最近は自転車と歩行者が接触して大変な事態になったニュースが目立つので、Q院長は対策を講じるべきではないかと心配になった。そこで、顧問の社会保険労務士に相談した。

社労士 先ほど、少しびっくりしてしまいました。事務職員のお1人とすれ違ったのですが、顔に大きな傷がありました……。

Q院長 事務職員のR子のことですね。実は先日、事故に遭ったのです。

社労士 事故ですか。

Q院長 ええ。自転車事故です。どうやら、当院からの帰宅途中に他人の家の塀にぶつかって転んだようなのです。腕や肩にあざができ、顔には大きな擦り傷を負いました。

社労士 通勤途中の事故であれば、労災保険の通勤災害に該当しますね。どこかの医療機関で治療を受けたのであれば、通勤災害用の書類提出が必要になりますが、その点はどうしたのでしょうか。

Q院長 本人いわく、傷を負って出血したものの、病院に行くほどのけがではないと自分で判断して自宅で絆創膏を貼り、休むことなく出勤しています。後から実は骨折していたということがないように、当院でレントゲンでも撮ろうかと打診しましたが、「そんな大げさなけがではない」と頑なに拒まれました。見た目はひどいけがに思えるのですが、特に問題ないようです。

社労士 そうでしたか。いずれにしても、大事に至らなくて良かったです。

Q院長 ただ、最近テレビを見ていると、高校生が乗った自転車に追突されて転倒した高齢者が死亡といったニュースが目につきます。今回のB子の事故は本人だけのけがで済んだから良かったものの、これが対人事故だったら大変なことになっていたのではないかと思います。

社労士 そうですね。自転車の事故で相手を死亡させてしまったり、大けがを負わすケースは昔からないわけではありませんが、最近はニュースで大きく報道されるようになりました。自転車を運転しながらスマートフォンを見ていたといったことも同時にクローズアップされているので、自転車運転のマナーも問題視されているように感じます。

Q院長 そうした状況ですから、当院としても何か対策を打っておいた方がよいのか、気になっています。実際、自転車で通勤している職員が3人いるので……。

莫大な賠償額を命じられる例も

社労士 そうでしたか。それは対策が必要ですね。

Q院長 どうしたらよいでしょうか。

社労士 基本的には、マイカー通勤者と同じ管理が必要になります。

Q院長 マイカー通勤者と同じ管理ですか。

社労士 はい。あまり知られていませんが、自転車は道路交通法第2条で「軽車両」として扱われています。道路交通法を順守して運転しなければならないのです。

Q院長 それは知りませんでした。

社労士 そのため事故が発生した場合、補償面などは車と同じ扱いになります。ただ車と自転車では、異なる現状にあります。車両の大きい車の場合、自

●院内のルールを決める

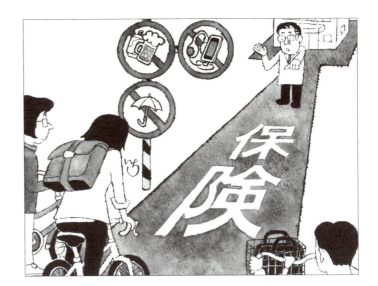

分や相手の生命を脅かしかねないので自動車損害賠償保障法が適用されて、所有者などに自賠責保険への加入を義務づけています。さらに、それ以上の補償を考慮して任意保険にも加入するケースが一般的です。ところが自転車の場合、そうした法律の適用がないので、何も対策を講じていなければ保険による補償がないことになります。

Q院長　なるほど。

社労士　自転車の運転中に相手を死亡させたり、大けがを負わせた際に、加害者が莫大な賠償責任を負う事態に陥りかねないのです（186ページ表）。

Q院長　「自転車事故で数千万円の賠償」など、加害者に膨大な賠償額が要求されたニュースが目立つのはそのためだったのですね。

社労士　ええ。被害者の家族が裁判を起こし、賠償を求めるケースが増えているのです。家族からすれば、亡くなったり大けがを負った原因が車であろうが自転車であろうが関係ありません。自転車だから賠償の対象外として考えるのは、そもそも無理があります。当然といえば当然でしょう。

Q院長　確かに。

社労士　ですので、自転車通勤者に対しては、一定の保険加入を義務づけることをルールとした方がよいでしょう。

様々な種類がある自転車保険

Q院長　自転車事故に関する保険ですか。そんなものがあるのでしょうか。

社労士　はい。最近は相手に大けがを負わせる自転車事故が多発していることもあり、民間の損害保険会社から自転車の運転に特化した保険が続々と販売されています。自転車の販売・修理店でも、公益財団法人日本交通管理技術協会によるTSマーク付帯保険が販売されており、自転車の購入時に加入する人も増えています。

Q院長　それは知りませんでした。

社労士　中には、クレジットカードの付帯保険の一つとして自転車保険を扱っている例もあり、多様な選択肢が用意されています。

Q院長　どんな保険があるのか、私もちょっと調べてみます。

社労士　保険料も1カ月当たり数百円程度のものがありますので、職員にとって大きな負担にはならないでしょう。

Q院長　そうですね。

社労士　自転車通勤をしている職員が保険に加入したら、保険証券の写しなどを提出してもらう必要があります。しかも、入職時だけでなく、毎年決まった時期に提出してもらうべきです。こうした保険には、通常1年間の有効期限があるからです。「事故を起こさない自信がある」と慢心して、勝手に保険から脱退する職員がいないとも限りません。

Q院長　分かりました。早速、自転車で通勤している職員に保険に加入して保険証券の写しなどを提出してもらうようにします。

社労士　また、こうした管理のみならず、運用面に

17 職員が自転車通勤中に事故！

も注意を払うべきでしょう。

Q院長　運用面に関する注意といいますと？

社労士　マイカー通勤者のみならず自転車通勤者に対して、出勤途中や帰宅途中に命じる業務は最小限にするということです。

通勤途中の業務時は使用者責任も

Q院長　どうしてでしょうか。

社労士　出勤や帰宅の途中で、業務に付随して第三者とぶつかりけがなどを負わせた場合、民法上の使用者責任を問われる可能性が高まるためです。民法第715条では、「ある事業のために他人を使用する者は、被用者がその事業の執行について第三者に加えた損害を賠償する責任を負う」と定めています。事故発生時には本人と連帯して事業所も責

任を負わなければならないケースがあるのです。

Q院長　そうですか。実は、今回事故を起こしたB子には、自宅のすぐ近くにホームセンターがあるため、ガムテープやゴミ袋などを買いに行ってもらうことがしばしばありました。それはやめなければなりませんね。

社労士　可能な限り控えた方がよいでしょう。

Q院長　了解しました。

社労士　なお、先ほど民法上の使用者責任の話をしましたが、民法第715条には続きがあります。「ただし、使用者が被用者の選任およびその事業の監督について相当の注意をしたとき、または相当の注意をしても損害が生ずべきであったときは、この限りでない」と定めています。先に説明した定期的な保険加入状況の確認や、帰宅途中に業務を極力命

■賠償責任が命じられた自転車事故例（日本損害保険協会調べ）

判決認容額※	事故の概要
9521万円	男子小学生（11歳）が夜間、帰宅途中に自転車で走行中、歩道と車道の区別のない道路において歩行中の女性（62歳）と正面衝突。女性は頭蓋骨骨折などの傷害を負い、意識が戻らない状態となった（神戸地方裁判所、2013年7月4日判決）
9266万円	男子高校生が昼間、自転車横断帯のかなり手前の歩道から車道を斜めに横断し、対向車線を自転車で直進してきた男性会社員（24歳）と衝突。男性会社員に重大な障害（言語機能の喪失など）が残った（東京地方裁判所、2008年6月5日判決）
6779万円	男性が夕方、ペットボトルを片手にスピードを落とさず下り坂を走行して交差点に進入し、横断歩道を横断中の女性（38歳）と衝突。女性は脳挫傷などで3日後に死亡した（東京地方裁判所、2003年9月30日判決）
5438万円	男性が昼間、信号表示を無視して高速度で交差点に進入し、青信号で横断歩道を横断中の女性（55歳）と衝突。女性は頭蓋内損傷などで11日後に死亡した（東京地方裁判所、2007年4月11日判決）
4746万円	男性が昼間、赤信号を無視して交差点を直進し、青信号で横断歩道を歩行中の女性（75歳）に衝突。女性は脳挫傷などで5日後に死亡した（東京地方裁判所、2014年1月28日判決）

※判決認容額とは、上記裁判における判決文で加害者が支払いを命じられた金額（金額は概算額）。上記裁判後の上訴などにより、加害者が実際に支払う金額とは異なる可能性がある

出典：一般社団法人日本損害保険協会「知っていますか？ 自転車の事故〜安全な乗り方と事故への備え〜」

● 院内のルールを決める

自転車通勤の事故対策に関する3つのポイント

1. 自転車保険への加入を義務づける
事故で相手に大けがなどを負わせると、莫大な損害賠償責任が生じるケースも。保険加入を義務付け、加入状況を定期的にチェックする

2. 勤務途中の業務命令は最小限にする
通勤時の業務中に事故を起こした場合、使用者が連帯で責任を負わされることも。通勤途中の業務命令は極力避ける

3. 自転車運転のルールもしっかり伝える
警察や自治体が一般市民の啓発用にリーフレットを用意しているので、これらを活用して職員に安全運転を心がけてもらう

じないことなどは、賠償の免除が考慮される材料になります。

Q院長 そうだとすれば、少し気が休まりますね。

社労士 ここまでお話しした取り組み以外に、職員に保険加入を案内する際、自転車運転のルールについてもしっかり伝えておくべきでしょう。各都道府県の警察や自治体は一般市民の啓発用にリーフレットを用意し、ウェブサイトでも公開しています。これらを周知させて安全運転を心がけてもらうだけでも、一定の効果が期待できると思います。

Q院長 そうですね。私がこうした話をしないと、誰も自転車の安全運転について意識しないでしょうし、職員自身や第三者が大けがをしてからでは遅過ぎますからね。

社労士 その通りです。自転車の危険運転は年々問題となっており、2013年にも道路交通法が一部改正・施行されました。危険運転に関する対策として、条例で独自にルールを定める自治体もあります。例えば、埼玉県では「埼玉県道路交通法施行細則」を定め、自転車に積んでよい荷物の大きさや高さに制限を設けるなどしています。車と同じ危機管理対策が必要になってきているといえるわけで、少なくとも自転車保険への加入は職員に義務付ける方がよいと思います。

Q院長 分かりました。今日相談しなかったら、自転車通勤への対策を何も取らず、無防備な状態で運営を続けるところでした。とても助かりました。ありがとうございました。

第1章 開業の手順

第2章 人事・労務管理

第3章 経営の課題と対策

187

18 職員同士の飲み会でセクハラ！
被害者と加害者双方から事情聴取の上で、厳格な対応を

> R整形外科診療所の職員の退職に伴う送別会で、理学療法士のS男が事務職員のT子に対して肩に手を回したり、「彼氏はいるのか」と執拗に聞いていたと耳にしたR院長。その後、トラブルは特に起きていないようだが、対策を講じるべきかどうか、顧問の社会保険労務士にアドバイスを受けることにした。

社労士　受付の事務の方、今日は人数が少ないですね。

R院長　ええ、今月末で退職予定の職員がいて年次有給休暇を消化しており、新たに人材を確保できるまではしばらく、この人数での業務となります。

社労士　そうですか。

R院長　そうそう、思い出しました。相談したいことがあるのです。

社労士　どうしましたか。

R院長　その職員の送別会を先週行ったのですが、妙なことを職員から耳にしまして。

社労士　妙なこと？

R院長　はい。近くのイタリアンレストランで1次会の後、職員たちは居酒屋に行き、さらにほぼ全員が3次会のカラオケまで参加したという異様な盛り上がりだったようです。私は1次会で切り上げたのですが、3次会のカラオケで、「理学療法士のS男が事務職員のT子に嫌がらせ行為をしていた」とある職員から耳にしたのです。

社労士　嫌がらせ行為とは具体的にどういったことですか。

R院長　S男は酔っていたのか、T子に対して「彼氏はいるのか」と執拗に聞き、嫌がるT子からSNS（ソーシャルネットワーキングサービス）のIDを聞き出したようなのです。近くにいた職員が「T子が嫌がっているよ」とS男に言ったものの、「委員会の連絡で緊急に伝えたいことがあった時に困るから。仕事の連絡しかしないから大丈夫だよ」と答えていた

ようなのです。

社労士　本当なのか、分かりませんね。

R院長　揚げ句の果てに、勝手に肩を組んでスマートフォンで写真を撮ろうとしたようです。「T子がすごく嫌がっていたので、S男に注意してほしい」と翌日申し出てきた職員がいたのです。

社労士　その後、事件などは何かありましたか。

R院長　何かがあったとは特に聞いていません。仕事が終わった後で、しかも私が関知する場所でもないカラオケ店内での行為ですし、そういったことは昔からどこの職場でもよく見られたと思います。なので、私が介入すべきかどうか、迷っているのです。

社労士　聞いてしまった以上は、事業主として介入すべきでしょうね。これは明らかなセクシュアルハラスメントです。

職場以外でも対応の義務

R院長　職場ではなくても、セクハラになるのでしょうか。

社労士　はい。厚生労働省の「事業主が職場における性的な言動に起因する問題に対して雇用管理上講ずるべき措置についての指針（厚生労働省告示第314号、最終改正2016年8月2日）」において、通常就業している場所以外であっても、業務を遂行する場所は職場と扱われます。今回は送別会とはいえ、ほとんどの職員が参加しているという実態を考えると、職場の延長とみなすのが自然でしょう。

●院内のルールを決める

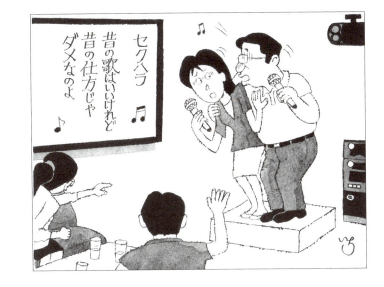

R院長　参りましたねえ。最近、国内外で自身のセクハラ被害を公表する動きが目立ちますが、当院でも発生したというわけですね。
社労士　そういうことですね。セクハラに関してはそもそも男女雇用機会均等法第11条1項で、従業員が性的な言動において不利益を受けたり、就業環境が害されることがないよう、必要な体制や措置を講じることを事業主に求めています。さっきお話しした指針はその内容を具体的に示したもので、労働者には派遣社員も含まれるなど、雇用管理の面で考えるべき項目が記載されています。
R院長　しかし、一体何をすればよいのでしょうか。
社労士　まずは、被害を受けたT子さんから状況を聞く必要があります。この場合に特に注意してほしいのが、余計なことまで聞かないということです。興味本位の質問が被害者をさらに傷つけてしまうことがあります。
　できれば、女性職員の被害については、女性が聞いてあげるといいでしょう。ほかの医療機関では、院長夫人やリーダー的な存在の女性職員が男性の経営者に代わって聞いているところもあります。
R院長　なるほど。それは気がつきませんでした。今回、「何とかした方がよい」と私に申し出てきた職員はリーダー的な女性ですので、彼女に具体的なことを聞いてもらうのがいいですね。カラオケだけじゃなく、以前にも何かあったかもしれませんので。
社労士　そうですね。T子さんへのヒアリングが終わったら、S男さんにはR院長が事実確認を行うことを考えておいてください。
R院長　被害者のT子からのヒアリングだけで十分ではありませんか。

社労士　セクハラ問題はケースによって、結構奥が深いことがあるのです。当事者の男女間の問題がドロドロしていたり、今回は違うでしょうが、特定の職員を辞めさせるために虚偽や大げさな申告をしてくることもあります。
R院長　そんな陰湿なケースもあるんですね。
社労士　双方からの聞き取りによって事実関係を確認できたら、加害者であるS男さんに対しての懲戒処分や今後の対策を検討する必要があります。
R院長　S男が「酔っていたので覚えていない」と言ったら、どうすればよいでしょうか。
社労士　害を与えたことは事実ですから、何をやったのかを伝え、厳正な処罰を考えていくべきでしょう。そもそも、セクハラは刑法第176条に定める強制わいせつ罪に該当することもあります。例えば、相手のお尻を触ったというようなケースは、まさに該当します。
R院長　昔はスキンシップの一環としてそうした光景が見られましたが、厳しい時代になってきているのですね。
社労士　その通りです。セクハラ問題は表に出るものだけを見ても、非常に多くなっています。従来、セクハラの悩みを抱えた方は近くの労働基準監督署に駆け込み、労基署が事業所を指導するのが一般的でした。最近は、労基署の上部組織である都

18 職員同士の飲み会でセクハラ！

道府県労働局の雇用環境・均等部（室）という専門部署がセクハラについて啓発活動をしたり、事業所に是正指導をしたりするようになりました。実際にセクハラ問題が生じると、事業主がこの部署から厳しい指導を受けることになります（下表）。

R院長 それは知りませんでした。

ハラスメントの相談窓口を明示する

社労士 「昔はよくあった」と放置していたりすれば、R院長が訴えられることも想定されます。まあ、地元で働いている職員が勤め先を訴えるのは極め

てまれではありますが。

最近の判例をひもとくと、「職場環境配慮義務」というキーワードをよく目にします。要するに、「働きにくい職場環境を放置していては駄目ですよ」ということで、この義務を果たしていないとして損害賠償請求の対象になることがあります。パワハラの事例でも、よく見られるパターンです。

R院長 だから、対策を講じなければならないというわけですね。

社労士 はい。労働契約法第5条も、労働者の安全への配慮というものを求めており、セクハラを理

■ **ある医療機関が県労働局雇用環境・均等部（室）から受けた指導項目**

1. 職場におけるセクシュアルハラスメントの内容およびあってはならない旨の方針を明確化し、管理監督者を含む労働者に対して周知・啓発すること
2. 職場におけるセクシュアルハラスメントにかかる性的な言動を行った者については、厳正に対処する旨の対処内容を就業規則その他職場における服務規律等を定めた文書において規定し、管理・監督者を含む労働者に周知・啓発すること
3. セクシュアルハラスメント相談窓口を設置し、全労働者に周知すること
4. 相談窓口担当者がその内容や状況に応じ適切に対応できるよう、留意点などを記載したマニュアルを作成する等の措置を講じること
5. セクシュアルハラスメントが生じた事実が確認できた場合の行為者に対する措置および被害を受けた労働者に対する措置を適正に行うこと
6. 改めて職場におけるセクシュアルハラスメントに関する方針を周知・啓発するため研修・講習の実施等再発防止の措置を講じること
7. 相談者・行為者等のプライバシーを保護するために必要な措置を講じて、労働者に周知すること
8. 労働者が職場におけるセクシュアルハラスメントに関し相談をしたことおよび事実関係の確認に協力したことをもって不利益な取り扱いを行ってはならない旨を就業規則またはその他職場における服務規律等を定めた文書において規定し、労働者に周知・啓発すること

女性職員が男性職員からセクハラを受けて県労働局雇用環境・均等部（室）に相談し、県担当者が事業所を訪問。上記について速やかに対策を講じることを書面で指導した

●院内のルールを決める

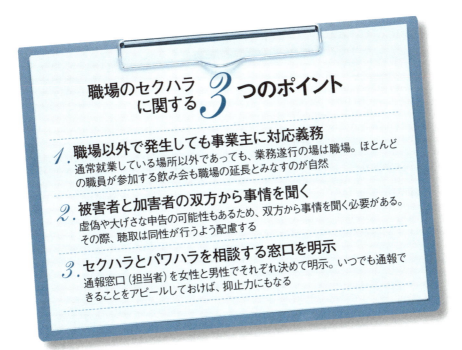

由にT子さんがメンタルヘルス不全になってしまうと、いわゆる安全配慮義務違反を問われることもあります。

R院長　いろいろと気を使わなければならないということですね。

社労士　その通りです。今回の件を機に、ほかの職員も今後安心して働くことができるように、相談窓口を設置するとよいでしょう。男性であればR院長、女性であれば今回通告してくれたリーダー格の方、といったように通報窓口を示しておきます。「いつでも通報できます」とアピールしておくことで、セクハラへの抑止力にもなります。セクハラに限ることなくパワハラも一緒にして、ハラスメント窓口とするとよいでしょう。

R院長　分かりました。

社労士　一つひとつの手順は面倒だと思いますが、被害者のことを考えると早々に手を打つ必要があります。動くのが遅れれば、2人目、3人目の被害者が出ないとも限りません。

また、S男さんはT子さんのSNSのIDを無理に聞き出したということですよね。T子さんが嫌がっているのであれば、仕事以外の連絡を一切しないことを約束させるか、聞き出したIDを自主的に削除してもらうことを求める必要があります。

R院長　T子のことを考えると、急がなければなりませんね。相談してよかったです。ありがとうございました。

19 災害対策、何から手を付ければいい？

想定される業務を洗い出し、具体策は職員に検討させる

S整形外科診療所のS院長は、大地震や大水害の報道を目にするたびに、自院も対策を講じておかなければならないと感じている。しかし、対策として行うべきこと、注意すべき点の以前に、何から手を付ければいいか見当がつかない。そこで、顧問の社会保険労務士に対策の基本を教えてもらうことにした。

S院長 このところ、少し不気味なことが起きていますね。大きな地震が従来よりも増えているような気がします。

社労士 そうですね。多くの国民が想定もしていなかった地域で大地震が起きたり、数十年に一度といわれるような大水害が頻繁に発生しています。

S院長 ええ。この地域も活断層がある危険エリアと行政から指摘されており、当院としても何か対策を講じなければならないと日ごろから感じています。そこで今日は、何をどう進めればよいのかをお聞きしたいのですが。

社労士 分かりました。どこかで大地震などが発生するたびに、多くの事業所が災害対策の検討を始めます。しかしながら、時間がたつにつれ、通常の業務に比べて優先順位は下がっていき、中途半端になってしまうケースが少なくありません。また、検討を進めたとしても、細かい点で議論が止まってしまい、ゴールを見失ってしまうことも多く見受けられます。

そのため、まずは災害対策ルールを適用するスタート時期を決めてはいかがでしょうか。そこに向けて具体策の検討を進め、その時期が来たら内容が少々粗くてもスタートするという手順を踏むのがいいでしょう。

S院長 なるほど。検討を始めたものの、通常の業務に埋もれてしまうというのはありがちなことですね。あまり時間をかけたくないので、再来月の1日から対策のルールを適用していくというスピード感

でどうでしょうか？

社労士 いいと思います。まずは、ルールをスタートさせることが重要です。

緊急連絡網はSNSも検討

S院長 では、何から検討を始めればよいのでしょうか？

社労士 検討の対象となる災害は地震のみならず、洪水や津波、火災などが想定されます。医療機関や福祉施設では、患者や利用者を第一に考えることになりますが、診療所の場合はまず、可能な限り患者を受け入れるか、休診するかの方針を決めましょう。一般企業では、店舗や事業所を営業停止にするケースが多いですね。

S院長 どんな場合でも患者の受け入れは我々の使命なので、可能な限り対応していきます。災害による外傷や骨折の発生を想定すると、整形外科の当院が休診するという選択は現時点ではないでしょうね。

社労士 そうすると、職員には出勤してもらう必要が出てきます。職員の自宅の被災もあり得るので、どのような方法で職員の状況を確認するかという問題が発生します。それ以前に、職員が無事に生きていることの確認がまず必要です。

S院長 確かにそうですね。職員本人は無事でも、家族が被災していれば出勤は困難となる可能性がありますね。

社労士 したがって、次に考えるのは、安否確認を

● 院内のルールを決める

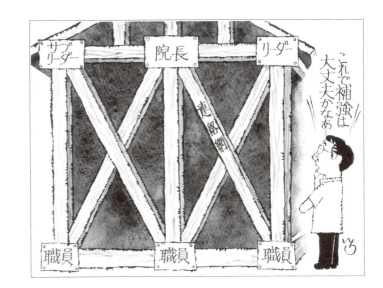

含めて職員との連絡方法をどうするかという点です。

　まず、全ての職員の状況をS院長自身が確認することは非現実的です。そうすると、緊急時の連絡網を決めておく必要があることが分かりますね。

S院長　なるほど。職員全員から携帯電話番号を提示してもらい、それを基に私が連絡網を作ればいいでしょうか。

社労士　緊急連絡網について、院長を起点にして一本の線でつなぐという方法はあります。しかし、部門別など5人程度のグループで枝を分けていく方が、途中で連絡が止まることが少なくなり、便利です。

　なお、部門ごとというくくりにこだわる必要はなく、居住地域ごとにグループを設定するという方法も考えられます。こうしておくと、災害時に電話が不通となっても、グループ内のメンバーがお互いの居住地の近くに足を運ぶことができるという利点があります。

S院長　確かに、電話などのインフラが途切れることも想定していなければなりませんね。

社労士　最近はほとんどの職員がスマートフォンを持っています。そこで、こうした連絡網はあえて設定せず、有事の際にSNS（ソーシャルネットワーキングサービス）のグループを緊急に立ち上げるという方法でもよいでしょう。

　自分の携帯電話の番号などを他の職員のみならず経営者にも知られたくないという職員も増えています。全員がSNSを利用できる環境にあることを確認できれば、この方法も候補として検討すべきでしょう。

S院長　強制的に緊急連絡先を聞いてしまうことは問題なのでしょうか？

社労士　プライバシーの問題もありますので、同意を得て提供をしてもらうのが基本的な対応となります。そもそも、入職時に誓約書等と一緒に緊急連絡票といったような書式を提出してもらうとよいでしょう。

S院長　分かりました。それにしても、SNSで緊急連絡というのは時代の流れを感じますね。

社労士　そうですね。SNSのグループはあらかじめ立ち上げておくのではなく、有事の際に新規で立ち上げるというのがポイントです。事前にグループをつくっておくと、業務とは関係ないやり取りが行われたり、プライベートでは関わりたくない職員から連絡を受けて嫌な気分になる職員が出たりといったことも想定されますので。

S院長　確かに考えられますね。

役割は三つの視点で考える

社労士　緊急連絡網の次に検討すべきは、組織内の役割分担です。S院長は経営トップでありながら、災害時には診療を続けないといけないという立場です。そのため、S院長自身の負荷を最小限にとどめられるよう、職員にいろいろと役割を担ってもらうのが現実的です。

S院長　例えば、どんな役割を担ってもらえばいい

19 災害対策、何から手を付ければいい？

のでしょうか？

社労士 患者の視点、職員の視点、運用の視点で捉えるといいでしょう。まず患者の視点ですが、例えば、診療中に大地震が発生して患者が帰宅できなくなった場合、停電で機器が動かず治療ができない場合などにどうするのかを考える視点です。送迎は誰がどう行うか、水などの備蓄品を用意しておく方がよいのかといったことを検討してもらいます。

S院長 なるほど。では、職員の視点とはどういう

■医療機関における災害時応急対策業務

分類	業務
情報	情報収集体制の構築 院内患者状況の確認 建物被災状況の確認 職員安否状況の確認 診療提供能力の確認
体制	災害対策本部の設置 災害医療体制への切り替え 院内体制の強化
診療	バイタルサイン安定化のための治療 病状を悪化させないための治療 妊婦・新生児に対するケア トリアージの実施
搬送	患者の搬送・誘導 入院患者の他院への搬送 避難路・搬送路の確保
その他	医薬品等の調達 臨時スペースの設営 院内設備の点検 ライフラインの確保 エネルギー管理 備蓄燃料等の調達 エレベーターの管理 食事の提供 駐車場等の交通整理 院内セキュリティーの確保

東京都「大規模地震災害発生時における医療機関の事業継続計画（BCP）策定ガイドライン」より引用

ことでしょうか。

社労士 先ほどお話しした安否確認や、災害時に診療所を稼働させるための人員手配を担ってもらう役割です。S院長に代わっていろいろと動いてくれる職員を決めておくとよいでしょう。

そして、運用の視点からは、決めたルールを定期的に見直したり、1年に1回程度、防災の日などに訓練を実施したりといった役割を担ってもらうことになります。

S院長 私の代わりにいろいろやってもらうということは考えてもいませんでした。確かに、全てについて私自身がフル回転で対応するのは不可能ですね。行政機関や他の医療機関などとの連携など、先ほどの視点に当てはまらない問題も次々に発生しそうですし。

事前に想定される主だった対策（左表）は職員に任せ、突発的に必要となる対応や隙間の部分について、私自身が考えて動いていくという体制をつくるのが現実的ですね。

社労士 その通りです。必要な役割を洗い出したら、それぞれを担ってもらうリーダーやサブリーダーを決めておくとよいでしょう。小規模な事業所であれば、全ての職員がいずれかのリーダーの下で動くことができるように所属を決めておくことになると思います。

S院長 対策を進めてもらうリーダーに対しては、手当などを支給する方がよいのでしょうか。

社労士 支給してもしなくても、どちらでもよいと思います。ただ、一度手当を支給して、何も活動をしていなかったから支給を停止するということになれば、モチベーションをダウンさせるので、注意してください。

逆に支給しなくても不満につながることがあるから、難しいですね。打ち合わせを労働時間として扱

●院内のルールを決める

診療所の災害対策に関する3つのポイント

1. スタート時期を先に決める
検討を始めても、細かい点で議論が止まってしまいがち。まずは災害対策ルールを適用する時期を決め、内容が粗くてもスタートさせる

2. 緊急連絡網はSNSの利用も考える
全員が利用できれば、SNSのグループを緊急に立ち上げるという方法も有効。あらかじめではなく、有事の際に新規で立ち上げるのがポイント

3. 目的は院長自身の負荷の最小化
役割分担は、患者、職員、運用の視点から検討する。目的は災害対策マニュアルの作成ではなく、トップの負荷の最小化であることを忘れずに

い、外で行ったらランチなどの飲食代を診療所が負担するといった方法でもよいかもしれません。もちろん、飲食代には上限を設定してください。

S院長 考えてみます。

社労士 役割分担とリーダーを決めれば、後はそれぞれのリーダーを中心に誰が何をするのかを議論して決めてもらえばよいのです。大企業などでは、災害対策マニュアルなどを詳細に作り込むケースが散見されますが、マニュアル作成が目的になりがちです。そうならないよう、注意してください。主目的はあくまで、いつ発生するか分からない災害に対し、S院長自身の負荷を最小限にする体制を整えておくことです。

S院長 職員にいろいろと担ってもらって対策を考えてもらえば、そのプロセスで、なぜ自分たちがやらなければならないのかを分かってもらえそうですね。使命感が芽生えることを期待したいものです。

社労士 小規模な組織ほど、そのような風土をつくれば職場の一体感を生めると思います。

S院長 その通りですね。今日はとても参考になりました。当初はあれもこれも自分が考えて、細かいマニュアルを作り込まないといけないのかと思っていました。対策の多くを職員主導で考えてもらえばいいと思ったら、少し気が楽になりました。ありがとうございました。

第1章 開業の手順

第2章 人事・労務管理

第3章 経営の課題と対策

195

働き方改革、何から着手？
時間外労働の管理と年休5日取得の方策をまず検討

> T眼科診療所のT院長は、2019年4月から始まった働き方改革について、なかなか全体像を把握できない。中小の法人は大規模法人よりも対応時期に猶予がありそうとも聞くが、具体的に何をすべきかは分からない。そこで、顧問の社会保険労務士に今後の対応スケジュールなどを相談することにした。

T院長 今日はいつものような職員トラブルではなく、働き方改革への対応について相談に乗ってください。

社労士 そろそろ、具体的に対応を考えなければなりませんね。

T院長 そう思います。しかし、連日のように働き方改革の記事を目にしますが、正直なところ全体像のイメージが湧かず、いつまでに何をしたらよいのか分かりません。必ず対応しなければいけないのか、あるいは何もしなくても問題ないのかも分からず、単に時間が過ぎています。大企業と中小企業は開始時期が違うとも聞くし、とにかく、よく分からないのです。

社労士 分かりました。まず、今回の働き方改革の概要ですが、働き方改革関連法が2018年6月に成立し、長時間労働の抑制を中心に、事業者に様々な対応を求めるようになりました。多くの項目は2019年4月からの対応が必要となっています（198ページ図）。

　中小企業では混乱も想定されるということで、開始時期が大企業より遅くなる項目もあります。対応のスケジュールを考える上で、まずは自法人が大企業と中小企業のどちらに分類されるのかという点を確認する必要があります。

事業規模は全職員数で判断

T院長 うちは職員数が少ないので、明らかに中小企業だとは思いますが…。何らかの基準はあるのでしょうか。

社労士 大企業か中小企業かの法人規模は、「業種」「資本金の額や出資の総額」「常時雇用する職員数」で判断します。まず、業種が「小売業」「サービス業」「卸売業」「その他」のいずれに属するかで、基準が異なります。医療機関や福祉施設は、日本標準産業分類に従うと「サービス業」に該当します。サービス業においては、「資本金の額や出資の総額が5000万円以下」、あるいは「常時雇用する職員数が100人以下」のいずれかならば、中小企業に該当することになります。

T院長 当法人（医療法人U会）の正職員は現在15人です。さらにパートタイム職員を5人程度雇用しています。職員数は正職員の15人で、中小企業に該当するという認識でよいでしょうか？

社労士 まず、医療法人や社会福祉法人では資本金や出資金の概念がないので、法人規模は職員数のみで判断することになります。そして、「常時雇用する職員数」にはパートタイマーやアルバイトなども含まれるので、注意が必要です。もっとも、U会は正職員にパートタイマーを加えても100人は到底超えないので、中小企業の分類に入ることになります。

T院長 そうですか。

社労士 さて、具体的な対応ですが、実務面で特に大きな影響が生じるのは、「時間外労働の上限規制」と「年次有給休暇の5日間の取得義務化」です。

T院長 これはよく耳にしますね。

●働き方改革への対応

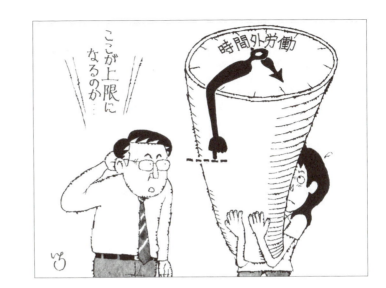

社労士　そのほか、医師による面接指導の実施義務（労働安全衛生法第66条の8）が課せられる条件が2019年4月から厳しくなっています。以前は残業時間（1週間当たり40時間を超えた分の労働時間）が1カ月当たり100時間を超えた労働者から申し出があった場合に実施義務が課せられていましたが、この時間数が法人規模を問わず1カ月当たり80時間超になりました。管理監督者に対しても、労働時間の把握が課せられました。

T院長　いろいろと変わりましたね。

社労士　これら以外にも、「フレックスタイム制の改正」、仕事が終わってから次の仕事の開始まで一定の時間を確保する「勤務間インターバル制度の導入」といった変化があります。もっとも、フレックスタイム制は医療機関や介護施設になじまないので、導入しているところは非常に少ないと思います。勤務間インターバルについては努力義務で罰則もないので、先に挙げた2項目への対応を優先すればよいでしょう。

T院長　分かりました。

社労士　今後は「同一労働同一賃金」への対応も求められますが、大企業は2020年4月から、中小企業は2021年4月からと、施行は少し先になります。これはいずれ詳しくお話ししましょう。

T院長　お願いします。

労使協定あっても上限規制適用

社労士　まず「時間外労働の上限規制」ですが、分かりやすく言うと、労働時間に上限が設けられ、違反すれば罰則が適用されるということです。労働基準法では1日8時間、1週間40時間といった労働時間を定めており（法定労働時間）、これを超過して働く場合には、時間外労働・休日労働に関する協定届、いわゆる「36（サブロク）協定」を労使間で締結して管轄の労働基準監督署に届け出る必要があります。

しかし、労働時間の上限が法律で決まっていなかったので、協定の中で1カ月の時間外労働を200時間に設定したとしても法律違反にはならず、行政指導のみにとどまっていました。このことが結果として、過重労働を抑えられない原因にもなっていました。

T院長　そこに上限を設けるということですね。具体的には、どの程度の基準になるのでしょうか？　というのも、うちの診療所の一部の職員は、結構遅くまで残って仕事をしてくれることもあるのです。さすがに残業が1カ月100時間ということはありませんが、1カ月40〜50時間くらいの残業はざらにあります。

社労士　それは直ちに改善を図るべきですね。時間外労働の上限規制において、いわゆる時間外労働として通常の労働時間を超過できるのは、1カ月当たり45時間、1年間で360時間までというルールが基本となります。1年単位の変形労働時間制を導入している事業所であれば、1カ月42時間、1年間320時間が限度になります。

20 働き方改革、何から着手？

これらの基準を超過せざるを得ない場合には、36協定において特別条項をつけて締結すれば例外的に延長することはできます。それでも、月45時間を上回ってよいのは1年のうち6カ月まで、年間720時間という総枠が決められています。そうしたルール創設に合わせて、36協定の様式も大企業は2019年4月まで、中小企業では2020年4月までに変更しなければなりません。

T院長 残業の上限の総枠が年間720時間なのですね。

社労士 ええ。総枠の管理はもちろん、単月で100時間以下、連続する2〜6カ月の平均が80時間以下という制限も新設され、より厳格な労働時間管理が必要となります。

T院長 毎月40〜50時間の残業がずっと続いているという状況は許されなくなるわけですね。

社労士 その通りです。改正労働基準法第119条で罰則（6カ月以下の懲役または30万円以下の罰金）を設けることで、事業者に自主的に抑制させるという狙いがあります。なお、勤務医については、医療現場の混乱を避けるため、2024年3月まで上限規制の適用が猶予されることになっています。

T院長 うちの診療所の場合には、法人として中小企業の分類となり、2020年4月から労働時間の上限規制が適用されます。現在の毎月40〜50時間の残業が恒常的に続いている職員が一部にでもいる状態は罰則対象となりかねないわけですね。

社労士 その通りです。基本的には月45時間、年間360時間という上限を超えないよう、すぐに業務の見直しを進めるべきでしょう。

T院長 頭が痛いですね。

年休はまず基準日の統一を

社労士 もう一つ。「年次有給休暇の取得義務化」への対応は既に始めていなければなりません。10日以上の年次有給休暇が付与される職員を対象に、

■働き方改革関連法で定める主な項目と施行時期

		2019年4月	20年4月	21年4月	22年4月	23年4月	24年4月
時間外労働の上限規制	大企業	●————————————————→					
	中小企業		●————————————→				
年次有給休暇取得の義務化		●————————————————→					
高度プロフェッショナル制度の創設		●————————————————→					
産業医の機能強化		●————————————————→					
勤務間インターバル制度の導入（努力義務）		●————————————————→					
同一労働同一賃金	大企業		●————————————→				
	中小企業			●———————→			
月60時間超割増賃金率の猶予措置廃止						●——→	
時間外労働の限度基準適用除外の見直し							●→

●働き方改革への対応

働き方改革に関わる3つのポイント

1. 自法人が大企業と中小企業のどちらかを確認
大企業に該当すると、施行時期が早くなる項目がある。法人規模の判断基準の一つである「常時雇用職員数」にはパートタイマーなども含まれる

2. 時間外労働の上限を超過したら罰則
時間外労働の上限は、1カ月当たり45時間、1年で360時間が基本。36協定を締結していても上限が設けられることになり、違反すれば罰則

3. 年休取得は2019年4月から義務化
年次有給休暇の取得義務化は、法人の規模にかかわらず2019年4月から。年休管理簿の作成と保管が求められるので、対応が必要

そのうち年5日については使用者が時季を指定して取得させなければならないというもので、大企業と中小企業を問わず、2019年度からの適用となっています。これも未対応の場合は罰則が適用されることがあります。

T院長 それは困りますね。当法人は人材不足で、年休を取得する職員が重なったら勤務シフトを組めなくなる可能性があります。抜け道というか、例外を認めるルールはないのでしょうか。

社労士 残念ながらありません。年次有給休暇については、管理簿を作成し、3年間保管することが義務づけられます。管理の手間も増えることになると思います。

T院長 個々の職員の入職日はバラバラなので、年休が発生する基準日もバラバラです。年休の管理は相当な手間になりそうです。

社労士 そうすると、年休の基準日を全職員で例えば4月1日にそろえるといった対応も必要ですね。

T院長 いろいろなことを検討しなければなりませんね。

社労士 年次有給休暇取得の運用方法はすぐに検討しなければなりませんが、時間外労働の上限規制への対応はまだ時間があります。36協定の新書式も含め、具体的な点はこれから改めて検討していきましょう。

T院長 直ちに取り組むべきことが分かってすっきりしたような気がします。半面、対応を急がなければならないことへの焦りも出てきました。引き続き、よろしくお願いします。

第1章 開業の手順

第2章 人事・労務管理

第3章 経営の課題と対策

21 有給取得の義務化で運営に不安
付与基準日を整理して管理、家族休暇などで取得日を分散

2019年4月に始まった働き方改革をおおむね理解した、U整形外科診療所の
U院長。しかし、その柱の一つである「年次有給休暇の取得義務化」への対応
を具体的に考え始めると、診療への影響に対する不安が尽きない。どう取り
組むべきか、U院長は顧問の社会保険労務士を訪ねた。

U院長 働き方改革について、2019年4月から段階的に始まることなどを教えてもらって、全体像は把握できたと思います（本章第20項参照）。そこで、まず2019年4月に始まった「年次有給休暇の取得義務化」について検討中なのですが、実務的にどう対応すべきか悩んでいます。そもそも、有休取得の義務化は職員にとっては歓迎すべきことでしょうが、正直なところ、当院としては大変困ると言わざるを得ません。

社労士 どうしてですか。

U院長 お恥ずかしい話ですが、当法人では職員の有休取得が十分に進んでいません。ご存じのとおり、当院は事務もリハビリも職員数に余裕がなく、誰かが有休を取得すると別の職員に業務のしわ寄せがいってしまいます。職場内で有休の話をすること自体がタブーとなっているくらいです。

社労士 ご事情はよく分かります。

U院長 ただ、働き方改革を機に何とかしていかなければならないという思いもあります。なぜならば、日常的に有休を取得できなかった腹いせなのか、職員が退職する際に保有している有休をまとめて消化することが当たり前となっているのです。以前、ある職員に「退職前の有休消化は行わないように」と注意したら、労働基準監督署に駆け込まれ、「有休の取得は労働者の権利であり、取得の妨害をしてはならない」と指導を受けたことがあります。

社労士 労働基準法はそもそも労働者保護の法律ですからね。有休の取得率は、職員の定着や確保にも影響を及ぼします。「何とかしなければならない」と方向転換を図ることは時代の流れでしょう。今回の有休取得の義務化に対応しないこと自体、法律違反となって罰則の対象ともなりますし。

U院長 そうですよね。しかし、何から手をつければよいのやら……。

有休取得の方法は三つ

社労士 まず、有休の取得義務化について、おさらいしましょう。2019年4月以降、有休が年に10日以上付与される職員に対して、付与日から1年以内に5日間取得させることが使用者の義務となります。必要があれば、使用者が時季を指定して取得させなければなりません。

U院長 正職員だけが対象と考えておけばよいでしょうか。

社労士 有休が10日以上付与される職員は正職員のみならず、週3日以上働くパートタイマーの職員も対象となります（202ページ表）。正職員を定年退職した後に働き続けている嘱託職員も、有休が10日以上付与される場合は有休取得義務化の対象となります。

U院長 「5日間」は、対象者に対して平等に付与しなければならないのでしょうか。というのは、保有日数がある限り、毎月1〜2日程度取得している職員がいるのです。家庭の事情ということで、周りからの反発は特にありませんが、こうした職員にも付与するとなると、かえって不平等になるのではな

いかと思います。

社労士 ちょっと整理しながら説明します。まず、有休の取得は、本人の時季指定による取得が基本です。職員本人が「〇月〇日に有休を取得したい」と申請することになり、現在有休を取得されている職員はこの方法で取得しているものと思います。

U院長 そうですね。

社労士 また、本人の申請だけで取得が進まない場合に、労使間の協定によって取得日などを決める方法もあります。これは有休の計画的付与という方法で、例えば8月14日と15日を有休として消化することを労使間の協定書で定めます。協定書を労働基準監督署に提出する必要はありませんが、取得を促す方法として合法であり、多くの事業所が実際に取り入れています。

U院長 なるほど。有休の消化率が上がるわけですね。

社労士 そして、2019年4月からの有休取得義務化に伴い、使用者側が時季を指定して取得してもらうという方法が新たに導入されました。なかなか取得できない職員に対して、「△月△日は有休を取得してリフレッシュしてください」と命じる一方通行のような制度です。もちろん、事前に本人から事情や希望を聴く必要があります。

U院長 それは知りませんでした。半ば強制的に取得させることができるようになるのですね。

社労士 ええ。これら三つの方法が有休取得を検討するに当たっての前提となります。今回の法改正における5日間の取得義務化においては、3日間を本人が申請して取得、あるいは計画的付与によって取得している場合、使用者側が時季を指定して

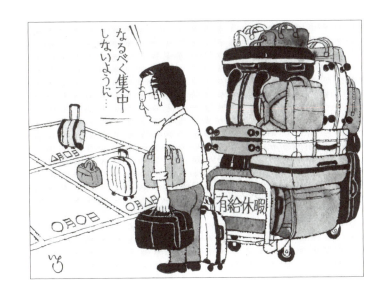

取得させるのは残りの2日間のみでよいという解釈になります。

U院長 ということは、有休付与日から1年以内にいずれかの方法で5日間取得していればよいということになるわけですね。

社労士 その通りです。

基準日を毎月1日などにそろえる

U院長 しかし、管理も大変になりそうですね。当法人の職員は中途採用者ばかりで構成されています。入職月はそれぞれ異なるので、有休付与日もバラバラです。付与日から1年間で5日間を取得できているか否かのチェックは大変な手間です。

社労士 そうでしょうね。特に今回の働き方改革の法改正では、有休の管理簿を作成して3年間保存することも求められます。つまり、今後の労働基準監督署の定期的な調査において、準備する書類が増えることになります。

U院長 厄介ですね。どうしたらよいでしょうか。

社労士 まず、管理簿については、都道府県労働局のホームページなどでフォーマットのサンプルがアップされています。作成はそれらを参考にすればよいでしょう。給与計算などのシステムにおいても、そういったフォーマットを用意するシステム会社があるかもしれません。

21 有休取得の義務化で運営に不安

U院長　管理の負担を軽くするには、どうすればよいでしょうか。

社労士　有休付与の基準日を統一させるという方法が考えられます。多くの大企業や公的機関では4月1日を基準日として管理を簡素化させていますが、労働基準法上、違法とならないように有休付与を前倒しする運用をしています。

　例えば、1月1日に入職した職員の有休付与日は本来、半年後の7月1日となります。これを、4月1日が基準日だから翌年の4月1日に付与するとしたら、労働基準法違反となります。そこで、入職から3カ月後の4月1日に付与するというように、前倒しするのです。

U院長　入職日によって有利不利があるといった問題が生じますね。

社労士　ええ。大企業や公的機関の場合、新卒採用が中心で中途採用者の割合が少ないので、こうした制度を運用しやすいのです。中途採用者が多い職場であれば、10月〜3月に入職した職員は4月1日、4月〜9月に入職した職員は10月1日といったように年2回の基準日を設定する方法もあります。しかし、いずれにせよ、有利不利の問題を完全に解消することはできません。

U院長　取得を促そうと考えているのに、事務処理でつまずきそうです。

社労士　公平性を保ちつつ、管理を簡素化させるには、入職日をその月の1日とみなすという方法がもっとも容易に導入できるのではないかと思います。

U院長　入職日を毎月1日にですか。

社労士　例えば、5月21日に入職ならば5月1日に入職したとみなし、半年後の11月1日を基準日として管理。12月5日に入職ならば6月1日を基準日と

■ **年次有給休暇の付与日数**

正職員やフルタイムパートタイマーなど（週の所定労働日数が5日以上）							
勤続年数	6カ月	1年6カ月	2年6カ月	3年6カ月	4年6カ月	5年6カ月	6年6カ月以上
付与日数	10日	11日	12日	14日	16日	18日	20日

週の所定労働日数が4日以下かつ週所定労働時間が30時間未満の労働者（パートタイマーなど）								
週所定労働日数	年間所定労働日数	勤続年数						
		6カ月	1年6カ月	2年6カ月	3年6カ月	4年6カ月	5年6カ月	6年6カ月以上
4日	169〜216日	7日	8日	9日	10日	12日	13日	15日
3日	121〜168日	5日	6日	6日	8日	9日	10日	11日
2日	73〜120日	3日	4日	4日	5日	6日	6日	7日
1日	48〜72日	1日	2日	2日	2日	3日	3日	3日

青色の欄に該当する職員が有休取得義務化の対象となる

●働き方改革への対応

有給取得の義務化に関わる 3 つのポイント

1. 1年以内に5日取得が使用者の義務に
有休が10日以上付与される職員に対し、付与日から1年以内に5日間取得させることが使用者の義務に。パートや嘱託も同様

2. 有休付与の基準日をそろえる
医療機関では中途採用者が多く、有休付与日はバラバラになりがち。取得のチェックを簡素化するため、基準日を毎月1日にそろえる案も検討

3. 誕生日休暇、家族休暇など新しい休暇を導入
同じ時季に一斉に休まれると、運営に支障が出る。誕生日休暇や家族休暇といった制度を新たに導入し、有休取得日の分散を図る

いうようにすると、最大でも年12回分の管理で済みます。

U院長 それは楽になりますね。後は、具体的にどのように取得してもらうか。先ほどの8月14日と15日を有休として計画的付与するという方法はいいアイデアなのですが……。

社労士 有休の計画的付与については、労働条件の不利益変更という点に注意しなければなりません。8月14日と15日などを夏季の特別休暇にしていたとすれば、特別休暇を有休とすることは労働条件のマイナス改定となります。労働条件を使用者側が一方的にマイナス改定できないことは、労働契約法第9条、10条によって定められています。

U院長 当院はお盆休みを特別休暇にしていたから、有給には変更できませんね。かといって、ほか

の時季に一斉に有休を取得されると施設の運営が成り立たないという事情もあります。しかし、取得も奨励しなければなりませんし……。

社労士 では、「誕生日休暇」、家族の誕生日や学校行事などの日に休む「家族休暇」といった制度を新たに導入し、それを有休の計画的付与あるいは時季指定として導入してはどうでしょうか。取得日があまり集中しないし、これで2日間を消化できれば残りは3日間ということになります。

U院長 名案ですね。人材募集のアピールにもなりそうですし、早速考えてみます。「有休を取られると困る」といつまでも言い続けていられないと思っていましたが、今日の相談で光が見えてきたように感じます。ありがとうございました。

第1章 開業の手順

第2章 人事・労務管理

第3章 経営の課題と対策

22 働き方改革で36協定は新様式に
職員の健康確保措置、代表者選任法にも注意を

> 働き方改革による残業時間の上限規制への対応を進めるＶ内科胃腸科クリニックのＶ事務長は、36協定も新しい様式で提出する必要があると聞いたことを思い出した。しかし、どのように対応すべきかまでは覚えておらず、不安になったＶ事務長は顧問の社会保険労務士に相談することにした。

Ｖ院長　2019年になったばかりと思っていたのが、あっという間に、もう3月半ばです。新年度が近づいてきて、そろそろ36協定（労働基準法第36条で規定する時間外・休日労働に関する協定）を締結しなければならないことを思い出しました。

社労士　そうですね。法定労働時間である1日8時間、週40時間を超過して職員に働いてもらう場合には、延長できる時間をあらかじめ労使間で具体的に定めて協定を締結し、管轄の労働基準監督署に36協定届を提出しなければなりません。

Ｖ院長　働き方改革の一環で、この36協定届の様式が新書式になると、以前に教えてもらいました。当院では毎年、4月1日から3月31日までの1年間について36協定を締結しており、4月からの新年度に向けてどのように対応すべきかを今日は相談したいのです。

■ 医療機関および福祉施設における36協定の提出様式（2019年4月以降）

区分※1	職種	時間外労働の上限		提出様式※2（2019年4月〜20年3月）	提出様式※2（2020年4月〜）		
大企業	医師	月45時間、年360時間（臨時：年720時間、月100時間、2〜6カ月平均80時間）	順守できない	新様式（様式第9号の4を他職種と独立して作成／2024年3月までの予定）			
			順守できる	新様式（様式第9号、様式第9号の2）			
	医師以外						
中小企業	全職種			旧様式※3	医師	順守できない	新様式（様式第9号の4／2024年3月までの予定）
						順守できる	新様式（様式第9号、様式第9号の2）
					医師以外		

※1　サービス業では、資本金または出資総額が5000万円以下、あるいは従業員数が100人以下ならば「中小企業」と定義し、それ以外は「大企業」。医療法人や社会福祉法人など資本金の概念がない場合には従業員数のみで、いずれの区分かを判断する
※2　新様式で提出すべきところを旧様式で提出した場合、労働基準監督署からの返戻対象となる
※3　新様式で求められる運用が可能であれば、新様式（様式第9号、様式第9号の2）による提出も可
（作成：名南経営コンサルティング）

●働き方改革への対応

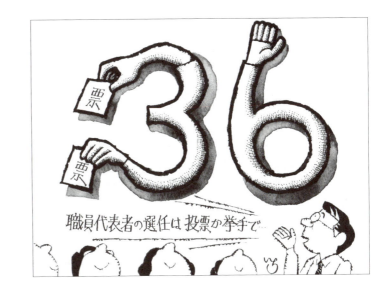

社労士　分かりました。36協定は法定労働時間を超えて働いてもらう場合や法定休日（週1日以上）に働いてもらう場合に締結しなければならず、全国の事業所のほぼ全てが毎年所定の手続きを行わなければなりません。しかしながら、現実には管轄の労基署に協定届を開業時に提出しただけ、あるいは1度も提出していないという事業所も少なからず存在します。

V院長　当院もそうでしたね。1度提出すればよいと思っていて、毎年提出しなければならないものとは、当初は知りませんでした。

社労士　2019年4月1日以降、時間外労働の上限規制の導入に伴って、36協定の様式は変更されますが、大企業と中小企業では適用の時期が異なります。サービス業の場合、従業員数が100人以下あるいは資本金の額や出資総額が5000万円以下の場合は中小企業、それ以外は大企業として扱われます。医療法人や社会福祉法人など資本金の概念がない法人では、職員数のみで大企業か中小企業かを判断することになります。

V院長　なるほど。当法人（医療法人W会）は職員数が少ないので、中小企業の区分に該当します。そうすると、36協定の新様式にどう対応すべきなのでしょうか。

特別条項付きの協定届は2枚に

社労士　労働基準法改正に関連して、厚生労働省や都道府県労働基準局のホームページに新しい36協定のフォーマットが用意されています。ただし、2019年4月から新様式の協定届の提出が求められるのは大企業であり、中小企業の区分に該当する場合には、従来の様式で提出してもよいことになっています（左表）。もっとも、中小企業も2020年4月からは新様式への対応が必要となるので、猶予は1年のみです。

V院長　何だか面倒ですね。いずれ変更するのであれば、2019年度から新様式で提出したいのですが、問題はないでしょうか。

社労士　新様式で提出することは可能ですが、それに合わせた対応が必要です。今回の法改正により、大企業には2019年4月以降、時間外労働の上限規制が課せられ、残業は原則として月45時間、年360時間（1年単位の変形労働時間制の場合は月42時間、年320時間）以内となります。特別条項付き36協定を結ぶ場合でも、時間外労働の上限には（1）年720時間、（2）月100時間（休日労働を含む）、（3）連続する2〜6カ月の平均80時間（休日労働を含む）といった条件がつけられます。職員の残業がその範囲内で収まる見通しならいいですが、そうでない中小企業区分法人の場合、2019年度は従来の様式で提出すべきでしょう。

V院長　なるほど。

社労士　大企業区分の法人は2019年4月から大変です。労働時間管理を徹底し、36協定に定めた時間外労働の時間を超過して法令違反という事態は避けなければなりません。さらに、「月45時間、

22 働き方改革で36協定は新様式に

年360時間（変形労働時間制は同上）」の上限を超える場合には、36協定の協定届がもう1枚必要となるのです。

V院長 36協定が2枚？

社労士 はい。特別条項付きの協定届が追加となり、限度時間と特別条項の内容をそれぞれに記載することになります。限度時間を超える場合には、職員の健康および福祉を確保する措置を講じることが求められます。協定届にも、働く職員の健康等を損なわないように、勤務間インターバルを設定したり、深夜労働の回数制限を設けたりといった対策を記載しなければなりません。

V院長 ハードルが結構高いですね。中小企業区分の当法人が先走って、1年早く新様式で提出するのは控えておきます。

社労士 その方がよいでしょうね。

職員の代表者選任は適切か

社労士 36協定については、ほかにも留意点があ

ります。労働時間管理の徹底はもちろんですが、最近の労基署の調査を見ていると、職員の代表者選任の方法（下表）の誤り、職員への周知義務違反の指摘が目立ちます。36協定の締結に当たって、今後も引き続き注意しなければならない点ですね。

V院長 もう少し詳しく教えてくれますか。

社労士 まず代表者選任の方法については、従順で文句を言わない職員を呼んできて、協定届の職員代表者の箇所に署名と押印をさせている事業所が一部に存在します。しかし、書式としての形式が整っていても、適切に代表者を選任していなければ36協定の効力はないものとされるので、注意が必要です。

労基署の調査では、代表者をどのように選任したのかを詳細にヒアリングされることがあります。労働基準監督官はプロですので、話に辻つまが合わないところがあれば、すぐにばれてしまいます。

V院長 ……。当院は、まさにそのパターンでした。職員の中から立候補してもらう方法などを早急に

■ **36協定の締結を行う労働者の代表の選任**

●36協定の締結を行う労働者の代表は、労働者（パートやアルバイト等も含む）の過半数で組織する労働組合がない場合には、労働者の過半数を代表する者（過半数代表者）が行う必要がある

●過半数代表者の選任に当たっては、以下の点に留意する
　・管理監督者でないこと
　・36協定締結をする者を選出することを明らかにした上で、投票、挙手等の方法で選出すること
　・使用者の意向に基づいて選出された者でないこと
　（会社による指名や、社員親睦会の代表が自動的に選出されること等は不適切な選出となる）

●さらに、使用者は過半数代表者が協定締結に関する事務を円滑に遂行することができるよう、必要な配慮（※）を行わなければならない
　（※事務機器（イントラネットや社内メールを含む）や事務スペースの提供など）

出典：厚生労働省「時間外労働の上限規制　わかりやすい解説」

●働き方改革への対応

36協定の新様式に関する3つのポイント

1. 大企業区分法人は2019年4月から新様式で提出
大企業区分法人には2019年4月から時間外労働の上限規制が適用され、36協定は新様式での提出となる。中小企業区分は2020年4月から

2. 時間外労働が上限規制を超えれば協定届は2枚に
新様式では、「月45時間、年360時間」の上限を超える場合、提出する協定届は2枚となり、限度時間と特別条項の内容をそれぞれに記載する

3. 職員代表者の選任法、職員への周知に注意
職員代表者の選任法、職員への周知の状況は、今後も注意が必要。代表者の選任が適切でなければ、36協定が無効とされることもある

考えます。

社労士 次に周知義務について言えば、事業者が職員に就業規則を周知させなければならないことは広く認識されていると思います。しかし、その根拠である労働基準法第106条で同じく定めている36協定など各種協定書の周知義務を知らない事業者は結構います。就業規則などの諸規程は職員に閲覧させているものの、36協定は別ファイルで事務長が自分の机の引き出しにしまってあるというケースもあり、労働基準法違反を指摘されるのです。

V院長 ……。これもまずいですね。36協定の協定書はいつも院長室の棚にしまっていて、職員が閲覧できるところにはありません。帰ったら、周知を義務づけられた協定書なども職員閲覧用のファイルにとじるようにします。

社労士 いずれにせよ、労務管理の徹底は今まで以上に重要となってきます。36協定の順守は現場にも徹底させる必要があり、管理者に対する研修なども考えるべきでしょう。これまでは人手不足を理由に36協定の順守をうやむやにしていた事業所が少なくありませんでした。働き方改革関連法の施行を機に、管理の徹底を図らなければなりません。

V院長 分かりました。残業時間の管理と36協定への対応を、1年以内に進めなければなりませんね。いろいろ大変そうですが、今後もよろしくお願いします。

第1章 開業の手順

第2章 人事・労務管理

第3章 経営の課題と対策

第3章

診療所経営の課題と対策

高齢化が進む日本だが、外来患者数は2025年にピークを迎えると見られ、診療所のこれからの経営環境は良好とはいえない。そうした状況での"生き残り策"をどう考えるべきか、さらに近年の経営リスクとなっているネット炎上への基本対応を紹介する。

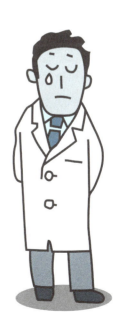

1 10年後を見据えた生き残り策が必要

> 通院困難な高齢者の増加、若年層の人口減少などにより、外来医療需要は間もなくピークを迎えようとしている。一方で診療所は増え続け、1カ所当たりの患者数は相対的に減りつつある。こうした環境下、外来患者を確保したり、収益を安定させる診療所の"生き残り策"が欠かせない。

入院医療と外来医療の受療率を見ると、入院医療の受療率は加齢と共に上昇するが、外来医療の受療率は80～84歳がピークで、85歳以降では低下する（図1、2）。これは、加齢に伴って通院困難な患者が増えるためと推測できる。

今後、高齢化によって通院困難な患者は増えるとみられ、外来患者の確保はこれまで以上に難しくなるだろう。将来の人口推計と入院および外来の受療率を基に2020年以降の患者数を推計すると、入院患者数は2040年まで増え続けるが、外来患者数は2025年にピークを迎える（図3、4）。

高齢化が進んだ地方では、既に外来医療需要のピークを迎えている地域もある。経済産業省の「将来の地域医療における保険者と企業のあり方に関する研究会」が2015年3月にまとめた報告書では、各都道府県の二次医療圏ごとの入院・外来医療需要も推計。例えば、山形県は入院医療需要が2030年以前をピークに減少に転じる二次医療圏が多く、和歌山県は2030年代にピークを迎える二次医療圏が多いが、両県とも、既にほとんどの二次医療圏で外来医療需要が減少していることが分かる（図5）。

診療所経営を脅かす要因はこれだけではない（212ページ表1）。外来医療需要がピークに近づく一方で、診療所は増え続けているのだ。厚生労働省の「医療施設動態調査」によると、2017年10月1日の一般診療所の数は前年比58施設減の10万1471施設で、毎年続いていた増加はいったん止まったが、その後の2019年4月末概数では10万2298施設になっており、増加の基調に変化はないようだ。競合する診療所が増えれば、1カ所当たり

図1　年齢階級別の入院医療の受療率

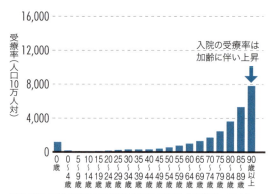

図2　年齢階級別の外来医療の受療率

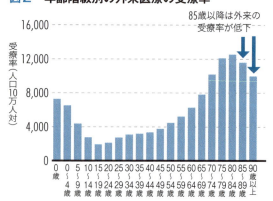

厚生労働省「2017年患者調査の概況」を基に作成（図1、2とも）

●診療所経営の課題と対策

図3　入院患者数の将来推計

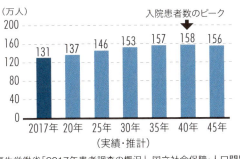

図4　外来患者数の将来推計

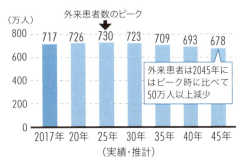

厚生労働省「2017年患者調査の概況」、国立社会保障・人口問題研究所「日本の地域別将来推計人口（2018年推計）」を基に作成（図3、4とも）

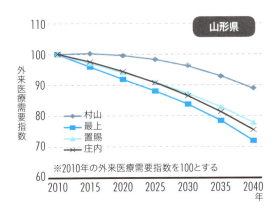

図5　都道府県別の外来医療需要の推移

入院医療需要が2030年以前をピークに減少に転じる二次医療圏の多い山形県や、2030年代にピークを迎える二次医療圏の多い和歌山県などでは、2015～2020年には外来医療需要が既に減少。一方、入院医療需要の増加が2040年まで続く二次医療圏がほとんどである東京都では、外来医療需要も伸び続ける二次医療圏が多い。全国および47都道府県の分析については経済産業省のウェブサイトで閲覧できる

出典：経済産業省「将来の地域医療における保険者と企業のあり方に関する研究会」報告書

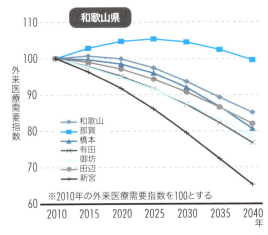

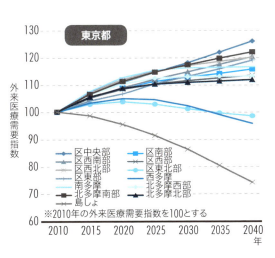

1　10年後を見据えた生き残り策が必要

表1　診療所が今後、外来患者を確保しにくくなる要因

- 高齢化率の上昇と若年層の減少による外来医療需要の減少

- 一般診療所の増加
  （2017年10月1日時点で10万1471施設）

- 200床未満の中小病院の外来医療・在宅医療へのシフト

- 社会保障費抑制のため高齢者の窓口負担額が引き上げられる可能性

の外来患者数は相対的に減ることになる。

　既に、外来患者の減少を実感している開業医も少なくないようだ。2016年7～8月に日経メディカル Onlineの開業医会員を対象に行った調査では、4月以降の1カ月当たり医業収入について、約4割が「前年同月に比べて減少」と回答。その理由は、「患者数の減少」が78.0％と最も多かった。

　診療所の競争がますます激しくなり、患者が減る中、生き残りのためには「選ばれる診療所」を目指す必要がある。

表2　二次医療圏別の診療所医師数の増加数ランキング（1996～2016年）（国際医療福祉大学大学院 高橋泰氏による）

大都市の二次医療圏が上位に多数ランクインしており、都道府県で見ると東京、神奈川、千葉、埼玉など首都圏に集中している

	二次医療圏	地域区分	診療所医師数			
			1996年	2016年	増加数	増加率
1	区中央部（東京）	大都市型	1,645	2,641	996	61%
2	横浜北部（神奈川）	大都市型	694	1,309	615	89%
3	福岡・糸島（福岡）	大都市型	1,204	1,780	576	48%
4	区西南部（東京）	大都市型	1,351	1,922	571	42%
5	札幌（北海道）	大都市型	1,284	1,854	570	44%
6	区西部（東京）	大都市型	1,283	1,763	480	37%
7	仙台（宮城）	大都市型	901	1,334	433	48%
8	名古屋（愛知）	大都市型	1,681	2,102	421	25%
9	さいたま（埼玉）	大都市型	581	980	399	69%
10	区東部（東京）	大都市型	752	1,140	388	52%
11	区西北部（東京）	大都市型	1,415	17,71	356	25%
12	東葛南部（千葉）	大都市型	706	1,058	352	50%
13	南多摩（東京）	大都市型	699	1,045	346	49%
14	横浜西部（神奈川）	大都市型	517	855	338	65%
15	東葛北部（千葉）	大都市型	523	841	318	61%
16	区東北部（東京）	大都市型	781	1,069	288	37%
17	千葉（千葉）	大都市型	456	721	265	58%
18	湘南東部（神奈川）	大都市型	327	584	257	79%
19	広島（広島）	大都市型	1,220	1,469	249	20%
20	川崎北部（神奈川）	大都市型	300	548	248	83%

●診療所経営の課題と対策

中小病院が強力なライバルに

　東京都のように、外来医療需要の増加が2040年まで続く二次医療圏が多い大都市にも不安要素はある。表2は国際医療福祉大学大学院医療経営管理分野教授の高橋泰氏が、1996年から2016年にかけての二次医療圏別の診療所医師数の増加をランキング化したものだ。これを見ると、大都市の二次医療圏が多数ランクインしていることが分かる。

　「東京の場合、隣接する千葉や埼玉から電車などを利用して患者が受診するケースもあるが、これらの県でも診療所開業医が大幅に増えた。さらに、高齢者が増えれば東京まで来て受診する患者も減るだろう。外来医療需要が増加する地域でも、患者数が伸び続けるとは考えにくい」と高橋氏は語る。

　外来患者の争奪戦のライバルとなるのは、診療所だけではない。「200床未満の中小病院が2014年以降、7対1病棟や10対1病棟から地域包括ケア病棟への転換を図り、入院単価が落ちた結果、

その差分を埋めるために外来医療機能を強化したり、在宅医療を提供する動きが広がってきている」。医療機関・介護事業所の経営支援を行うリンクアップラボ（北九州市小倉北区）代表の酒井麻由美氏は中小病院の動きをこう説明する。病院の場合、外来や在宅の患者が急性増悪した際に病棟で受け入れられることが、患者にとっても自院にとってもメリットとなる。200床未満の病院は診療所にとって強力なライバルとなりそうだ。

　さらに、後期高齢者の窓口負担の在り方などの議論が続くなど、社会保障費抑制のための制度の見直しが、高齢患者の受診抑制につながる可能性もある。

　ただ外来診療を続けているだけでは、いずれ患者は減少に転じることになる。患者減少が表面化して深刻な事態に陥る前に診療体制や診療内容を見直し、患者に選ばれる診療所になっておく必要がある。そのためには、10年後を見据えた診療所の"生き残り策"の検討が求められる（表3）。

（『日経ヘルスケア』2016年11月号特集を基に編集）

第1章　開業の手順

第2章　人事・労務管理

第3章　経営の課題と対策

表3　診療所の経営環境と取り組むべき "生き残り策"

早期退院や外来機能分化の促進、かかりつけ医の推進などの方針を国が打ち出している

▶ 急性期病院との連携を強化して外来患者・在宅患者を確保する

▶ 複数医師による在宅医療・24時間対応の体制を整え、地域包括診療料・加算を算定する

高齢化が進み、認知症をはじめ複数の疾患を持つ患者や外来通院が困難な患者が増える

▶ 外来通院が困難な患者に対して送迎サービスを提供する

▶ 複数の診療科の医師を集め、1カ所の診療所で様々な疾患を診られるようにする

▶ 認知症をはじめとする高齢者に多い疾患に対する診療体制を整える

▶ 複数の診療科、多職種の連携による質の高い在宅医療を提供する

2 特徴を打ち出せない外来は先細り

> 本章第1項で紹介した通り、一般診療所が増え続ける一方、外来医療需要は間もなく頭打ちとなる。それでも、専門性など何らかの"売り"を打ち出せば外来診療だけで生き残ることは決して不可能ではない。そのためには、自院の強みと弱み、置かれた現状を把握することが重要だ。

　一般診療所の数は10万施設を超え、今も緩やかに増え続けている。一方で、210ページで示したように、入院患者数は2040年まで増え続けるが、外来患者数は2025年で頭打ちになるとみられる。地域によっては人口が減少に転じ、高齢化の進行より早く、1診療所当たりの患者数が減っているところもある。

　それでは、外来医療需要の落ち込みに備えて何をすればよいか。

　一つは、在宅医療の提供だ。政府は「かかりつけ医の普及」を推進する意向を示しており、主治医機能に対する評価として2014年に新設した「地域包括診療料・加算」では、在宅医療の提供や24時間対応を要件に盛り込んだ。今後高齢化がさらに進めば、外来で診ている患者が通院困難になることも考えられる。「今診ている患者を減らさない」ことを重視するのであれば、通院が難しくなった患者への訪問診療の提供を検討した方がよいだろう。

　ただし、これまで在宅医療を手がけてこなかった診療所にとって、在宅医療の提供を始めるハードルが高いのも事実。実際、日経メディカル Online会員への調査で在宅医療の提供の意向を尋ねたところ、「行っている・行う意向がある」(53.5％)と「行っていない」(46.5％)に二分された(図1)。

　背景には、「在宅医療では24時間対応が求められ、医師の負担が大きい」との考えがあるとみられる。日本医師会が2017年2月に公表した「かかりつけ医機能と在宅医療についての診療所調査」では、地域包括診療料・加算で求められる要件のうち「在宅患者に対する24時間対応」が負担と答えた医師が49.8％おり、最も割合が高かった。

　それでも、在宅医療を手がけた方がよいのか。医療経営コンサルティングを手がける(株)メディヴァ(東京都世田谷区)取締役でコンサルティング事業部長の小松大介氏は、「整形外科や小児科、

図1　往診、訪問診療などの在宅医療を行っていますか？

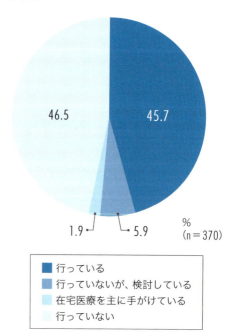

2017年日経ヘルスケア編集部調べ

●診療所経営の課題と対策

眼科、皮膚科、耳鼻科などは、まだ外来の需要も伸びるとみられる。一方、専門性などを打ち出さず、広く内科診療を手がける診療所であれば、今後は在宅医療の提供も視野に入れる必要があるだろう」と話す。裏を返せば、専門性など何らかの "売り" を打ち出せれば、外来診療だけで生き残れる可能性もあるということだ。

2段階のステップで患者を増やす

　診療所の "売り" を考える上で有用なのが「SWOT分析」と呼ばれる分析手法だ（図2）。SWOT分析は、内部環境の強み（Strengths）と弱み（Weaknesses）、外部環境の機会（Opportuni-ties）と脅威（Threats）を書き出して整理するもの。内部環境については医師本人の強みや弱みを、外部環境については診療所を取り巻く状況について書き出し、強みを打ち出したり、弱みを打ち消すアプローチを考える。その結果、対応できる診療の幅広さや丁寧な説明などが "売り" として考えられるだろう。

　外来診療のみの体制で外来医療需要の落ち込みに備えるには、"売り" を考えることと並行して、外来患者を増やすために診療所の置かれた現状を把握する必要がある。そこで重要な指標となるのが、初診患者割合だ。小松氏によると、急性疾患を中心に診る診療所などを除き、経営が安定した

図2　診療所におけるSWOT分析の例

地方都市で、駅の近くで開業している内科診療所のケース

	強み（Strengths）	弱み（Weaknesses）
内部環境	●内科系疾患で幅広い診療が可能 ●「説明が丁寧で分かりやすい」と評判を得ている ●インターネットでの情報発信が得意	●眼科や皮膚科などの診療ニーズに応えられていない ●1件の診療にかかる時間が長い ●スタッフの教育が十分できていない

	機会（Opportunities）	脅威（Threats）
外部環境	●立地条件が良い ●周辺にオフィス街がある ●オンライン診療が認められた	●診療報酬改定や制度改正 ●外来医療需要の低下 ●競合する診療所の新規開業

強みを伸ばし、機会を生かすアプローチの例
・インターネットで自身の専門分野を紹介したり、対応可能な疾患について解説するなど、強みをアピールする
・立地条件の良さを前面に打ち出し、診療圏を拡大する
・ニーズに合わせて診療時間を見直す
・オンライン診療を提供する

弱みを打ち消すアプローチの例
・患者のニーズの高い診療科について、非常勤の医師を確保するなどしてカバーできる診療科を増やす
・診療頻度の高い疾患の説明資料を作成し、患者への説明やスタッフの教育に利用する
・診療前後のスタッフによるフォロー体制を充実させ、診療時間の短縮につなげる

2 特徴を打ち出せない外来は先細り

診療所では初診患者割合は1割程度になるという。

初診患者割合が1割を切るか、1割程度のままで患者の総数が減っている場合、新規患者を獲得できていないといえる。このケースでは診療所の認知度を高めたり、受診の利便性を高めるなど新規患者を増やすための方策を考えるとよい。なお、

初診患者割合が1割程度で患者総数が減っており、周辺の診療所も同様の状況の場合は、地域の外来医療需要がすでに減少に転じていると考えられ、外来患者を増やすのは難しい可能性がある。

一方、初診患者割合が高い場合は、患者が定着していないといえる。こちらの場合は再診患者を

図3　外来診療で患者を増やすためのアプローチ方法

STEP1　接点を増やして新規患者を集める

診療日・診療時間の見直し
早朝や夜間、昼休み、土曜・休日など、ほかの診療所が開いていない時間に診療を行う

複数診療科による診療
診療科の異なる医師を非常勤で雇用するなどして、カバーできる診療科を増やす

特徴ある診療
専門性を生かした治療、検査などを行い、周辺の診療所にない特徴を打ち出す

インターネットの情報発信
診療所のウェブサイトやFacebook、LINEなどを活用して診療所の特徴をアピールする

オンライン診療の提供
頻回の通院が難しい患者などへの選択肢としてオンライン診療を行う

STEP2　診療の満足度を高め、次の受診につなげる

患者への説明の充実
大型モニターを使ったり、説明資料を作成するなどして、診療に対する患者の理解度を高める

待ち時間の短縮・ストレス軽減
電子カルテやインカムを導入したり、予約システムを導入しておおよその待ち時間を示すなどして、待ち時間の短縮やストレス軽減を図る

●診療所経営の課題と対策

増やせるよう、診療の満足度を高める方策を考える。患者がどこに不満を持っているのか、アンケートなどを行って分析する必要があるだろう。

日経ヘルスケアでは、外来診療のみ、または外来診療を中心に手がけつつ、現在も患者を増やし続けている診療所への取材を基に、外来患者を増やすためのアプローチ方法を分析。「接点を増やして新規患者を集める」と「診療の満足度を高め、次の受診につなげる」という2段階のステップに分類した（図3）。

STEP1は、新規患者を集めるためのアプローチだ。これは、初診患者割合が1割を切るか、1割程度のまま患者の総数が減っている診療所が取り組むべき方策といえる。

例えば、患者のニーズに合わせた診療日・診療時間の見直し。ほかの診療所が開いていない早朝や夜間、昼休みなどの時間帯や土曜・休日に診療ニーズがある可能性がある。ただ、むやみに診療日や診療時間を広げても、それ以上に患者が増えなければ人件費がかさむ。単位時間当たり患者数がどれぐらい見込めるかで判断する方がいいだろう。

利便性を高める方策の一つとして、オンライン診療を提供するのも手だ。生活習慣病などで定期的に通院する必要があっても、忙しいなどの理由で受診できない患者もいる。そこで、「オンライン診療に対応している」ことをアピールすれば、集患につながる。なお、2018年度診療報酬改定ではオンライン診療に対する評価が新設され、オンライン診療料（70点、月1回）とオンライン医学管理料（100点、月1回）、オンライン在宅管理料（100点、月1回）を算定できるようになった。

"しっかり対面診療"で差別化を図る

STEP2は、診療に対する満足度を高め、継続的な通院につなげるためのアプローチだ。診療所オリジナルの説明資料を作成して患者の理解を深め、納得度の高い診療を行ったり、不満の要因となる待ち時間を解消するといったことが考えられる。

基本に立ち返り、対面でしっかり診療することも、患者の満足度向上につながる。例えば、電子カルテの導入に伴って、入力のための事務スタッフを配置することで、院長は患者と向き合って診療する時間が長くなり、「じっくり話を聞いてもらえる」という評判につながっているケースもある。

集患策には「これさえやれば解決」という切り札はない。自院の強みや弱み、置かれた現状を把握した上で患者のニーズに合った取り組みを考える必要がある。

（『日経ヘルスケア』2017年3月号特集を基に編集）

3 ネット上の中傷への対応

> 診療所の運営にクレーム対応はつきものだが、最近はネットでの誹謗中傷が急増している。検索エンジンの口コミ欄などで自院への中傷を見つけた場合の基本対応についてまとめた。

　医療機関の受診や介護施設の利用を考える場合、今やインターネットによる検索は欠かせない。Googleなど主要な検索エンジンに施設名を入力すれば、画面の右上には地図とともに、施設の評価や口コミが示される。「ここに自院への誹謗中傷などが匿名で書き込まれるという相談が後を絶たない」。長年にわたって数多くの患者トラブルを解決してきた大阪府保険医協会事務局参与の尾内康彦氏は、近年のトラブルの傾向をこう語る。

　以前は掲示板サイトへの書き込みも一定の割合を占めていたが、現在、尾内氏の元へ寄せられるネット被害の相談のほぼ全てが、検索エンジンで表示される口コミになっているという。掲示板に比べて一般の目につきやすく、誹謗中傷によるダメージはより大きくなるとみられる。

　ネット上のトラブルへの対応に詳しい法律事務所アルシエン（東京都千代田区）弁護士の清水陽平氏の元にも、近年は診療所、歯科医院、美容系医療機関からの相談が増え、その中心はGoogleマップの口コミに対する相談になってきているという。

　ネガティブな書き込みを行うのは患者だけではない。職場に不満を持った職員、競合施設などが「ツイッター」や掲示版サイトなどで不適切な発言をするケースもある。中には、仲間内で話している感覚で書き込みをして意図せず炎上してしまうケースもあり、「組織内での職員教育の徹底も必要」と清水氏は語る。

　特に小規模な診療所がネットでの誹謗中傷に遭うと、死活問題になりかねない。しかし、ほとん

図1　削除依頼のフローチャート（清水氏による、一部改変）

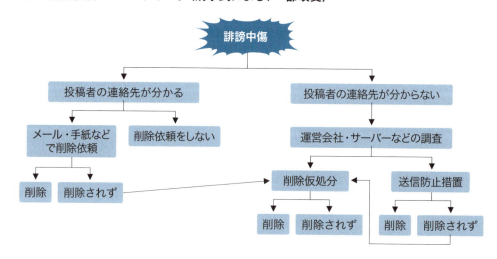

●診療所経営の課題と対策

図2　インターネットの仕組み

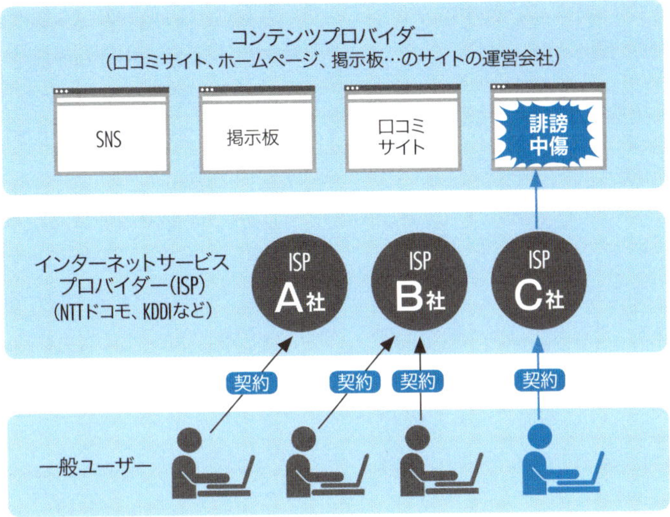

どのケースでは静観されているのが現状のようだ。日経メディカル Online会員に2019年3月に行った調査では、開業医および診療所勤務医1029人のうち8.9％が「ネット上での誹謗中傷を経験したことがある」と回答。その後の経過を尋ねると、「弁護士や専門事業者に相談して削除依頼や開示請求を行った」のは18.5％。残り8割以上は特段の対応を取っていなかった。

サイト管理者への削除依頼が基本

では、自院に対するネガティブな書き込みを見つけたらどうすればよいのか。基本は、個別のサイト管理者への「削除依頼」だ。まず、国内の企業が運営するサイトならば、「問い合わせ」から削除依頼、あるいは「違反報告」から「不適切な投稿」を報告する（図1）。

しかし、検索サイトへの書き込みに対応するには、ネットに精通した弁護士など専門家に頼む必要が

あり、誹謗中傷のターゲットとなった場合、簡単な解決を望むことは難しい。

削除に応じてくれない場合には、削除仮処分という裁判手続きがある。「弁護士に依頼して手続きを行えば、1〜2カ月で結論が出る。主張が通り仮処分決定が出れば、削除に応じてくれる場合が多い」（清水氏）。

また、少しハードルは高くなるが、匿名の投稿者を特定したい場合は、「発信者情報開示請求（開示請求）」を行う。それには（1）コンテンツプロバイダー（サイトの運営会社）に対してIPアドレスの開示請求を行い、（2）それらの情報を基にインターネットサービスプロバイダー（NTTドコモ、KDDIなど）に対して書き込みを行った人物の開示請求を行う──という2度の開示請求が必要だ（図2、3）。「いずれも裁判外請求で開示されることは少ないので、通常は弁護士に依頼するなどで裁判による開示請求を行うことになる」と清水氏。また、インターネッ

3 ネット上の中傷への対応

トサービスプロバイダーが接続記録を保管する期間は3～6カ月のため、開示請求は誹謗中傷から2～3カ月以内に行わなければならない。

削除依頼の前提は「社会的評価の低下」

「削除依頼」や「開示請求」は、「不快だ」という理由だけでは応じてもらえない。根拠として、ネットに書き込まれた内容が（1）名誉毀損などの権利侵害に当たること（2）事実無根であること——の2点を満たすことが必要だ。「クリニックの場合、患者が減るなどで社会的評価の低下が見られれば名誉毀損を主張できるが、ネットに書き込まれた内容が事実でないことを提示しなければならない」と清水氏は説明する。

削除依頼や開示請求を個人で行うのが難しい場合は弁護士に依頼することもできる。費用は、「裁判をした場合で20万～30万円くらい」（清水氏）。

さらに、Googleのようにサイト管理者が海外企業である場合、外国で提訴する必要があるのが一般的で、金額も時間もより要することとなる。清水氏の場合、最近はサイト管理者の本社所在地の弁護士に証拠開示手続きを依頼し、IPアドレスやクレジットカード情報などから投稿者の特定を試みることもある。ただし、特定には投稿のログ（接続記録）が残っていることが条件で、書き込みから日数がたつほど難しくなっていくという。

尾内氏は、「誹謗中傷をネットで見つけても、すぐに過剰反応せず、冷静になることが大事。無視という選択も十分あり得る」と語る。もっとも、内容が具体的で投稿者がほぼ特定できるような場合には、内容証明郵便を送ったり、警察への協力要請という手段も使え、投稿者に部分削除や全面削除を

図3 開示請求のフローチャート（清水氏による、一部改変）

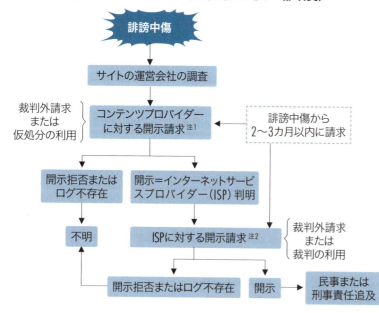

注1）IPアドレスとタイムスタンプ（接続した日時）の開示請求を行う
注2）タイムスタンプを提示し、書き込んだ人物の開示請求を行う

●診療所経営の課題と対策

ネットでの誹謗中傷の経験

「この病院に行ってはいけない」という書き込みが、ポルトガル語で載っていた。ソフトで翻訳しないと悪口かどうかも分からなかった。（整形外科、開業医）

「診察拒否されたので、あそこのクリニックには行くな」と書かれた。「精神科分野の疾患なので、内科の当院では対応しきれない」と答えただけだったのだが。（一般内科、開業医）

検索サイトの口コミ欄に、自分勝手な思い込みの長文を書き込まれた。こちらは間違ったことをしていないし、しょせん落書きに等しいので、無視している。むしろ、口コミ欄などを参考にしたがる患者が来なくなってよい。（整形外科、開業医）

診療の予約時間を勝手に間違えて来院したにもかかわらず、「なかなか受け付けてもらえなかった」「遅れましたの一言もない」「最低の医者」などと、検索サイトの口コミにイチャモンを投稿した者がいた。ネットで当院を検索するとその投稿が一番に出てくるので大変迷惑した。匿名投稿なのでカルテは確認できないし、削除依頼してもネット会社は木で鼻をくくったような返事しかしてこない。弁護士に頼むと手付金30万円と言われた。結局、裏技でその投稿が上位に出てこないようにした。今後のためにクレーム対応保険に入り、ネットの投稿で名誉棄損や業務妨害を行う者がいたら、弁護士に頼んで対処してもらおうと思っている。（産科・婦人科、開業医）

日経メディカル Onlineで2019年3月に行った調査より

行わせることができた例もあるという。

ポジティブな情報発信で対抗

ネットの風評被害対策の専門会社も数多くあるが、これらの会社が削除依頼や開示請求を代行するのは違法（非弁行為）となる。したがって、削除依頼の指導やコンサルティング業務までを行い、ネガティブな書き込みのあるサイトを検索結果のなるべく下位に表示させる「逆SEO対策」、「監視サービス」などを行うところが多い。これらの費用の相場は月に10万円前後だ。

また、自院のホームページ上に「よくある質問」「患者さまからの声」などの欄を設置し、ネットのネガティブな書き込みもそこで紹介。今後どのような改善対策を行っていくかを目に見える形で訴える

のも効果的なようだ。

今や、誰もがスマートフォンでネットに常時アクセスし、自由に書き込める時代。事実無根の誹謗中傷にはきちんと対処すべきだが、個人的な感想レベルの書き込みについては、ある程度容認していかざるを得ない状況になりつつあると見る方がよいだろう。

ネガティブな書き込みは、消すことにばかりとらわれず、「サービスの質やブランドイメージの向上につなげるチャンス」と、前向きに捉えることもできる。ネガティブなクレームにきちんと対応し、積極的に改善策を発信していく姿勢を示すことで、逆に自院のイメージアップも期待できる。ネット中傷対策は、ブランディング戦略と表裏一体ともいえる。

（『日経ヘルスケア』2016年5月号特集、
2019年5月号特集を基に編集）

第1章 開業の手順

第2章 人事・労務管理

第3章 経営の課題と対策

[著者紹介]

第1章

（株）日本医業総研

これまで500に上る診療所の開業支援を手がけ、開業後の経営黒字化、成長戦略の立案までをサポート。開業を志す医師を対象としたセミナー「医院経営塾」（全4講）は、2019年8月現在29期に及び、開業成功に結びついた医師も多い。主な著書に『院長のためのクリニック労務Q&A』『新常識 クリニック設計の基本』『診療所開業―プロの業に学べ！』『医院経営塾』『診療所院長のリーダーシップ論』『診療所スタッフのための接遇マニュアル』『診療所事業承継のすべて』（以上、MASブレーン刊）。グループに、税理士法人日本医業総研、社会保険労務士法人日本医業総研があり、医療機関、福祉施設の業務も総合的にサポートする。

http://www.lets-nns.co.jp

第2章

服部 英治（はっとり えいじ）
（株）名南経営コンサルティング　ゼネラルマネージャー　社会保険労務士

立命館大学医療経営研究センター客員研究員。大手社会保険労務士事務所を経て、1999年に（株）名南経営コンサルティング（旧社名：（株）名南経営）に入社。医療機関の事務長代行コンサルティング経験により現場のノウハウに精通する。医療機関、福祉施設に特化した人事コンサルタントとして、職員数10人未満の診療所から公立病院を含めた大病院に至るまで、地域を問わず多数の施設で賃金制度や人事評価制度、就業規則の見直し、労基署対応などを手がけている。

50のしくじり事例に学ぶ 診療所開業ガイドブック

2019年8月26日　初版第1刷発行

著者	日本医業総研、名南経営・服部 英治 ほか
編集	日経ヘルスケア
発行者	倉沢 正樹
発行	日経BP
発売	日経BPマーケティング
	〒105-8308　東京都港区虎ノ門4-3-12
表紙デザイン	中島 清史（日経BPコンサルティング）
デザイン・制作	日経BPコンサルティング
印刷・製本	図書印刷

ⒸNikkei Business Publications, Inc., Nihon Igyo Soken, Eiji Hattori 2019　Printed in Japan
ISBN978-4-296-10342-3

● 本書の無断複写・複製（コピー等）は著作権法上の例外を除き、禁じられています。購入者以外の第三者に
　よる電子データ化および電子書籍化は、私的使用を含め一切認められておりません。
● 本書籍に関するお問い合わせ、ご連絡は右記にて承ります。　https://nkbp.jp/booksQA